EDITION OSHO

Die Texte für diesen Band sind eine Zusammenstellung aus der Diskurs-Serie „Yoga, The Alpha & the Omega", die Osho vor einer internationalen Zuhörerschaft gehalten hat. Alle Osho Diskurse sind als Originale publiziert worden und als Original-Audios erhältlich. Audios und das vollständige Text-Archiv finden Sie unter der online Bibliothek „Osho Library" bei www.osho.com

FSC
www.fsc.org
MIX
Papier aus verantwortungsvollen Quellen
FSC® C083411

Titel der Originalausgabe:
Osho, Talks on the Yoga Sutras of Patanjali.
Yoga, The Alpha & the Omega

Überarbeitete Neuauflage 2014

Herausgegeben von Dhyan Nirbija und Prem Samvedan
Übersetzung: Prem Nirvano, Dhyan Nirbija, Prem Samvedan
Umschlaggestaltung: Silke Watermeier, www.watermeier.net
Fotos Umschlag: Clipdealer, A16693668

Druck: CPI books, Leck
Printed in Germany
ISBN 978-3-942502-35-1

OSHO

Das YOGA BUCH

Freiheit und Liebe

innenwelt verlag

Inhalt

Vorwort

Warum lese ich diese Yoga-Diskurse? Ist es ein Zufall, geschieht es aus Neugierde oder mitten aus einer Yoga-Praxis, in der wir vielleicht beginnen, die Grenzen des eigenen Zuganges zu spüren?

Schon nach den ersten Seiten des Buches werden diese unterschiedlichen Gründe keine Rolle mehr spielen. Ganz plötzlich befinden wir uns mitten in unsrer existentiellen Sehnsucht nach Freiheit und Liebe. Mag sein, dass wir wegen einer ständigen Unruhe und Unzufriedenheit das Vertrauen in die Möglichkeit von Freiheit und Liebe verloren haben. Zu groß sind die Wunden der Enttäuschung und zu wirksam die Logik einer Gesellschaft, mit deren flachem Materialismus wir uns im Alltag bewusst und unbewusst einrichten – zu wirksam die Logik des Ego, seine eigenen Schatten als Wirklichkeit misszuverstehen.

Was beim Lesen als Neugier oder als Frage beginnen mag, führt in die unmittelbare Gewissheit der eigenen Fähigkeit, Freiheit und Liebe tatsächlich verstehen zu können. Es ist wie in einer Yoga-Übung: Was als Übung beginnt ist plötzlich gegenstandslose Bewusstheit – was aus einer besonderen Absicht hervorgeht, findet sich im grenzenlosen Hier und Jetzt wieder.

In diesem Sinne sind diese Yoga-Diskurse heilend. In ihrem Lichte wird deutlich, dass Freiheit und Liebe weder Illusionen noch veraltete Ansprüche sind. Sie zeigen dir die schöpferische Kraft deines Bewusstseins, sie helfen, das Vertrauen in dein existentielles Potential wiederzuentdecken.

Dieser zweite Band ist die Fortsetzung und Vollendung einer Wissenschaft, die in systematischer Weise den Weg einer solchen Wiederentdeckung aufzeigt. Mit jeder Zeile wird die Möglichkeit sichtbar, uns von den scheinbar unausweichlichen Schwerfälligkeiten der Psyche zu befreien. Du erkennst die Chance, ein wacher Mensch zu werden, ein Mensch, der sich aufgemacht hat, jenseits von Ansprüchen oder billigem Trost, seine Wirklichkeit zu erforschen. Deswegen nannten wir den ersten Band dieser Yoga-Diskurse: *Die Geburt des Individuums.*

Der Geburt folgt die Geschichte. Diese ist im Lichte des Yoga keine beliebige und auch keine private. Mit Hilfe dieser Diskurse begreifst du den Zusammenhang zwischen deiner Bereitschaft, sich dem individuellem Sein zu öffnen und dem damit verbundenen Eintauchen in die kosmische Dimension des Bewusstseins. Schritt für Schritt verdeutlicht sich, wie Unglück und Illusion zusammen hängen und dass mit unsrer Bewusstheit die Freiheit davon angelegt ist. Wie dies möglich ist, mit welcher Unterstützung, in welchen Phasen und durch welche Hindernisse hindurch, davon ist in diesem zweiten Band die Rede.

Die zentrale Botschaft der Yogawissenschaft ist Meditation. Nicht als Theorie, sondern als Methode: „*Yoga ist ein Weg, Situationen herzustellen, in denen Meditation geschieht*". Schon bei der einfachsten Yoga-Übung geht es um die Aktivierung jener Dimension des Bewusstseins, welche uns aus der abstrakten Welt des Gehirns in das Hier und Jetzt herausholt: Das Zeugesein.

Man könnte es auch so beschreiben: Als Übung gefällt sie dem Ego, sie ist etwas Neues und tut dem Körper-Geist spürbar gut. Das Ego mag jedoch noch nicht begreifen, dass es gerade dabei ist, sich auf etwas einzulassen, was seinen Tod bedeuten wird. Denn die einfachste Asana wird durch das Zeugesein zu einer Yoga-Übung. Damit beginnt uns das zu erreichen, was mit dem Wort Meditation angesprochen ist. Das ist das wissenschaftlich Geniale im Yoga: ganz praktisch orientiert führt er uns in eine Wirklichkeit jenseits des Verstandes, ohne diese Wirklichkeit mit Hilfe irgendwelcher Begrifflichkeiten zu projizieren.

Jeder, der sich auf diesen Prozess eingelassen hat, weiß, dass sein Verstand mit einer schier endlosen Kette neuer Fragen reagiert. Mit neuen spirituellen Wünschen und Ansprüchen versucht das Ego seinen letzten großen Gewinn zu machen. An einem bestimmten Punkt des Yoga-Weges jedoch entgleiten uns alle Yoga-Kleider. Seine Techniken, Disziplinen oder eingebildeten Besonderheiten verlieren ihre Verführungskraft, eine neue Identität zu stiften. Damit beginnt ein Transformationsprozess, welcher uns Freiheit und Liebe vollkommen neu verstehen lässt.

Diese Osho-Diskurse sind wie ein Reinigungsfeuer, in dem sich unsere Fragen und Probleme auflösen, sie sind wie das Betreten eines zeitlosen, unendlichen Raumes. Im Staunen über diese Weite vergessen wir die Türen, die Richtungen, aus denen wir gekommen sind. Sie erweisen sich als ein Medium, mit dessen Hilfe wir lernen, die Klarheit des eigenen Sehens und Seins im Hier und Jetzt zuzulassen. Jetzt kann Liebe geschehen! Es ist eine Liebe ohne jede Abhängigkeit. Du liebst die Menschen, den Himmel und die Bäume. Du bist Liebe. Meditation wird von allen Seiten auf dich einströmen und dich umgeben.

Obwohl Yoga erst dann beginnt, wenn kein Ziel mehr vorhanden ist, ist er gleichzeitig ein Weg. Anders als man dies vielleicht verstehen oder wahrhaben möchte. Aus der großen Disziplin des Zeugeseins kommt es zu einer überraschenden Verbindlichkeit des Lebens. An Stelle der endlosen Wünsche und Vorstellungen über das, was und wie das Leben sein sollte, geschieht ein existentieller Zusammenhang in Freiheit und Liebe. Existentiell ist dieser Zusammenhang, weil er mit der Erfahrung einer namenlosen Vertiefung und Bereicherung des individuellen Lebens verbunden ist. Es ist das Ende der Beliebigkeit, das Ende der Sinnsuche – nicht mehr mein Leben, nicht dein Leben, es ist der Weg der Liebe.

„Nach und nach wird Meditation zu deinem eigentlichen Leben, zu deinem innersten Herzschlag. Der Tag, an dem du nicht mehr meditierst, sondern einfach Meditation bist, wird der segensreichste Tag deines Lebens sein. Dein ganzes Sein, was immer du tust oder nicht tust, ist still, friedlich, liebevoll, wach und sich seiner Unendlichkeit bewusst."

Nirbja und Samvedan Palla

Anmerkung zur Übersetzung

Für den englischsprachigen Ausdruck „Mind" gibt es im Deutschen kein Äquivalent. Wörter wie Verstand, Geist oder Denken beziehen sich jeweils auf Aspekte dessen, was mit dem englischen Wort Mind bezeichnet wird. Gefühle, das Irrationale, die Träume, die Verbindung zwischen Geist und Körper, Wollen, Wünschen, Erinnerungen und Begehren, all dies, jede Form unserer Identifikationen ist mit dem für die Yoga- und Meditationswissenschaft so zentralen englischen Wort Mind angesprochen. Es sind alle mentalen und emotionalen Vorgänge gemeint, alle Formen unseres Ego-Systems, das Reich des Unbewussten genauso wie der Denkprozess im allgemeinen bis hin zu seiner wissenschaftlichen Form.

Mangels eines geeigneten deutschen Wortes, das dieser Komplexität entsprechen würde, wird in der vorliegenden Übersetzung der Ausdruck Mind immer dann übernommen, wenn eine Übersetzung das im englischen Text Angesprochene verkürzen und eingrenzen würde.

* Die Patanjali-Sutras sind im Text kursiv hervorgehoben.

1. Kapitel

Innere Hygiene und die Kraft der Reinheit

Gewaltfrei sein, nicht besitzergreifend, nicht stehlen und authentisch sein: Für Patanjali sind dies keine moralischen Konzepte – daran muss man sich immer wieder erinnern. Im Westen sind sie als Moral, als altruistische Ziele gelehrt worden – im Osten als innere Hygiene. Im Osten ist nichts Altruistisches in ihnen, du lebst sie deinetwegen: Es ist deine innere Hygiene. Sie gibt dir Reinheit. Diese Reinheit macht das Unmögliche möglich, das Unerreichbare erreichbar! Durch Reinheit verliert dein Sein das Grobstoffliche. Du wirst zart, feinstofflich und sanft. Durch Reinheit wirst du zu einem Tempel des Göttlichen. Diese Reinheit ist eine Einladung an die Existenz, in dich einzuströmen. Eines Tages kommt das Meer und ergießt sich in den Tropfen.

Wenn solche Qualitäten deines Seins als Moralkonzepte gelehrt werden, wird alles auf den Kopf gestellt. Patanjali sagt: „Sei gewaltfrei. Dies gibt Reinheit. Verletze niemanden – komm nicht einmal auf den Gedanken, jemanden verletzen zu wollen, denn schon durch den bloßen Gedanken versinkst du innerlich in Unreinheit." Hier steht nicht der andere im Mittelpunkt, sondern du selbst.

Natürlich haben, wenn du gewaltfrei bist, die anderen ihren Vorteil davon; aber das ist nicht das Ziel der Gewaltfreiheit. Das ist nur eine Begleiterscheinung, nur ihr

Schatten. Wenn du nur deshalb nicht gewalttätig bist, weil du niemanden verletzen sollst, bist du in Wirklichkeit gar nicht gewaltfrei. Du bist lediglich ein braver Bürger: Sozial und zivilisiert, aber in deinem Sein geschieht keine innere Wahrheit. Deine Gewaltlosigkeit hilft dir im Umgang mit den anderen, dein Leben wird reibungsloser, aber nicht reiner verlaufen. Bei Patanjali geht es nicht darum, den anderen zu schützen; er wird zwar geschützt, aber dies ist etwas anderes. Das Ziel ist: Rein zu werden, damit du die höchste Reinheit erkennen kannst.

Die Religionen des Ostens sind selbstbezogen. Sie wissen: Um zu sein, gibt es keinen anderen Weg. Wenn jemand selbstbezogen ist, sind die anderen unermesslich beschenkt. Tatsächlich erblüht der wirklich authentische Altruismus nur aus einer tief verstandenen Selbstbezogenheit. Auf sich selbst bezogen zu sein ist der natürliche Weg. Wer die Menschen zu etwas anderem zwingen will, der entfremdet sie sich selbst, macht sie unnatürlich.

Alles Unnatürliche wird sich als Unterdrückung entpuppen und euch keinerlei Reinheit bringen. Daran muss man sich also erinnern: Dies sind keine moralischen Ziele. Tatsächlich ist im Osten Moral niemals als Ziel gelehrt worden. Sie ist der Schatten der Religiosität. Wo Religiosität geschieht, da entsteht auch eine spontane Sensibilität für den anderen.

Dies hier sind also Maßnahmen der inneren Hygiene. Sie reinigen euch, sie verleihen euch innere Gesundheit.

Ist man zu Reinheit gelangt empfindet der Yogi Jugupsa
gegenüber dem eigenen Körper und
gegenüber dem Körperkontakt mit anderen.

Das Sanskritwort *Jugupsa* ist nicht leicht zu übersetzen. Man hat es in den Übersetzungen mit Ekel, Abscheu, Abneigung wiedergegeben. Es ist nicht Ekel – absolut nicht; genau dieses Wort führt in eine falsche Richtung.

Der bloße Gedanke, dass ein Yogi vor dem eigenen Körper Ekel empfinden könnte, ist einfach absurd! Denn gerade Yogis haben sich um ihren Körper gekümmert wie niemand sonst. *Jugupsa* meint weder Ekel noch Abscheu. Es ist nicht leicht, die Bedeutung genau zu umschreiben und zu verstehen.

Es gibt drei Menschentypen. Der erste ist in den eigenen Körper vernarrt, er ist von ihm geradezu besessen. Er ist ständig vom Körper beherrscht, so sehr, dass er seine feinere Existenz jenseits des Körpers übersieht, vergisst. Er wird ganz zum Körper, der Körper besitzt ihn. Der zweite Menschentyp ist der genaue Gegensatz zum ersten. Er ist ebenfalls besessen, nur in umgekehrter Richtung. Er ist gegen den Körper, verabscheut ihn. Er verletzt seinen eigenen Körper immerzu, auf tausenderlei Art und Weise. Er hasst ihn. Der erste ist bis zur Besessenheit in ihn vernarrt; der zweite fällt ins andere Extrem – er hasst ihn; am liebsten würde er Selbstmord begehen. Dieser zweite Typ ist überall anzutreffen. So mögen Menschen vorgeben, deswegen Yogis zu sein, sie sind es aber nicht.

Das sind die beiden Grundtypen; zwischen diesen beiden, ganz genau in der Mitte, gibt es noch den dritten Typ – dessen Qualität Patanjali mit dem Wort *Jugupsa* umschreibt: Einer, der weder seinen Körper verabscheut noch von ihm besessen ist, einer, der in tiefer Ausgewogenheit mit seinem Körper lebt. Er kümmert sich um seinen Körper, weil der Körper ein Fahrzeug ist. Ja, für ihn ist sein Körper etwas

Heiliges. Er ist ein Tempel. Man darf ihn weder verdammen, noch darf man sich in ihm verlieren. Ein Tempel darf nicht mit dem Göttlichen verwechselt werden, er darf nicht zum Allerheiligsten selber werden. Das Allerheiligste ist die innerste Zelle, um die herum der Tempel errichtet wird. Man wird nicht hingehen und die Wände des Tempels anbeten; aber man wird auch nicht ins Gegenteil verfallen – hingehen und den Tempel zerstören.

Das Einzige, was wir dabei brauchen, ist die innere Freiheit. Man muss wissen: „Ich bin zwar im Körper, aber auch mehr als der Körper. Ich bin zwar im Körper, aber nicht der Körper. Ich bin zwar im Körper, aber nicht auf ihn begrenzt. Ich bin zwar im Körper, aber auch jenseits von ihm." Der Körper darf nicht zur Selbstbegrenzung werden. Zum Obdach selbstverständlich und zu einem schönen Obdach. Man wird ihm dankbar sein und man wird ihn nicht bekämpfen. Dies wäre einfach töricht und kindisch. Er muss genutzt werden – auf die richtige Weise!

Ein Yogi ist jemand, der sich von seinen Körperillusionen befreit hat – dies ist die Bedeutung von *Jugupsa.* Er weiß, dass Glückseligkeit nicht durch oder mit dem Körper zu finden ist – nein. Aber deswegen verfällt er nicht gleich in den Irrtum, den Körper negativ zu sehen oder ihn gar destruktiv zu behandeln. Er lebt im Körper als Gast und er pflegt den Körper als Tempel.

Wer zu sehr im Körper ist, verlangt ständig nach Kontakt mit anderen Körpern. Er ist begierig, andere Körper zu berühren – das, was ihr „Liebe" nennt, aber nicht Liebe, sondern Begierde ist. Der Körper kann nicht für sich sein. Er existiert in einem Netzwerk mit anderen Körpern. Das Kind wird aus dem Schoß der Mutter geboren; neun

Monate lang ernährt der Körper der Mutter den kindlichen Körper. Der Körper des Kindes wächst aus dem Körper der Mutter, so wie Äste aus einem Baum hervor wachsen. Sicher, wenn das Kind dann so weit ist, verlässt es den Schoß der Mutter – hat aber nach wie vor tiefen Kontakt zu ihr. An der Mutterbrust wächst das Kind weiter, nicht nur, indem es Milch bekommt, es nimmt die Wärme auf, ein physisches Bedürfnis. Und dies ist der Grund, warum der Mann unentwegt, unermüdlich, sein ganzes Leben lang einen Frauenkörper sucht, genau wie die Frau ihr ganzes Leben lang den männlichen Körper suchen wird. Das andere Geschlecht ist so attraktiv, weil die Polarität der Körper wirksam ist. Die Polarität in sich erzeugt Spannung und Energie, sie nährt, sie stärkt euch. Das ist naturgegeben, daran ist nichts verkehrt; aber wenn man rein wird – durch Gewaltfreiheit, durch das Aufhören von Besitzansprüchen und durch authentisch sein – verlagert sich der Fokus des Bewusstseins vom Körper auf das innerste Sein. Dieses Sein kann absolut allein bleiben.

Jemand, der zutiefst seinem Körper verhaftet bleibt, kann niemals frei werden. Dies wird ihn in viele Formen von Bindungen führen. Du magst eine Frau oder einen Mann lieben – immer spürst du tief in dir dabei auch so etwas wie Widerstand: Denn der geliebte Mensch ist zugleich eine Fessel. Das macht dich und die ganze Beziehung krank. Sie nährt dich zwar, sperrt dich aber auch ein. Ohne sie kannst du nicht leben und mit ihr kannst du auch nicht leben.

Dieses Problem kennen nahezu alle, die sich in einer Liebesbeziehung befinden. Sie halten es nicht getrennt voneinander aus und sie halten es nicht miteinander aus. Sind sie getrennt, denken sie aneinander. Sind sie zusammen, bekämpfen sie einander. Warum ist das so? Der Mechanismus ist einfach: Wenn du nicht mit einer Frau bist, die du lieben kannst und die dich liebt, hungerst du immer mehr nach der Wärme, die vom Körper einer Frau ausgeht. Bist du dann mit der Frau zusammen, bist du nicht mehr ausgehungert, der Hunger ist gestillt, du bist satt. Bald hast du dich übersättigt, jetzt möchtest du wieder getrennt und ganz für dich und alleine sein. Alle Liebenden denken, wenn sie zusammen sind: Wie schön wäre es, allein zu sein. Und wenn sie dann allein sind, werden sie früher oder später den Wunsch nach dem anderen spüren und sie beginnen zu fantasieren und zu träumen: „Wie schön, wenn wir wieder zusammen wären!"

Dein Körper braucht Gemeinschaft, dein innerstes Wesen braucht das Alleinsein. Das ist das Problem. Dein innerstes Sein vermag allein zu bleiben – es ist ein Himalaja-Gipfel, der sich einsam vom Himmel abhebt. Dein Innerstes wächst im Alleinsein, dein Körper braucht Beziehungen. Wo immer du mit Menschen zusammen bist, fühlt sich dein Körper wohl. In einer Menschenmenge fühlt sich deine Seele ausgehungert, denn sie lebt vom Alleinsein. Bist du allein, fühlt sich deine Seele wohl, aber dein Körper fängt an, sich nach einer Beziehung zu sehnen.

Solange du dieses Lebensprinzip nicht begreifst, wird es dir sehr, sehr schlecht gehen – unnötigerweise. Wenn du verstehst, sorgst du für einen Rhythmus, du erfüllst deine körperlichen Bedürfnisse, erfüllst aber auch die Bedürfnisse deiner Seele. Dann tauchst du ab und zu in einer Beziehung unter und ab und zu tauchst du wieder daraus auf: Du lebst manchmal in Gemeinschaft und manchmal lebst du allein: Du wirst zu einem Gipfel – so vollkommen allein, dass sogar die Idee vom anderen abwesend ist. Dies ist der Rhythmus.

Und um nichts anderes geht es im Yoga: Wie verlagert man seinen Fokus vom Körper nach innen, vom Materiellen zum Nichtmateriellen, vom Sichtbaren zum Unsichtbaren, vom Bekannten zum Unbekannten? Wie immer du es nennst, es ist jenseits des Körperbewusstseins. Es ist eine Fokus-Verlagerung. Hat sich der Fokus völlig verlagert, ist der Yogi in seinem Alleinsein glücklich – so glückselig, dass dieses gewöhnliche, körperliche Getriebensein, immer die Gesellschaft der anderen zu suchen, nach und nach verfliegt.

Ist die Reinheit erlangt, stellt sich im Yogi eine Art Desillusionierung bezüglich seines Körpers ein: Jetzt weiß er, dass die Seligkeit, nach der er gesucht hat, nicht durch den Körper zu erreichen ist. Es ist für den Körper unmöglich: Du möchtest im Begrenzten das Unbegrenzte erreichen, in der Materie zum Ewigen, zum Unsterblichen vordringen! Nichts ist verkehrt mit dem Körper, deine Anstrengung ist absurd. Sei nicht ärgerlich mit dem Körper, der Körper hat dir nichts angetan. Es ist so, als hätte jemand mit den Augen hören wollen. Deinen Augen fehlt nichts, aber Augen sind zum Sehen und nicht zum Hören da. Der Körper besteht aus Materie, er besteht aus Tod. Er kann nicht unsterblich sein. Du verlangst das Unmögliche.

Hierin besteht die Desillusionierung des Yogi: Er versteht einfach, was mit dem Körper möglich ist und was nicht. Das Mögliche akzeptiert er, das Unmögliche erwartet er nicht. Er ist nicht verärgert. Er hat deswegen keinen Hass auf den Körper. Er kümmert sich um ihn, so gut er nur kann; denn sein Körper kann ihm durchaus eine Leiter sein; er kann zu einem Tor werden.

Nach dieser Desillusionierung löst sich das Bedürfnis nach physischem Kontakt mit anderen auf. Dies erst ist in Wirklichkeit der Augenblick, in dem wir sagen können, dass der Mensch geboren ist. Nicht vorher. Im Yogi ist dieses Begehren verschwunden und mit diesem Verschwinden wird er geboren. Darum nennen wir in Indien einen Yogi den „zweimal Geborenen". Dies ist seine zweite Geburt, die wahre Geburt. Jetzt braucht er niemanden mehr, er ist zu einem transzendenten Licht geworden. Er ist nun nicht mehr an die Erde gebunden. Er ist eine Blüte geworden – ja nicht einmal eine Blüte, denn selbst eine Blüte bleibt der Erde verhaftet … er ist zum Duft dieser Blüte geworden: Vollkommen frei! Sich frei im Himmel bewegend, ohne Wurzeln in der Erde. Sein Bedürfnis mit dem Körper anderer in Berührung zu kommen hat sich aufgelöst.

Solch ein Mensch ist glückselig. Ein Mensch, der den körperlichen Kontakt mit anderen nicht mehr braucht, ist in seiner Freiheit so selig, ihm ist so heiter und festlich zumute, dass ihm jeder einzelne Augenblick seines Lebens das größte Entzücken bereitet. Je mehr du dem Körper verhaftet, je mehr du im Körper verwurzelt bleibst, desto trauriger bist du. Der Körper ist grobstofflich, schwer. Je mehr sich deine Verhaftung an den Körper auflöst, desto leichter wirst du.

Aus geistiger Reinheit entsteht Heiterkeit,
Konzentrationskraft,
Beherrschung der Sinne und
die Befähigung zur Selbsterkenntnis.

Wenn du traurig, bedrückt und ständig unglücklich bist, kannst du es nicht direkt angehen. Alles, was man dir zu tun rät, wird letztlich nichts ausrichten. Im Osten hat man eines erkannt: Diese Zustände sind ein Symptom dafür, dass du tief innen körperorientiert bist. Die Frage ist also nicht, wie du deine Dunkelheit vertreiben bzw. dich glücklich machen kannst. Die Frage ist, wie du dir helfen kannst, dich von der inneren Körperfixierung zu befreien, wie du dich allmählich und immer mehr aus den Verstrickungen mit dem Körper lösen kannst.

Genau in dem Maße, wie du dem Körper verhaftet bist, wirst du traurig sein. Im gleichen Maße, wie du nicht mehr dem Körper verhaftet bist, wirst du heiter werden. Wenn du endgültig vom Körper frei bist, wirst du zu einem Duft, der schwerelos im Raum schwebt, du wirst glückselig sein. Dies ist die Seligkeit, der Segen, von dem Jesus spricht, oder das *Nirvana* Buddhas. Mahavira hat genau das richtige Wort dafür, er nennt es *Kaivalya*: Alleinsein. Du bist vollkommen unabhängig und allein, du brauchst nichts, du bist dir selbst genug.

Dies ist keine Hypothese, keine Theorie. Yoga hält nicht viel von Theorien und Patanjali ist kein Philosoph! Er ist ganz Wissenschaftler – ein Wissenschaftler der Innenwelt. Was immer er sagt, sagt er wie Tausende von Yogis, welche dieselbe Erfahrung gemacht haben. Es ist einfach so, ohne Ausnahme. Im Alltag ist es ähnlich. Wenn du dich freust und alles bewusst wahrnimmst, wirst du merken, dass du über deine Freude ganz deinen Körper vergisst. Wer heiter ist, vergisst seinen Körper und wer traurig ist, muss immer an seinen Körper denken.

Gesundheit wird wohl nirgends so treffend definiert wie im Ayurveda. Im Ayurveda heißt es: „Gesund ist man nur dann, wenn man körperlos ist.“ Das ist ein wunderbares

Verständnis: *Videha* – gesund bist du dann, wenn du den Körper nicht mehr spürst, fast Nicht-Körper bist. Achte darauf: Dein Kopf meldet sich nur, wenn Kopfschmerzen kommen. Andernfalls nimmst du den Kopf nicht speziell wahr. Wenn du gesund atmest, achtest du überhaupt nicht auf deinen Atem, aber sobald du Schwierigkeiten bekommst, bei Asthma oder Bronchitis, wenn irgend etwas nicht stimmt, wird er dir bewusst. Dann meldet sich dein Atem mit großem Geräusch und mit allem was dazugehört und du kannst ihn nicht vergessen. Die Definition von Gesundheit lautet also: „Gesund ist, wer seinen Körper völlig vergisst."

Es gibt Menschen, die in die Konzentration möchten und dabei dem Körper verhaftet bleiben. So wird das Konzentrieren sehr schwer, praktisch unmöglich. Man kann sich keine einzige Minute lang wirklich konzentrieren. Gedanken sind da und kommen zu Tausenden und ehe man sich versieht, ist man schon ganz woanders: ein Tagtraum beginnt. Der Grund ist, dass man zu sehr im Körper feststeckt. Wenn man durch den Körper sieht, ist Konzentration unmöglich. Wenn man jenseits vom Körper sieht, ist Konzentration ganz spontan vorhanden. Konzentrationskraft wird nur demjenigen zuteil, der einen reinen Körper, ein reines Bewusstsein hat.

Bedenke, Heiterkeit, Konzentrationskraft, Beherrschung der Sinne und die Befähigung zur Selbsterkenntnis sind Folgeerscheinungen! Sie können nicht geübt werden. Wer sie zur Übung macht, der wird sie nie erreichen. Sie stellen sich von selbst ein. Erst wenn du nicht länger mit dem Körper identifiziert bist, wirst du zum Meister deiner Sinne und deines Mindes. Dann kannst du, wenn du denken möchtest, denken und wenn du nicht denken möchtest, sagst du deinen Gedanken einfach: „Schluss jetzt!" Du kannst sie wie einen Lichtschalter ein- und ausschalten. Aber solange du noch nicht wirklich Herr deiner selbst bist und dich darum nur bemühst, schaffst du dir noch mehr Verwirrung und Probleme und du bist immer wieder der Unterlegene, deine Sinne werden dich weiterhin bestimmen. Auf diese Art und Weise kannst du sie nicht transzendieren. Dies geschieht nur, indem du deine Identifikation mit dem Körper aufgibst: Verstehe, dass du nicht dein Körper bist und dann wirst du sehen, dass du auch nicht dein Mind bist.

Zufriedenheit bringt höchstes Glück.

Reinheit bringt Zufriedenheit – *Sauca* – sie gehört zum Allertiefsten. Versuche die Bedeutung von Zufriedenheit zu verstehen, zu erspüren und aufzusaugen. *Sauca* bedeutet: Es mag kommen, was da kommen mag – du akzeptierst es ohne Klage; ja, du akzeptierst es nicht nur ohne Klage, sondern du heißt es mit Freude und tiefer Dankbarkeit willkommen: ein solcher Augenblick ist vollkommen. Wenn dein Verstand nicht wandert, wenn du keine andere Zeit, keinen anderen Ort ersehnst, wenn du dich nach keiner anderen Daseinsweise sehnst, wenn du keinen Wunsch mehr hast, wenn alles Fordern verstummt ist, dann bist du nur noch hier-jetzt, voller Freude wie die Vögel, die in den Bäumen singen, wie die blühenden Blumen, wie die Sterne auf ihrer Bahn. Alles ist aufgenommen als ein Ganzes, Unüberbietbares, es ist keine Verbesserung möglich. Wenn die Zukunft entfällt, wenn das Morgen verschwindet ... da ist Zufriedenheit. Wenn dir das Jetzt als die einzige Zeit, als Ewigkeit gilt, ist Zufriedenheit und mit dieser Zufriedenheit, so Patanjali, „das höchste Glück."

Selbstdisziplin zerstört alles Unreine;
mit der sich daraus ergebenden Vollkommenheit
von Körper und Sinnesorganen
erwachen physische und geistige Kräfte.

Der Mensch ist wie ein Eisberg: Nur ein Teil, der kleinere Teil ist an der Oberfläche zu sehen; das meiste bleibt verborgen. Man kann auch sagen: Der Mensch ist wie ein Baum; sein wahres Leben ist in den Wurzeln, unter der Erde verborgen; nur seine Äste sind sichtbar. Trennt man die Äste ab, werden neue Äste nachwachsen, denn die Äste sind nicht die Quelle. Trennt man aber die Wurzeln ab, zerstört man den Baum. Nur ein Bruchteil des Menschen ist an der Oberfläche zu sehen; der größere Teil ist dahinter verborgen. Wer den sichtbaren Menschen für den ganzen hält, der macht einen großen Fehler. Ihm wird das volle Geheimnis des Menschseins entgehen, er verfehlt die Türen in seinem Inneren, die zum Göttlichen führen.

Wer glaubt, einen Menschen schon dadurch zu kennen, dass er dessen Namen weiß und vielleicht auch weiß, aus welcher Familie er stammt, welchen Beruf er ausübt, oder weil er dessen Gesichtszüge und Foto kennt, der befindet sich in einer großen Illusion. Das alles sind nur Erscheinungsformen an der Oberfläche. Auf diese Art magst du vielleicht mit ihm bekannt sein, aber so wirst du diesen Menschen niemals wirklich kennen. Für die Belange der Gesellschaft mag das reichen. Diese Kenntnisse gehen nicht tiefer als die Haut; für den Marktplatz ist das genug. Der wirkliche Mensch ist weit, weit von all diesen Dingen entfernt und wer den Menschen wirklich kennen lernen will, der muss zuerst in die eigene Tiefe gehen.

Bevor du das Unbekannte in dir selbst nicht kennst, wirst du niemals in der Lage sein, einen anderen Menschen zu kennen. Der einzige Weg, den Menschen zu erkennen, besteht darin, das Mysterium kennen zu lernen, das du bist.

Es gibt viele Geheimnisse, die dir noch verborgen sind. Der äußere Körper ist die erste Schicht von insgesamt sieben Körpern. Wenn du diese erste Schicht hinter dir lässt, wirst du deinen feinstofflichen Körper wahrnehmen, deinen zweiten Körper. Sobald dieser erwacht, gelangst du zu Kräften neuer Dimensionen. Dein äußerer Körper mag z. B. im Bett liegen, während sich dein feinstofflicher Körper frei bewegt. Für ihn gibt es keine Grenze. Die Schwerkraft der Erde kann ihm nichts anhaben, für ihn gibt es nicht die Grenzen von Zeit und Raum. Er hat Bewegungsfreiheit, er kann gehen, wohin er will. Die ganze Welt steht ihm offen. Für den grobstofflichen Körper ist das nicht möglich.

Hinter dem feinstofflichen Körper gibt es noch weitere, subtilere Körper – insgesamt sind es sieben und ihnen allen entsprechen sieben Daseinsebenen. Je genauer du deine Energien wahrzunehmen vermagst, desto klarer wird dir, dass der äußere Körper nicht das Ganze ist. Aber dies wird erst dann möglich, wenn dein erster Körper eine gewisse Reinheit erreicht hat.

Deswegen kümmert sich Yoga um die Reinigung des Körpers. Er hält aber nichts davon, den Körper zu drangsalieren. Manchmal können sich jedoch körperliche Reinigungsprozesse und Selbstquälerei ähnlich sehen. Man muss daher sorgfältig unterscheiden. Jemand kann fasten und dabei seinen Körper ablehnen, ja körperfeindlich und masochistisch sein und jemand anders mag mit der Absicht fasten, seinen Körper zu reinigen und liebevoll zu unterstützen.

Tag für Tag isst du, ununterbrochen; du gönnst dem Körper nie einen freien Tag. Im Körper sammelt sich mehr und mehr toter Stoff an – das wird ihm zur Last. Dies belastet ihn nicht nur, sondern vergiftet ihn. Er verunreinigt den Körper und erschwert dir den Zugang zu den feinstofflichen Höhen deiner Energien. Erst muss der äußere Körper leicht und transparent werden; dann – plötzlich – wird dir die zweite Schicht, der feinstoffliche Körper bewusst. Sobald der feinstoffliche von angesammeltem Ballast befreit ist, wird dir der dritte Körper bewusst, dann der vierte … und so weiter.

Fasten ist sehr hilfreich, wenn es nicht gegen den Körper gerichtet ist. Der Geist muss dabei von jeder Körperfeindlichkeit frei sein. Aber genau da liegt das Problem: Nahezu alle Religionen haben dem Körper gegenüber eine negative Einstellung. In den Anfängen der Religionen war es anders: Die Weisen haben ihren Körper nicht verdammt, sondern geliebt. Sie haben den Körper so geliebt, dass sie ihn ständig durch Reinigung zu unterstützen versuchten. Ihr Fasten diente dieser Reinigung.

Dann aber kamen blinde Anhänger, die kein Verständnis für die subtile Wissenschaft des Fastens hatten. Sie fasteten drauflos und sie entdeckten einen bestimmten Genuss dabei. Denn der Verstand ist gewalttätig: Er genießt es, andere in seiner Gewalt zu haben, da spürt er seine Macht; aber Gewalt gegen andere auszuüben ist riskant, der andere könnte zurückschlagen. Da bietet sich ein einfacher Ausweg an: Man kann gegen den eigenen Körper gewalttätig sein. Da riskiert man nichts. Der Körper kann sich nicht wehren. Der Körper kann dir nichts anhaben. Wie einfach: Du darfst quälen und Macht genießen – du kannst mit deinem Körper machen was du willst, er kann sich nicht direkt wehren.

Wenn du auf diese Art fastest – gewaltsam, brutal, mit Wut und Aggression – dann hast du alles missverstanden. Dann reinigst du nicht deinen Körper, sondern du zerstörst ihn. Einen Spiegel zu reinigen ist das eine, aber den Spiegel zu zerschlagen ist etwas ganz und gar anderes! Wenn der Spiegel rein ist, von allem Staub befreit, wirst du hinein schauen können – dann wird er dich spiegeln. Wenn du den Spiegel zerschlägst, besteht keine Möglichkeit mehr, dich in ihm zu sehen. Wenn du den grobstofflichen Körper zerstörst, verlierst du jeglichen Kontakt mit dem zweiten, dem feinstofflichen Körper. Reinige also deinen Körper, aber sei nicht aggressiv!

Warum ist das Fasten eine Reinigung des Körpers? Weil der Körper, wenn du eine Fastenzeit einlegst, keine Verdauungsarbeit mehr zu leisten braucht. In dieser Auszeit kann er sich der Aufgabe widmen, alle toten Zellstoffe, alle Gifte auszuscheiden. Das ist genauso, wie wenn man sich einen Tag, den Samstag oder den Sonntag dafür nimmt, um daheim zu bleiben und den ganzen Tag lang sein Haus aufzuräumen. Die ganze Woche über bist du so beschäftigt und so gefordert gewesen, dass du einfach nicht dazu gekommen bist. Wenn der Körper nichts zu verdauen bekommt, beginnt seine Selbstreinigung. Dieser Vorgang setzt ganz von alleine ein und so scheidet der Körper nach und nach alles aus, was nicht gebraucht wird, nur Ballast ist. Fasten ist also eine Methode, den Körper zu reinigen. Ab und zu ist eine Fastenzeit wunderbar – man tut nichts und isst nichts. Man nimmt so viel Flüssigkeit zu sich wie man kann und ruht sich aus.

Manchmal, wenn du das Gefühl hast, etwas länger fasten zu sollen, kannst du auch eine längere Fastenzeit einlegen – aber es muss aus tiefer Liebe zum Körper geschehen. Und wenn du das Gefühl hast, dass dein Fasten dem Körper irgendwie schadet, dann unterbrich es. Solange das Fasten deinem Körper gut tut, wirst du dich aufgeladen und lebendiger fühlen, verjüngt und erfrischt. Das muss das entscheidende Merkmal sein: Sobald du spürst, dass du zunehmend schwächer wirst und sobald du merkst, dass in deinem Körper ein fühlbares Zittern beginnt, dann pass auf – jetzt ist das Fasten keine Reinigung mehr, es beginnt destruktiv zu werden. Beende es.

Fasten ist eine Wissenschaft für sich – man sollte sich darin auskennen. Man sollte nur in Begleitung eines erfahrenen Menschen fasten, der über den ganzen Ablauf genau Bescheid weiß: Was passiert, wenn das Fasten destruktiv wird und was geschieht, solange es nicht destruktiv ist? Nach einer echten, reinigenden Fastenzeit wirst du dich wie neugeboren fühlen, jünger und reiner – schwerelos und ausgeglichen. Dein Körper wird besser arbeiten, weil er sich vom Ballast befreit hat. Fasten ist vor allem dann sinnvoll, wenn man sich falsch ernährt hat. Der Mensch ist vom Weg abgekommen. Kein Tier ernährt sich so wie der Mensch. Jedes Tier hat seine spezifische Nahrung. Die Tiere fressen nicht einfach alles und jedes – sie sind äußerst wählerisch. Sie spüren noch instinktiv, wie sie sich ernähren müssen.

Das hat der Mensch völlig verloren; er hat kein Gespür mehr für seine richtige Ernährung. Er schlingt alles und jedes in sich hinein. Der Mensch spielt einfach verrückt. Er weiß nicht, welche Schwingungen mit seinem Körper in Einklang sind und welche nicht. Er ist vollkommen durcheinander.

Von Natur aus müsste sich der Mensch von Pflanzen ernähren. Sein Körper ist auf pflanzliche Nahrung eingestellt. Auch die Wissenschaft räumt ein, dass der Mensch seinem ganzen Körperaufbau nach nicht auf Fleischessen eingestellt ist. Es kommt auf die Länge der Eingeweide an. Nichtvegetarische Lebewesen haben nur einen sehr kurzen Darm. Tiger, Löwen zum Beispiel haben einen sehr kurzen Darm, weil Fleisch eine bereits verdaute Nahrung ist. Wenn man das Fleisch eines Tieres isst, braucht man daher nicht viel Darm. Der Mensch aber hat einen langen Darm. Wenn er sich nicht vegetarisch ernährt und regelmäßig Fleisch isst, belastet er damit unnötiger Weise seinen langen Darm und damit seinen ganzen Körper.

Deswegen haben im Osten alle großen Meditierer wie Buddha und Mahavira diesen Zusammenhang betont. Nicht etwa wegen Gewaltlosigkeit – sie ist eine Folge – darum ging es nicht primär. Wenn du wirklich meditieren willst, muss dein Körper unbeschwert, natürlich und im Fluss sein. Dein Körper muss sich leicht anfühlen.

Du brauchst nur einmal genauer hinzuschauen, was geschieht, wenn du Fleisch isst. Was passiert mit dem Tier im Augenblick seiner Tötung? Wer lässt sich schon gerne töten?! Das Leben will andauern, kein Tier ist bereit zu sterben! Wenn dich jemand tötet, wirst du nicht freiwillig sterben. Was geht in dir vor, wenn dich ein Löwe anspringt und umbringt? Dasselbe geschieht, wenn du einen Löwen tötest: Todesangst, Furcht, Schrecken, Schmerz, Wut, Aggression, Trauer – all dies geht in dem Tier vor. Die Körperdrüsen geben Gifte ab, weil das Tier in Schrecken und Wut völlig gegen seinen Willen stirbt. Und ein solches Fleisch esst ihr, ein Fleisch, vollgepumpt mit Giften. Die gesamte Energie ist vergiftet und dieses Gift gelangt dann in euren eigenen Körper.

Das Fleisch, das du isst, hat einem Tierkörper angehört. Im Körper des Tieres ist eine besondere Art von Bewusstsein. Wir leben auf einer komplexeren Bewusstseinsstufe als das Tier. Wenn du sein Fleisch isst, sinkt dein Körper auf die niedrigere Stufe des Tieres. Die Verbindung zwischen deinem Bewusstsein und deinem Körper ist gestört, es entstehen Spannungen und Ängste.

Du solltest Dinge essen, die deiner Natur entsprechen. Das Schöne ist, du wirst von diesen Dingen nur so viel essen, wie der Körper es braucht. Alles was deiner Natur entspricht, befriedigt dich, es sättigt deinen Körper. Wenn du etwas Künstliches isst, wird es nicht zum Gefühl der Zufriedenheit kommen. Du kannst so viel Eis essen, wie du willst: Du wirst dich dabei niemals wirklich satt fühlen. Im Gegenteil, je mehr du isst, desto mehr wächst dein Heißhunger. Eis ist keine Nahrung. Du lässt dich davon nur verführen. Jetzt isst du nicht mehr aufgrund der Bedürfnisse, sondern wegen des Geschmacks, die Zunge hat die Herrschaft übernommen.

Die Zunge sollte euch nicht bestimmen. Sie hat keine Ahnung vom Magen. Sie hat keine Ahnung vom Körper. Die Zunge erfüllt eine bestimmte Aufgabe, nämlich das Essen zu schmecken. Natürlich bestimmt die Zunge auch mit, welche Nahrung für den Körper geeignet ist, aber mehr auch nicht: Welche Nahrung kommt für meinen Körper in Frage und welche nicht? Sie ist nur Türhüter, nicht Hausherr. Und wenn der Türhüter den Hausherrn spielt, wird alles chaotisch.

Yoga-Übungen helfen, uns von allen möglichen Giften, die sich im Körper angesammelt haben, zu befreien. Der Körper bekommt eine ganz eigene Geschmeidigkeit. Die Yoga-Haltungen – *Asanas* – unterscheiden sich grundsätzlich von anderen Leibesübungen. Sie machen euren Körper nicht stärker, sondern geschmeidiger. Wenn dein Körper geschmeidiger wird, verleiht dir das eine Stärke in einem ganz anderen Sinne: Du wirst jünger. Dein Körper wird fließender, strömender. Der ganze Körper bekommt eine organische Einheit und folgt seinem tiefen, eigenen Rhythmus. Wo ein tiefer innerer Rhythmus waltet, ohne Blockaden, ist der Körper rein. Yoga-Übungen sind eine sehr große Hilfe.

Jeder schleppt viel Müll im Bauch mit sich herum, weil das der einzige Raum im Körper ist, wohin man alles wegschließen kann. Es gibt keinen anderen Raum. Was immer du unterdrücken willst, es wird in deinen Bauch verdrängt. Und jeder hat so viele Arten von Gefühlen unterdrückt: Liebe oder Sexualität, Wut oder Trauer, Weinen und selbst das Lachen! Deswegen kannst du nicht mehr tief atmen; sobald du tief durchatmest, bekommen all diese verdrängten Wunden eine Energiezufuhr! Davor fürchtest du dich. Jedes neugeborene Kind atmet aus dem Bauch. Schau dir einen schlafenden Säugling an: Nur sein Bauch hebt und senkt sich, nie die Brust. Kein Säugling atmet aus der Brust, alle atmen sie aus dem Bauch. Noch sind sie völlig frei, noch wird nichts verdrängt. Ihr Bauch ist noch leer und diese Leere verleiht ihrem Körper eine ganz bestimmte Schönheit.

Sobald wir anfangen, unsere Gefühle zu verdrängen, wird der Körper zweigeteilt, in den Ober- und Unterleib. Du bist nicht mehr eins, sondern zwei. Der untere Teil ist der verworfene Teil. Die Einheit ist verloren, eine Dualität hat sich deiner bemächtigt. Jetzt kannst du nicht mehr schön, nicht mehr anmutig sein. Statt einen Körper hast du nun zwei Körper zu tragen – und zwischen beiden wird stets eine Lücke bleiben. Der Körper ist zur Last geworden. Du kannst ihn nicht mehr genießen. Du kannst weder einen kräftigen Spaziergang, noch das Schwimmen genießen, du kannst nicht mehr richtig durchsprinten, weil dein Körper keine Einheit mehr ist. Als Voraussetzung für eine solche Bewegungsfreiheit – und deren Genuss! – muss der Körper seine Einheit wiedergewinnen. Diese Einheit muss wiederentdeckt werden. Der Bauch muss vollkommen gereinigt werden. Um den Bauch zu reinigen, brauchst du eine sehr tiefe Atmung; indem du tief ein- und ausatmest, kann der Bauch alles loslassen, was er mitschleppt. Im Ausatmen entlastet sich der Bauch. Daher ist *Pranayama* so wichtig – das tiefe, rhythmische Atmen. Der Nachdruck muss ganz auf dem Ausatmen liegen, damit er auch alles loslassen kann, was er unnötigerweise mitgeschleppt hat.

Wenn der Bauch keine verdrängten Gefühle mehr mitschleppen muss, gibt es auch keine Verstopfung mehr. Ein Bauch voller verdrängter Gefühle kann sich nicht frei entfalten: Du hältst ihn fest unter Kontrolle, du kannst ihm keine Freiheit lassen. Wo also Gefühle verdrängt worden sind, kann Verstopfung nicht ausbleiben. Verstopfung ist eher ein seelisches denn ein körperliches Leiden. Aber erinnere dich: Körper und Geist kann man nicht trennen. Sie sind zwei Aspekte ein- und desselben Phänomens. Körper und Geist sind nicht zweierlei. Ja, man dürfte nicht einmal sagen „Körper und Geist". Es muss „Körper-Geist" heißen. Der Geist ist die feinstofflichste Seite des Körpers und der Körper ist die grobstofflichste Seite des Geistes. Beide beeinflussen sich wechselseitig, sind parallel zueinander. Wenn du etwas im Geist unterdrückst, wird auch der Körper mit einer Unterdrückung reagieren. Wenn der Geist alles freisetzt, setzt der Körper ebenfalls alles frei. Darum lege ich so großen Wert auf Katharsis. Katharsis ist ein Reinigungsprozess.

Dies alles sind Übungen der Selbstdisziplin: Fasten, natürliches Essen, tiefes rhythmisches Atmen, *Asanas,* ein immer natürlicheres Leben führen, mehr und mehr allen Zwang in seiner Lebenshaltung ablegen, den Körper mitbestimmen lassen, der Weisheit des Körpers vertrauen. Dies sind die Dinge, die ich als Selbstdisziplin verstehe. Selbstdisziplin heißt aber nicht den eigenen Körper zu quälen. Es bedeutet, ein lebendiges Feuer im Körper zu entfachen, damit der Körper gereinigt wird. Und wenn du Golderz ins Feuer geworfen hast, wird alles, was nicht Gold ist, zu Schlacke werden. Am Ende zeigt sich reines Gold.

Wenn dein Körper rein ist, wirst du Zeuge davon werden, wie sich neue Energien, neue Dimensionen, ganz plötzlich neue Türen und neue Möglichkeiten öffnen. Es stecken so viele verborgene Kräfte in deinem Körper. Sobald sie freigesetzt sind, wirst du es nicht fassen können, was alles im Körper geschlummert hat – und so nah. Und hinter jedem unserer Sinne steckt ein verborgener weiterer Sinn.

Hinter den Augen steckt ein verborgenes, weiterreichendes Sehvermögen. Wenn die Augen rein sind, dann siehst du die Dinge nicht nur wie sie an der Oberfläche sind. Du beginnst, ihre Tiefe zu sehen: Eine neue Dimension tut sich auf. Wenn du heute jemandem begegnest, siehst du nicht seine Aura, du siehst nur seinen physischen Körper. Den physischen Körper umgibt jedoch eine sehr feine Aura, ein schimmerndes Lichtfeld. Und jeder Körper hat eine andersfarbige Aura. Sobald deine Augen rein sind, kannst du die Aura sehen. Und wer die Aura wahrnimmt, kann Vieles von dem Betreffenden sehen, was er sonst niemals wahrgenommen hätte. Der andere kann sich nicht verstellen; das ist unmöglich, denn seine Aura verrät, was er wirklich ist.

Jemand kommt zum Beispiel mit einer Aura der Unehrlichkeit an und will dich davon überzeugen, ein wie ehrlicher Mensch er ist. Die Aura kann nichts vortäuschen, denn dieser Mensch hat keinen Einfluss auf seine Aura. Die Aura eines ehrlichen Menschen hat eine besondere Farbe. Die Aura eines lauteren Menschen ist reines Weiß. Je unreiner jemand ist, desto mehr verdunkelt sich das Weiß zu Grau und je unreiner er wird, desto mehr nähert es sich dem Schwarz. Die Aura eines ganz und gar unehrlichen Menschen ist schwarz. Die Aura eines verwirrten Menschen ist unstetig. Schon in den wenigen Minuten, in denen du ihn anschaust, wirst du sehen, wie seine Aura wechselt: Der Betreffende ist verwirrt. Er hat sich noch nicht auf das eingelassen, was er ist. Er ist eine sich ständig ändernde Aura!

Die Aura eines meditativen Menschen hat etwas sehr Stilles; ihn umgibt eine gewisse Ruhe und Kühle. Ein zutiefst verängstigter Mensch – aufgewühlt, verspannt – hat eine entsprechende Aura. Er mag zwar versuchen zu lächeln, mag sich ein Gesicht geben, eine Maske aufsetzen, aber wenn er sich dir nähert, wird dir seine Aura seine Wirklichkeit offenbaren.

Dasselbe gilt für die Ohren. So wie die Augen einen tieferen Einblick besitzen, haben auch die Ohren eine tiefere Qualität des Hörens. Dann hörst du nicht auf das, was der Betreffende sagt, sondern du hörst vielmehr die Musik darin. Was er in Worten sagt, kümmert dich wenig, du bist sensibel für den Ton, den Rhythmus seiner Stimme. Die innere Qualität der Stimme zeigt, was durch Wörter verborgen werden soll. Der Betreffende mag sich noch so bemühen, höflich zu sein, aber sein Ton wird seine Unverschämtheit verraten. Er mag noch so fein tun, aber sein Ton wird seine mangelnde Feinheit verraten. Er mag noch so selbstsicher auftreten, aber sein Ton wird zeigen, auf wie wackeligen Beinen sein Selbst steht.

Wenn du den verborgenen, feineren Ton, wenn du die Aura wahrnehmen, wenn du die energetische Qualität dessen spüren kannst, den du vor dir hast, werden dir viele weitere Dinge möglich. Es gibt auch noch tiefere Kräfte – im Yoga werden sie *Siddhis* genannt – magische Kräfte. Sie erscheinen uns als Wunderkräfte, weil wir nicht begreifen, wie sie funktionieren. Sobald man aber die Zusammenhänge erkennt, sind sie keine Wunderkräfte mehr. Tatsächlich sind Wunder gar nicht möglich. Was immer geschieht, folgt einem Gesetz. Weil du das Gesetz noch nicht kennst, sprichst du von einem Wunder. Ist dir das Gesetz bekannt, hört es auf, ein Wunder zu sein.

Siddhis werden in dem Ausmaße möglich, in dem du Reinheit und Vollkommenheit bist. Zum Beispiel kann einer, der es versteht, seinen Astralkörper von seinem grobstofflichen Körper loszulösen, viele Dinge fertigbringen, die als Wunder erscheinen. Er kann andere „aufsuchen". Sie können ihn zwar sehen, aber nicht berühren. Er kann dank seiner Astralprojektion sogar zu ihnen sprechen. Oder er vermag, andere zu heilen. Wenn er tatsächlich rein ist, genügt schon seine Berührung, sein Handauflegen und „es geschieht ein Wunder". Er wird einfach Heilkraft ausstrahlen – wo immer er hinkommt, werden Menschen geheilt: Ohne dass er etwas tut, es ist seine Reinheit. Er ist zu einem Werkzeug der unerschöpflichen Kräfte geworden.

Die größte Kraft jedoch, die in dir schlummert, ist das Gefühl der Unsterblichkeit. Nicht, dass du eine Weltanschauung hättest, nach der du unsterblich wärest – nein. Jetzt hast du ein Gefühl dafür, du bist ganz darin gegründet, jetzt weißt du es. Mit Theorien hat dies nichts zu tun. Jetzt ist es dein Wissen, dass es überhaupt keinen Tod gibt. Dein Körper wird sich in seine Elemente auflösen, aber dein Bewusstsein kann sich nicht auflösen. Dein Gehirn wird zu Staub werden, deine Gedanken werden verfliegen, dein Körper wird zu den Elementen zurückkehren, aber du – du selbst, als Zeuge – bist.

Das weißt du deshalb, weil du jetzt deinen Körper von dir getrennt sehen kannst. Du kannst aus deinem Körper heraustreten und ihn in gewisser Weise von außen sehen. Jetzt kannst du auch sehen, wie dein Verstand als Mechanismus funktioniert. Du bist es, der das sieht, nicht dein Verstand. Körper und Verstand funktionieren weiter, aber du bist nicht mehr damit identifiziert. Dies ist das größte Wunder, das einem Menschen widerfahren kann: Er erkennt, dass er unsterblich ist. Dann verschwindet die Todesangst und mit der Todesangst sind alle Ängste verflogen.

Wenn die Angst verfliegt, ist Liebe da. Wie sollte sich Liebe in einer angstverzerrten Seele regen können? Ihr mögt Freundschaften, Beziehungen suchen, aber es geschieht aus Angst, es geschieht, um euch selber zu vergessen, um euch mit einer Beziehung zu betäuben. Es ist nicht Liebe. Liebe ist erst, wenn du deine Unsterblichkeit erkannt hast. Wie kannst du lieben, wenn du Angst vor dem Tod hast? Ähnlich flüchten neunundneunzig Prozent aller religiösen Leute in das Gebet. Aber ihr Beten ist kein echtes Beten: Es entsteht nicht aus Liebe, es kommt aus der Angst. Nur ganz selten ... vielleicht nur ein Prozent aller religiösen Menschen vermögen Unsterblichkeit zu erkennen. Dann geschieht ein Beten, das nicht aus der Angst kommt, sondern aus Liebe – aus reiner Dankbarkeit.

Durch das Studium deiner selbst, Svadhyaya,
kommt es zum Einswerden mit dem Göttlichen.

Dies ist ein sehr wichtiges Sutra: Sich selbst erforschen. Das ist der einzige Weg, der zum Göttlichen führt. Patanjali sagt nicht: „Geh in den Tempel!" Er sagt nicht: „Geh in die Kirche!" Er sagt nicht: „Verrichte die Rituale!" Nein, das ist nicht der Weg, um mit dem Göttlichen eins zu werden. Geh nach innen – *Svadhyaya*: Erforsche dich selbst! – und du wirst in deinem Inneren Göttliches erkennen. Es ist dein innerster Kern. Du bist der Tempel: Tritt ein! Untersuche dich selbst! Du bist ein unermessliches Phänomen – studiere dich. Studiere alles was du bist.

Und im Augenblick deiner Selbsterkenntnis, wird es offenbar werden: Das Göttliche – das bist du, in der Tiefe deines Seins. Erforsche dich selbst!

Dieses Selbststudium ist das, was Gurdjieff „Selbsterinnerung“ nennt. Patanjalis *Svadhyaya* ist genau das, was Gurdjieff sagt: „Erinnere dich an dich selbst!“ Erinnere dich an dich selbst und beobachte dich immerzu weiter! Wie gehst du mit anderen um? Beobachte es.

Beziehungen sind Spiegel. Wie gehst du mit Fremden um, wie gehst du mit Bekannten um, wie gehst du mit deinem Angestellten um, wie gehst du mit deinem Chef um? Schau es dir immerzu einfach an. Nimm jede deiner Beziehungen als Spiegel, sieh dich darin widergespiegelt und beobachte, wie du deine Masken wechselst. Sieh dir deine Gier an, sieh dir deine Eifersüchte an, sieh dir deine Ängste an, sieh dir deine Befürchtungen, deine Besitzansprüche an … schau hin und beobachte!

Du musst nichts verändern! Das ist das Schöne an diesem Sutra. Patanjali sagt ja nicht: „Tu dieses oder jenes! Er sagt: „Erforsche dich selbst!“ Das bloße Untersuchen, das bloße Selbsterinnern reicht schon. Eine Transformation wird stattfinden, wenn du von Angesicht zu Angesicht dein ganzes Wesen zu sehen beginnst.

Beobachte dich in den verschiedensten Stimmungen. Wenn du traurig bist – schau hin! Wenn du glücklich bist – schau hin! Wenn du gleichgültig bist – beobachte; wenn du dich hoffnungslos fühlst – beobachte; wenn du von großer Hoffnung erfüllt bist – schau hin. Ob du voller Begehren oder enttäuscht bist … es gibt unzählige Stimmungen in dir, beobachte sie und bleibe dabei. Betrachte jede Stimmung als ein Fenster, durch das du einen Blick in dich selber werfen kannst. Alle Farben dieses Regenbogens, beobachte dich. Wenn du allein bist – beobachte. Wenn du nicht allein bist – beobachte. Geh in die Berge, ganz für dich allein –

beobachte. Geh in die Fabrik, ins Büro ... beobachte, wie du dich veränderst, wo und wann du dich veränderst.

Indem du dich immerzu beobachtest, bleibe dabei und ermüde nicht! Buddha sagt: „Selbst wenn du zu Bett gehst, beobachte weiter. Wenn du dich hinlegst und langsam einschläfst ... schau zu, wie du einschläfst." Beobachte ständig. Lasse nichts aus, lasse dir nichts entgehen. Genau diese ständige Selbsterinnerung, dieses Sehen all dessen, was in dir geschieht, wird alles vollenden. Du brauchst nicht zu fragen: „Und was mach ich, nachdem ich beobachtet habe?" Darüber hinaus bedarf es nichts. Wenn du deinen Hass vollständig beobachtet hast, löst er sich auf.

Allein das ist ausschlaggebend: Alles, was durch Beobachten verblasst, ist negativ und alles was durch Beobachten zunimmt, ist gut. Das ist die einzige Definition, die ich euch anbieten kann. Ich sage nicht: „Das und das ist schlecht und das und das ist gut." Nein: Gut und Böse lassen sich nicht objektivieren. Was immer durch Beobachten zunimmt ist gut; was immer durch Beobachten abnimmt ist negativ. Wut wird sich durch Beobachten auflösen; Liebe wird zunehmen. Hass wird verschwinden; Mitgefühl wird zunehmen. Gewalt wird verschwinden; Hingabe wird zunehmen, Dankbarkeit wird zunehmen. Nichts anderes braucht also getan zu werden. Beobachtet und das Negative wird sich auflösen. Es wird genauso verschwinden, wie die Dunkelheit, wenn man in einem dunklen Zimmer Licht macht: Nicht das Zimmer, die Dunkelheit verschwindet.

Ebenso wenig wirst du verschwinden, wenn du beobachtest. Im Gegenteil: Durch Beobachten wirst du dir selbst offenbar. Nur das Dunkle wird weichen – das Dunkle der Wut, das Dunkle des Besitzergreifens, das Dunkle der

Eifersucht – all das wird verschwinden. Nur du wirst übrig bleiben, in deiner uranfänglichen Reinheit. Nur dein Innerstes wird übrig bleiben – als leerer, freier Raum. Durch Selbststudium, *Svadhyaya*, kommt es zum Einswerden mit dem Göttlichen. Nichts anderes ist nötig – außer Bewusstheit.

Wenn du dich selbst erforscht und erkannt hast, dann ist Hingabe. Sie geschieht einfach, sie ist jenseits von Anstrengung. Wenn du dich jetzt hingeben wolltest, würde das äußerst schwer sein; außerdem wäre es niemals restlose Hingabe. Wie solltest du dich jetzt schon hingeben können – mit Hass und Eifersucht in dir? Wie solltest du dich hingeben können mit all den Aggressionen in dir? Hingabe wird erst möglich, wenn du makellos rein bist. Erst wenn du rein bist, eine makellos reine Blüte, betrittst du den Tempel und bringst sie dar. Um sich hinzugeben, muss man dessen würdig sein. Es gibt keine größere Handlung als Hingabe. Es gibt nichts Höheres. Du kannst dich nicht mit Hilfe deiner Willenskraft und Anstrengung hingeben, denn diese gehören zum Ego. Das Ego kann sich nicht hingeben. Wenn du dich kontinuierlich erforschst und beobachtest, verschwindet das Ego. Du bleibst, aber es gibt kein „Ich" mehr. Du bist eine unendliche Leere, ohne ein „Ich" in ihr. Du bist unendliche Existenz: Sein ist, das Ego ist nicht mehr – jetzt geschieht Hingabe.

Du siehst dein Licht: Erleuchtung, *Samadhi*. Alles löst sich auf, nur du bleibst als Energie und die reinste Form von Energie ist Licht. Heute sagen die Physiker: „Alles, was sich mit Lichtgeschwindigkeit bewegt, wird selbst zu Licht". Materie ist langsame, Licht ist schnelle Energie. Das Ego ist etwas Materielles, ist eine langsame Energie.

Wenn du das Ego loslässt, bringst du dich auf Lichtgeschwindigkeit. Dann bist du nichts Festes mehr, dann bist du schwerelose Energie. Und schwerelose Energie kennt keine Grenzen, ist unendlich ausdehnbar. Schwerelose Energie lässt sich nur noch so definieren – von ihr lässt sich nur noch eines sagen – dass sie Licht ist.

Die Bibel sagt: „Gott ist Licht." Der Koran sagt: „Gott ist Licht." Die Upanishaden sagen: „Gott ist Licht."

Patanjali sagt:

Erleuchtung kann man durch Hingabe an Gott erlangen.

Erinnere dich ständig, wer du bist – dann folgt die Hingabe wie ein Schatten. Es gibt dafür keine Technik. Sobald du dich selber kennst, wirst du auch wissen, was Hingabe ist. Hingegeben, wirst du Gott selbst. Solange du gegen das Ganze kämpfst, bleibst du ein hässliches Ego. Hingegeben ans Ganze, wirst du zum Ganzen. Loslassen ist das letztendliche Mantra. An diesem Punkt könnte sich in deinem Verstand die Gier zu Wort melden: „Worauf noch warten? Wieso sich nicht gleich hingeben?" Weil du es nicht tun kannst. Du stehst dir selber im Wege; wie willst du dich da hingeben?

Sobald du nicht mehr da bist, ist Hingabe da. Solange du da bist, ist Hingabe nicht möglich. Es ist ja nicht so, dass du dich hingibst. Hingabe besteht darin, dass du dich auflöst. Du und Hingabe können nicht zusammen existieren.

Vergiss also nicht: Du kannst dich nicht hingeben.

Beobachte dich, damit du reiner und immer reiner wirst – so rein, dass nichts mehr da ist, nur Reinheit, ein Duft … dann geschieht Hingabe.

Mit diesem Sutra will Patanjali sagen, dass Erleuchtung durch Hingabe an Gott möglich ist. Er sagt nicht, wie man sich hingibt. Er sagt auch nicht, dass Hingabe getan werden muss. Er weist einfach auf ein Phänomen hin: Wenn du dich selbst erforschst, wirst du Gott von Angesicht zu Angesicht begegnen, du betrittst einen Tempel … es findet Hingabe statt.

2. Kapitel

Asana und Pranayama

Vor kurzem las ich ein altes indisches Gleichnis – das Gleichnis vom Holzfäller: Ein Holzfäller machte sich auf den Heimweg. Er trug ein großes, schweres Bündel Holz auf seinem Kopf. Er war alt und müde – nicht nur müde vom Tagwerk, sondern müde des Lebens überhaupt.

Was hatte ihm das Leben schon gebracht? – immer dasselbe mühselige Arbeiten. Ein Tag wie der andere: Im Morgengrauen Aufbruch zum Wald, den ganzen Tag über Holzmachen und abends beladen zum Dorf zurückkehren. Sein Lebtag hatte er nichts anderes kennen gelernt. Wie satt er das hatte! Das Leben war sinnlos, es hatte einfach keine Bedeutung für ihn. Und an diesem Tag war er es besonders leid, müde und verschwitzt wie er war. Er bekam kaum noch Luft, konnte sich kaum noch weiterschleppen.

Plötzlich, einem symbolischen Akt gleich, warf er sein Bündel zu Boden. Dieser Moment kommt im Leben eines jeden Menschen – man möchte alles hinschmeißen. Es ist ja nicht nur diese Last auf dem Kopf – nein, es ist ein symbolischer Akt: es ist das ganze Leben, man ist fertig damit. Er fiel auf die Knie, schaute auf zum Himmel und sagte: „Ach, Tod! Du kommst doch zu allen – warum nur nicht zu mir? Wie viel Leid muss ich noch ertragen? Wie viele Lasten muss ich noch schleppen? Bin ich nicht schon genug gestraft, welches Verbrechen habe ich begangen?“

Und aus heiterem Himmel – er traute seinen Augen nicht! – stand der Tod vor ihm. Er war fassungslos. Zu Tode erschrocken sah er sich um: Was er da eben gesagt hatte, hatte er doch gar nicht so gemeint! Und wer hatte je gehört, dass du nur nach dem Tod zu rufen brauchst und schon steht er vor dir?!

Der Tod sagte: „Du hast mich gerufen?"

Im Nu hatte der Alte all seinen Gram, all seine Müdigkeit, seine immer gleiche Lebensroutine vergessen. Er sprang auf und sagte: „Ja, richtig … stimmt, ich habe dich gerufen. Wärst du bitte so freundlich, mir zu helfen, das Bündel wieder auf den Kopf zu heben? Es war weit und breit sonst niemand zu sehen, da hab ich halt dich gerufen."

Es gibt solche Augenblicke, in denen man das Leben satt hat, Augenblicke, in denen man am liebsten sterben möchte. Aber Sterben will gelernt sein, es ist eine Kunst. Und dass einer das Leben satt hat, heißt noch lange nicht, dass tief innen alle Lebenslust verschwunden ist. Du magst einer bestimmten Lebensweise überdrüssig sein, aber doch nicht deines Lebens überhaupt. Jeder hat irgendwann mal genug, immer dasselbe Leben, ewig dieselbe Routine, dieselbe Mühle, wieder und wieder und wieder, immer wieder von vorne. Aber bist du deswegen des Lebens überhaupt müde? Jeder würde wohl eher, wenn der Tod auftauchte, genauso handeln wie dieser Holzfäller. Er verhält sich völlig menschlich – lache nicht über ihn. Wie viele Male hast du schon daran gedacht, all den Unsinn, der ständig weitergeht, zu beenden. „Wozu überhaupt weitermachen?!"

Aber wenn dir plötzlich der Tod erschiene – du wärest nicht bereit. Jeder stirbt, aber dieser Tod ist nicht freiwillig, dieser Tod wird einem aufgezwungen, man ist nicht willens: Man sträubt sich, jammert und weint und würde so gern noch ein wenig länger auf dieser Erde in seinem Körper verweilen! Man hat Angst. Man hat nur die Finsternis, nur das Ende vor Augen. Jeder stirbt unfreiwillig – aber auf diese Weise wird aus dem Tod keine Tür. Man macht vor Angst die Augen zu.

Für alle, die den Weg des Yoga gehen, ist der Tod ein willkommener Gast. Sie laden ihn ein, ohne deswegen selbstmörderisch und lebensfeindlich gestimmt zu sein – nein! Sie überschreiten das Begrenzte hin zum Unbegrenzten. Genau dies ist inneres Wachstum: Jeweils das, was du hast, aufzugeben für etwas, was nur dann möglich wird, wenn du leer bist und an nichts mehr festhältst.

Die folgenden Sutras stellen eine Vorbereitung dar – die Vorbereitung auf das Sterben und damit die Vorbereitung auf ein höheres Leben. Patanjalis Yoga ist sehr missverstanden, ja fehlgedeutet worden. Patanjali ist kein Gymnastiklehrer, auch wenn der äußere Yoga wie Körpergymnastik aussehen mag.

Patanjali ist kein Lehrer, der euch Körperverrenkungen beibringen will. Er ist ein Meister, der körperliche Harmonie lehrt. Er weiß, dass ein harmonischer Geist nur in einem harmonischen Körper möglich ist. Stufe um Stufe findet man zu einer immer tieferen und höheren Harmonie. *Asana* bedeutet für Patanjali körperliche Harmonie. Er weiß: Der Körper ist die Grundlage. Wenn du den Körper verfehlst, wenn du den Körper nicht schulst, wird auch ein höheres Training nicht möglich sein.

Die Asana sollte in sich ruhend und entspannend sein.

Der Körper ist wie ein Musikinstrument. Es muss erst gestimmt werden, bevor Musik aus ihm erklingen kann. Wenn dein Körper nicht richtig gestimmt und nicht in Ordnung ist, wie kannst du dann erwarten, hoffen, dass jemals große Harmonien aus ihm hervorgehen werden? Es können nur Disharmonien entstehen.

Eine Yogahaltung – *Asana* – ruht in sich, sie ist beglückend und entspannend zugleich. Versuche also niemals deine Körper zu verrenken und ihn in Haltungen zu zwängen, die dich nicht in die Entspannung führen.

Eine Yogahaltung sollte so sein, dass du dabei deinen Körper vergessen kannst. Was heißt „entspannend"? Entspannt fühlst du dich, wenn du deinen Körper vergisst. Wenn du ständig an deinen Körper denken musst, bist du verspannt. Wenn du schon auf der körperlichen Ebene nicht entspannt bist, dann kannst du auch aus deinen tieferen Schichten keine feineren Geschenke erwarten. Wird schon die erste Ebene verfehlt, bleiben dir auch alle anderen Ebenen verschlossen. Wenn du wirklich glücklich und selig werden willst, dann musst du dich von Anbeginn wohl fühlen. Ein entspanntes Körpergefühl ist Voraussetzung für jeden, der zu den inneren Ekstasen finden möchte.

Jede *Asana* ist in sich ruhend. Ist die Haltung unbequem, wird man unruhig. Ist sie unbequem, wechselt man ständig die Position. Achte also darauf: Eine Yogahaltung mag für den einen bequem und für den anderen unbequem sein. Bring also nie einem anderen deine eigene Haltung bei. Jeder Körper ist einmalig. Was für dich bequem ist, mag für einen anderen unbequem sein.

Richte dich nie nach anderen: Jeder muss seine eigene Haltung herausfinden. Man braucht keinen Lehrer zu fragen, wie man's macht; mach dein eigenes entspanntes Körpergefühl zu deinem Lehrer. Du kannst alles ausprobieren. Geh ein paar Tage lang alle Sitzhaltungen oder Sitzvarianten durch, die du kennst und du wirst irgendwann genau auf die für dich richtige kommen. Denn im selben Moment, da du spürst: „Das ist es!" , wird alles in dir still und ruhig werden. Das kann dir kein anderer beibringen, weil niemand dein eigenes körperliches Harmoniegefühl kennt und dir deswegen auch nicht Auskunft darüber geben kann, in welcher Haltung du dich entspannt und in dich ruhend fühlen wirst.

Finde möglichst deine eigene Haltung heraus. Entdecke deinen Yoga und folge niemals Regeln! Regeln sind nur Durchschnittswerte. Sie sind nur dazu da, etwas klarzumachen – aber nicht als Vorschriften! Einem Durchschnittswert entspricht nie etwas Existierendes. Passt euch also keinem Durchschnitt an – niemand kann ein Durchschnitt werden. Du musst deinen eigenen Weg finden. Macht euch den Durchschnittswert klar – das kann hilfreich sein – aber macht ihn niemals zur Regel: Benutze ihn als einführende Orientierung, wie eine Landkarte, aber nicht als einen verlässlichen Lehrer. Verstehe ihn und vergiss ihn wieder! Was das innere Gefühl von Entspannung und „in sich ruhend" betrifft, – das muss jeder für sich selbst entdecken.

Damit du dein eigenes Gefühl ausfindig machen kannst, hat Patanjali diese Definition gegeben: *Sthir sukham Asana.* Man könnte *Asana* nicht treffender definieren: „Die Haltung soll in sich ruhend und entspannend sein."

Ich würde das lieber umgekehrt formulieren und die Sanskrit-Beschreibung von *Asana* lässt die umgekehrte Lesart auch zu. *Sthir sukham Asana*: Was in sich ruhend und entspannend ist, ist eine *Asana.* Und das wäre sogar die genauere Übersetzung. Sobald man mit einem „sollte" kommt, fangen die Schwierigkeiten an. Im Sanskrit ist von keinem „sollte" die Rede – das taucht erst im Englischen auf. Ich habe in vielen Patanjali-Übersetzungen nachgeschlagen und überall heißt es: „Eine *Asana* sollte in sich ruhend und entspannend sein." Im Sanskrit-Wortlaut dagegen – *sthir sukham Asana* – kommt gar kein „sollte" vor. *Sthir* heißt „in sich ruhend", *sukham* heißt „entspannend", *Asana* heißt Haltung. Das ist alles: „In sich ruhend, entspannend, so die *Asana.*"

Woher kommt dieses „sollte"? Wir machen aus allem sehr schnell eine Vorschrift und überspringen auch hier, dass es sich um Hinweise, um einen Fingerzeig handelt. Erinnere dich: Menschen wie Patanjali machen niemals Vorschriften. Sie sind nicht so töricht. Sie geben nur Winke, Hinweise. Du wirst diese Hinweise mit deiner eigenen Erfahrung entschlüsseln müssen, du wirst selbst fühlen und langsam entdecken. Dann wirst du die Regel verstehen, aber sie wird so nur für dich gelten, für niemanden sonst.

Nehmt diese Sutras daher nur als allgemeine Richtlinien. Versucht sie zu verstehen und vermeide, sie rein äußerlich anzuwenden. Lasst sie tief in euch einsinken, sie werden eure Intelligenz herausfordern. Sucht daraus euren eigenen Weg. Alle wahrhaft großen Unterweisungen sind indirekt.

Wie kommt es nun zu einer *Asana*, zu diesem „in sich Ruhen?" Achte zuerst darauf, ob sich dein Körper bequem anfühlt, ob er entspannt ist und ob dabei ein ganz bestimmtes Wohlbefinden entsteht. Das gibt den Ausschlag, das ist das entscheidende Kriterium. Das kann im Stehen, im Liegen oder auch im Sitzen geschehen, es ist ein inneres

Empfinden der Entspannung. Sobald es eingesetzt hat, möchte man sich gar nicht mehr bewegen. Je mehr man sich bewegt, desto mehr verfehlt man es.

Jeder hat ein natürliches Bedürfnis danach und Yoga ist das Natürlichste der Welt: Sich wohl zu fühlen ist ein natürliches Verlangen. Wann immer wir uns verspannt fühlen, möchten wir es ändern. Hört immer auf die natürliche Stimme in euch, sie hat fast immer Recht.

Loslassen der Anstrengung,
das Bewusstsein aufs Unendliche gerichtet:
so gelingt die Asana.

Prayatna Saithilya – Loslassen der Anstrengung. Das ist das erste für das Gelingen der Yogahaltung: Sich entspannt und in sich ruhend fühlen, der Körper in tiefer Ruhe, ohne die leiseste Bewegung. Wenn sich der Körper so wohl fühlt, dass ihm nach keiner Bewegung mehr ist und ein freudiges Gefühl von Entspannung eintritt, dann ist er in sich ruhend.

Mit der Veränderung deiner Stimmung ändert sich dein Körper – mit der Veränderung des Körpers verändert sich deine Stimmung. Hast du schon darauf geachtet? Wenn du ins Theater oder ins Kino gehst – hast du schon bemerkt, wie unruhig du dasitzt? Womit hängt das zusammen? Wenn auf der Leinwand etwas Spannendes passiert, kannst du nicht mehr zurückgelehnt sitzen, dann setzt du dich gerade hin. Wenn es langweilig wird und sich die Aufregung legt, entspannst du. Jetzt ist das Rückgrat nicht mehr gerade. Wenn etwas sehr Unangenehmes passiert, wirst du unruhig. Wenn etwas wirklich Schönes passiert, hört sogar die Bewegung der Wimpern auf. Ein einziger Lidschlag würde stören. Du wirst vollkommen bewegungslos, so reglos, als wäre der Körper gar nicht mehr da.

Das erste, um in die Yogahaltung zu gelangen besteht also darin, jede Anstrengung loszulassen. Eines der schwersten Dinge überhaupt, sehr einfach und sehr schwer zugleich. Einfach, wenn du verstehst; sehr schwer, wenn du nicht verstehst. Es ist keine Frage der Übung; es ist eine Frage des Verstehens. Patanjali spricht von *Prayatna Saithilya,* vom Loslassen jeglicher Anstrengung. Jede Anstrengung ist Sache des Willens und der Wille verträgt sich nicht mit Hingabe. Das Nicht-Tun ist ein großartiges Phänomen. Sobald man es versteht, eröffnen sich unendlich viele Möglichkeiten. Tun gehört zum Markt, Nicht-Tun eröffnet dir das Göttliche.

Ich habe viele Freunde aus der Welt der Politik, aus der Finanzwelt, aus der Welt des Marktes. Sie kommen zu mir und sagen: „Bitte bringe uns irgendwie bei, wie man sich entspannt. Wir können uns nicht entspannen."

Ein Minister kam ständig und jedes Mal kam er mit demselben Problem: „Ich kann nicht entspannen. Bitte hilf mir!"

Ich machte ihm klar: „Wenn du dich wirklich entspannen willst, dann musst du deine Politik an den Nagel hängen. Dein Ministeramt verträgt sich nicht mit Entspannung. Wer sich entspannt, gewinnt keine Wahlen. Entscheide dich also. Ich kann dich Entspannung lehren, aber werde dann nicht ärgerlich, denn beide Dinge passen nicht zusammen. Mach Schluss mit deiner Politik und dann komme wieder zu mir." Er sagte: „Das ist unmöglich! Ich will lernen, mich zu entspannen, damit ich hart arbeiten kann, um Ministerpräsident zu werden! Aber diese Spannungen im Kopf und die ewigen Sorgen halten mich vom Arbeiten ab. Die anderen dagegen – sie arbeiten ständig. Sie verstehen zu kämpfen und ich habe das Nachsehen. Ich bin doch nicht zu dir gekommen, um mich von der Politik zu verabschieden!"

Da habe ich geantwortet: „Dann bitte komme nicht mehr zu mir. Vergiss mich. Gehe voll in deine Politik, werde richtig müde und gelangweilt, werde fertig mit ihr – dann erst komme zu mir.

Entspannung ist eine absolut andere Dimension. Patanjali geht es um die Hingabe ans Ganze. Zuerst um *Prayatna Saithilya* – das Loslassen von Anstrengung. Entspanne dich! Bemühe dich nicht, lass dich vom Gefühl leiten. Lass den Willen ganz beiseite. Wie willst du auch Wohlbefinden erzwingen? Ein Ding der Unmöglichkeit! Entspannen kannst du nur, indem du die Entspannung zulässt.

Ich zeige euch Meditationstechniken und fordere euch ständig auf: „Gebt alles was ihr nur könnt!" Aber vergesst nie: Diese Betonung, in die Anstrengung zu gehen, hat nur den Zweck, den Willen auf die Seite zu schieben, sodass euer Wille und mit ihm der Traum des Willens endlich ein Ende nimmt. Du wirst deines Willens so überdrüssig sein, dass du ihn eines Tages einfach aufgeben wirst. An diesem Tag geschieht Erleuchtung. Das hier sind nur Hinweise. Patanjali meint nicht: „So wird's gemacht!" Er gibt euch lediglich eine Wegbeschreibung. Wenn du sie verstehst, wird sie sich auf dich, auf deine ganze Lebensweise auswirken. Verinnerliche sie. Lass sie tief eindringen. Lass sie in Fleisch und Blut übergehen, bis ins Mark deiner Knochen! Das ist alles – dann kannst du Patanjali vergessen. Die Sutras sind nicht zum Auswendiglernen da, sie sollen Teil deiner selbst werden. Lass dein ganzes Dasein von ihrem Verständnis durchdrungen sein, das ist alles. Danach kannst du sie vergessen – sie werden ihre Wirkung tun.

„Loslassen der Anstrengung, das Bewusstsein aufs Unendliche gerichtet: So gelingt dir *Asana*." Zwei Dinge also: Jede Art von Anstrengung loslassen – erzwinge nichts. Erlaube, dass es geschieht. Es ist ein tiefes Loslassen – lass es geschehen. Erzwinge nichts, denn sonst wirst du alles verhindern. Und das zweite ist: Während der Körper sich selbst zu entspannen erlaubt, in tiefe Ruhe zu versinken, öffnet sich dein Geist dem Unendlichen.

Mit allem Begrenzten kennt sich der Verstand bestens aus. Wenn ihr über Geld nachdenkt, ist der Verstand in seinem Element; wenn ihr über Macht und Politik nachdenkt, ist der Verstand in seinem Element; wenn ihr über Wörter, philosophische Systeme, Dogmen nachdenkt, ist der Verstand in seinem Element – da hat er es immer mit begrenzten Dingen zu tun. Wenn ihr jedoch über Gott nachdenkt, steht ihr plötzlich im Leeren. Was gäbe es über Gott schon nachzudenken? Sobald ihr darüber nachdenken könnt, ist Gott nicht mehr Gott, habt ihr etwas Begrenztes daraus gemacht. Wenn ihr euch „Gott" z. B. als Krishna vorstellt, ist das nicht Gott; dann mögt ihr zwar Krishna vor euch sehen, auf seiner Flöte spielend, aber das ist etwas Begrenztes. Oder sobald ihr euch unter „Gott" Christus vorstellt – habt ihr alles verfehlt: Gott gibt es nicht mehr, jetzt habt ihr etwas Begrenztes aus ihm gemacht. Wunderschön vielleicht, aber nichts im Vergleich mit der Schönheit des Unbegrenzten.

Es gibt zwei Arten von „Gott". Den Gott des Glaubens, den christlichen Gott, den hinduistischen Gott, den muslimischen Gott. Und den Gott der Wirklichkeit, die Unendlichkeit. Wenn man einen muslimischen Gott denkt, dann wird man zu einem Muslimen, aber nicht zu einem religiösen Menschen. Wenn man sich einen christlichen Gott vorstellt, dann wird man ein Christ, aber nicht zu einem religiösen Menschen. Wenn man dagegen seinen Geist auf Gott selber richten kann, ist man religiös – nicht mehr Hindu, nicht mehr Muslime, nicht mehr Christ.

Dieser Gott ist keine Vorstellung! Jede Vorstellung ist nur ein Spielzeug des Verstandes. Der wirkliche Gott ist unermesslich. Gott kann mit deinem Verstand spielen, aber nicht dein Verstand mit Gott! So ist „Gott" nicht mehr ein Spielzeug in deinen Händen, sondern du bist ein Spielzeug in den Händen des Göttlichen. Das Ganze hat sich umgedreht: Jetzt hast du es nicht mehr in der Hand, jetzt hast du es nicht mehr unter Kontrolle: Jetzt bist du „von Gott besessen". Dieser Ausdruck – „besessen sein" – trifft es genau: Vom Unendlichen besessen sein.

Jetzt taucht vor deinem geistigen Auge kein Bild mehr auf, nein! Da ist kein Bild: Unendliche Leere – in dieser unendlichen Leere löst du dich selbst auf, du verlierst nicht nur die Definition deines Gottes, sondern auch die Definition deiner selbst. Wer mit dem Unendlichen in Berührung kommt, dessen Konturen lösen sich auf, dessen Grenzen verschwimmen, dessen Grenzen werden immer unschärfer, immer fließender: Du löst dich auf wie Rauch am Himmel. Zwei Dinge also, sagt Patanjali: Keine Anstrengung, und das Bewusstsein auf das Unendliche gerichtet. Auf diese Art gelingt *Asana.* Das ist erst der Anfang, das ist der Körper. Es geht tiefer.

Durch Meisterschaft in der Asana
lösen sich alle Dualitäten und durch sie verursachte
Störungen auf.

Wenn sich der Körper entspannt fühlt, wenn er ruht und die Flamme des Körpers nicht im leisesten flackert – plötzlich, als ob die Zeit still stünde – in diesem Zustand sind alle Dualitäten und alle durch diese Dualitäten verursachten Störungen verschwunden.

Hast du das schon mal gemerkt? Jedesmal, wenn deine Gedanken unruhig sind, ist es auch dein Körper, du kannst einfach nicht stillhalten. Oder umgekehrt: Wenn dein Körper unruhig ist, kann auch dein Geist nicht still sein. Beides hängt zusammen. Patanjali weiß, dass Körper und Geist nicht von einander getrennt sind, dass ihr nicht in Körper und Geist gespalten seid. Du bist Körper-Geist. Dein Körper ist nur der Anfang deines Geistes und dein Geist nur das Ende deines Körpers. Sie sind wie die zwei Seiten ein- und derselben Medaille. Was immer im Körper geschieht, wirkt sich auf den Geist aus und was immer im Geist geschieht, spiegelt sich im Körper. Deswegen diese Betonung des Körpers.

Es ist leichter, beim Körper anzufangen, weil er das Äußere ist. Es ist schwieriger, beim Geist anzusetzen. Viele Leute versuchen es damit, scheitern aber deswegen, weil ihr Körper einfach nicht mitmacht. Es ist immer besser, bei ABC anzufangen und dann Schritt für Schritt weiter zu gehen. Der Körper ist das erste, die Grundlage. Wer zu körperlicher Ruhe finden kann, wird erleben, dass sein Geist diese Ruhe in sich aufnimmt.

Der Geist bewegt sich ständig von links nach rechts, wie das Pendel einer Standuhr: Immerzu von rechts nach links, von links nach rechts. Wenn du ein Pendel beobachtest, wird es dich so manches über deinen Verstand lehren können. Geht das Pendel gerade nach links, dann schlägt es dem Augenschein nach zwar nach links aus, sammelt aber im Grunde schon die Energie, um nach rechts auszuschlagen. Geht es dann nach rechts, sammelt es wiederum die nötige Energie für den Ausschlag nach links.

Mit deinem Verstand verhält es sich genauso: Ständig geht er von einem Extrem zum anderen, mal ist er ganz links, mal ganz rechts, nie ruht er in der Mitte. In der Mitte zu sein bedeutet erst wirklich zu sein. Extreme sind nur eine Last, so kannst du nicht entspannen. In der Mitte ist Entspannung, weil es in der Mitte keine Schwere mehr gibt. Bleibst du ganz genau in der Mitte, wirst du schwerelos. Gehst du nach links, spürst du sofort das Gewicht; gehst du nach rechts, ist wieder sofort das Gewicht da. Je mehr du dich von der Mitte entfernst, desto mehr Gewicht musst du tragen.

Sei in der Mitte. Ein religiöser Mensch folgt keinen Extremen, er kennt sie nicht. Und wenn du genau in der Mitte bist – in Körper und Geist – verschwinden alle Dualitäten. Denn alle Dualitäten gründen darin, dass du dich mal zu dieser und mal zu jener Seite neigst. *Tato dvandva anabhighatah* – durch Meisterschaft in der *Asana* lösen sich alle Dualitäten und durch sie verursachten Störungen auf. Wie könntest du, wenn keine Dualität mehr da ist, verspannt sein? Wie könntest du hin und her gerissen sein? Wie im Zwiespalt sein? Nur wenn es zweierlei in dir gibt, kannst du im Zwiespalt sein, werden die zwei Seiten ständig miteinander kämpfen und dich niemals in Ruhe lassen.

Dein Haus ist gespalten; in dir wütet immer Bürgerkrieg, ein Fieber. Sobald dieser Zwiespalt aufhört, wirst du still und in der Mitte sein. Buddha hat seinen Weg *Majjhim Nikaya* – den mittleren Weg genannt.

Er pflegte zu seinen Schülern zu sagen: „Dies ist das Einzige, woran ihr euch halten sollt: Bleibt immer in der Mitte, geht nie in die Extreme."

Ein wirklich ausgewogener Mensch ist gegen nichts – weil er für nichts ist. Wenn ihr zu mir kommt und fragt: „Hast du etwas gegen Geld?", kann ich nur mit den Achseln zucken. Ich hab nichts dagegen, denn ich war nie dafür. Geld ist etwas Beliebiges – etwas Nützliches, ein Tauschmittel, aber nichts, weswegen man sich verrückt machen sollte, weder so noch so.

Wenn ihr welches habt, dann gebraucht es. Wenn ihr keines habt, dann genießt auch diesen Zustand. Das ist alles, was ein Mensch, der versteht, dazu sagen kann. Wohnt er in einem Palast, genießt er; wenn es keinen Palast gibt, genießt er die Hütte. Was immer gerade ist – er ist zufrieden, ist ausgewogen. Er ist weder für noch gegen den Palast. Wer für oder gegen etwas ist, ist einseitig; er ist nicht im Gleichgewicht.

Buddha sagt zu seinen Schülern: „Bleibt im Gleichgewicht und alles übrige ergibt sich von alleine. Haltet stets die Mitte." Und Patanjali meint mit dem, was er hier über die *Asana* sagt, genau dasselbe. Die äußere „Haltung" ist körperlich, die innere „Haltung" ist geistig – beides ist miteinander verbunden. Wenn sich der Körper in seiner Mitte befindet – in sich ruhend – dann ist auch der Geist in seiner Mitte, in sich ruhend. Ist der Körper tief entspannt, entgrenzt sich dein Körpergefühl.

Kommt der Geist zur Ruhe, löst sich dessen Fixierung auf sich selbst auf. Dann bist du nur noch Bewusstheit, jenseits vom Körper-Geist.

Der nächste Schritt nach der vollendeten Haltung ist die Atemregelung,
indem man nach dem Einatmen und Ausatmen den Atem anhält
oder indem man den Atem plötzlich anhält.

Zwischen Körper und Geist ist der Atem die Brücke: Diese drei gilt es zu verstehen: Die Körperhaltung, das Verschmelzen des Geistes mit dem Unendlichen und die Brücke, die beides miteinander verbindet, müssen sich im richtigen Rhythmus befinden.

Hast du das schon beobachtet? Wenn nicht, dann achte darauf: Mit jeder Veränderung im Geiste ändert sich auch deine Atmung. Und umgekehrt: Ändere deine Atmung und dein Geisteszustand verändert sich.

Hast du schon einmal darauf geachtet, wie du atmest, wenn du sexuell tief erregt bist – fiebernd, aufgeregt, außerhalb jedes Rhythmus? Würdest du immer auf diese Weise atmen, du würdest dich damit nicht beleben, sondern eher schwächen, Erschöpfung wäre die Folge. Achte auf dein Atmen, wenn du ruhig bist und dich wohl fühlst. Du schaust an einem schönen Morgen oder Abend zum Sternenhimmel auf – es gibt nichts zu tun, du hast Urlaub und darfst dich ausruhen, achte jetzt auf dein Atmen! Das Atmen ist voller Ruhe. Kaum festzustellen, ob es überhaupt da ist. Wenn du wütend bist, schau hin. Augenblicklich verändert sich das Atmen. Wenn du Liebe empfindest, wenn du traurig bist – schau hin. Mit jeder Stimmung bekommt das Atmen einen anderen Rhythmus: es ist eine Brücke.

Wenn dein Körper gesund ist, hat das Atmen eine andere Qualität. Wenn dein Körper krank ist, ist auch dein Atmen krank. Wenn du vollkommen gesund bist, denkst du überhaupt nicht an dein Atmen. Fühlst du dich jedoch körperlich nicht ganz wohl, wirst du immer wieder auf dein Atmen aufmerksam und nimmst es als einen Hinweis, dass irgendetwas nicht in Ordnung ist.

„Der nächste Schritt nach der vollendeten Haltung ist die Atemregelung“. *Pranayama* wird häufig mit „Atemkontrolle“ übersetzt. Dieses Wort führt in die Irre. Es ist eine falsche Übersetzung von *Pranayama. Pranayama* ist nie und nimmer Atemkontrolle. Es bedeutet wörtlich: „Ausdehnung der Lebensenergie“. *Prana-Ayama*: *Prana* bedeutet die im Atem verborgene Lebensenergie und *Ayama* bedeutet grenzenlose Ausdehnung.

Das Wort „Kontrolle“ hat etwas Negatives – es vermittelt das Gefühl, als gäbe es einen Kontrolleur – der Wille kommt sofort ins Spiel. *Pranayama* jedoch ist etwas völlig anderes: Ausdehnung deiner Lebensenergie. Es bedeutet, so zu atmen, dass du eins wirst mit dem Atem des Ganzen. Im *Pranayama* atmest du so, dass du nicht mehr auf deine persönliche Art und Weise, sondern im Einklang mit dem Ganzen atmest.

Manchmal geschieht es von alleine: Zwei Liebende sitzen nebeneinander und halten sich an den Händen. Wenn sie wirklich in Liebe sind, werden sie auf einmal bemerken, dass sie in einem gemeinsamen Rhythmus atmen. Sie atmen nicht nebeneinander, sondern ineinander. Wenn die Frau einatmet, atmet auch der Mann ein. Wenn der Mann ausatmet, atmet auch die Frau aus. Achte darauf – werde dir plötzlich dieser Situation bewusst! Wenn du neben einem Menschen sitzt, mit dem du befreundet bist, wirst du mit ihm im selben Rhythmus atmen. Wenn dir ein anderer unsympathisch ist und du ihn loswerden möchtest, weil eine gewisse Langeweile da ist, werdet ihr getrennt voneinander atmen, niemals im selben Rhythmus.

Lehne dich bei einer guten Gelegenheit an einen Baum. Wenn du still bist und voller Freude den Baum fühlst, wirst du plötzlich bemerken, wie der Baum auf die gleiche Art atmet wie du. Und irgendwann entsteht plötzlich das Gefühl, mit dem Ganzen zu atmen, zum Atem des Ganzen zu werden, du befindest dich außerhalb jeder Anstrengung, jedes Widerstandes, du bist in Hingabe. Jetzt bist du mit dem Ganzen eins geworden – in einem solchen Ausmaß, dass du nicht einmal mehr getrennt, für dich atmest. Beim gemeinsamen Atmen entsteht eine tiefe Teilnahme – ihr werdet eins, weil Atmen gleich Leben ist.

Pranayama bedeutet: „Mit dem Ganzen atmen." So lautet meine Übersetzung und nicht „Atemkontrolle". Mit dem Ganzen atmen – es geschieht völlig unkontrolliert! Wie sollte man auch, wenn man Kontrolle ausübt, mit dem Ganzen atmen können? Deswegen, *Pranayama* als Atemkontrolle zu übersetzen ist ein Fehlgriff; eine solche Übersetzung ist nicht nur fehlerhaft, ungenau, sondern einfach falsch: Es geht genau um das Gegenteil. Mit dem Ganzen zu atmen, zum Atem des Ewigen zu werden – im *Pranayama* entsteht Ausdehnung. Dann umfasst deine Lebensenergie die Bäume und die Berge und den Himmel und die Sterne. Dann kommt der Augenblick, in dem du vollkommen verschwindest – an diesem Tag wirst du zum Buddha. Jetzt atmest nicht mehr du, sondern das Ganze atmet in dir. Jetzt sind dein Atmen und das Atmen des Ganzen nicht mehr getrennt, sie sind eins, sosehr eins, dass es jetzt keinen Sinn mehr macht von meinem Atem zu sprechen.

Patanjali sagt: *„Der nächste Schritt nach der vollendeten Haltung ist das Atmen mit dem Ganzen, indem man nach dem Einatmen und Ausatmen den Atem anhält oder indem man den Atem plötzlich anhält."* Wenn du einatmest, kommt ein Moment, wo das Einatmen seine Grenze erreicht … dann kommt das Einatmen für den Bruchteil einer Sekunde zum Stillstand. Und ebenso beim Ausatmen. In diesen Momenten bist du Auge in Auge mit dem Tod. Und wer dem Tod in die Augen sieht, der sieht Gott in die Augen. Dem Tod in die Augen sehen heißt, Gott in die Augen zu sehen – ich sage es noch einmal. Wenn du stirbst, lebt Gott in dir. Aus diesem Grunde sage ich: Patanjali lehrt euch die Kunst des Sterbens. Wenn der Atem stillsteht, wenn kein Atmen mehr da ist, bist du genau in der Verfassung des Sterbens. Eine Sekunde lang bist du im Einklang mit dem Tod: Dein Atem steht still. Genau dies sind die Augenblicke, in denen wir den Weg finden: Stimmt euch darauf ein, lasst euch dieses Innehalten, diese Zwischenräume immer bewusster werden. Durch diese Zwischenräume tritt Gott ein, ähnlich dem Tod.

Irgend jemand hat einmal zu mir gesagt: „Wir im Westen haben nichts, was sich mit *Yama*, dem Gott des Todes, vergleichen ließe." Und dann wollte er wissen: „Warum nennst du den Tod einen Gott? Der Tod ist doch unser Feind – wie kann man ihn einen Gott nennen? Warum nennt ihr im Osten den Tod nicht Teufel? Das würde mir einleuchten, aber warum einen Gott?"

Ich sagte: „Wir nennen ihn mit gutem Grund einen Gott: Denn der Tod ist die Tür zu Gott. Tatsächlich ist der Tod tiefer als das Leben – jedenfalls tiefer als das, was ihr unter Leben versteht, nicht was ich unter Leben verstehe. Dein

Tod ist tiefer als dein Leben und wenn du durch die Tür deines Todes gehst, wirst du zu einem Leben finden, das weder dir noch mir noch sonst jemandem gehört. Es ist das Leben des Ganzen. Der Tod ist Gott.

Wenn du also Luft geholt hast, behalte sie etwas länger ein, damit diese Tür spürbar wird. Wenn du sie ausgeatmet hast, lass sie ein Weilchen draußen bleiben, damit du den Zwischenraum etwas leichter aufspüren kannst, etwas mehr Zeit dafür hast!

Und Patanjali sagt: „ ... *oder indem man den Atem plötzlich anhält.*“ Oder du hältst irgendwann – plötzlich den Atem an! Du gehst gerade eine Straße entlang ... STOP! Halte den Atem ganz plötzlich an: Der Tod kommt herein. Du kannst das Atmen jederzeit und überall ganz plötzlich anhalten. Und in diesem Innehalten tritt der Tod ein.

Dauer und Häufigkeit des geregelten Atmens
hängen von Zeit und Ort ab;
mit der Zeit werden die Phasen immer länger und feiner.

Je öfter du den Atem anhältst, je mehr Zwischenräume, desto weiter geht die Tür auf, desto mehr Gespür bekommst du dafür. Versuche es! Integriere diese Praxis in deinen Alltag. Wann immer du nichts zu tun hast, atme tief ein ... und halte inne, höre einfach zu atmen auf.

Spüre hin: Irgendwo da ist eine Tür. Erstmal ist es dunkel und du wirst herumtappen müssen. Die Tür ist nicht unmittelbar zu finden. Du musst sie ertasten ... du wirst sie finden! Und jedesmal, wenn du den Atem anhältst, kommen augenblicklich auch deine Gedanken zum Stillstand. Versuche es: Höre urplötzlich auf zu atmen und sofort kommt es zu einer Unterbrechung, die Gedanken stehen still, weil Denken und Atmen Teil des grobstofflichen Lebens sind. Im anderen Leben, im göttlichen Leben, bedarf es keines Atems: Da bist du Leben, da brauchst du nicht zu atmen. Und da brauchst du auch nicht zu denken. Atmen und Denken sind Teil des physischen Lebens. Nicht-Denken, Nicht-Atmen sind Teil der Ewigkeit.

Es gibt noch eine vierte Dimension des Pranayama,
die innere und die geht über die anderen drei hinaus.

Patanjali sagt, dass es neben diesen drei Formen – nach dem Einatmen anhalten, nach dem Ausatmen anhalten und plötzlich im Atmen innehalten – noch eine vierte Form gibt, sie ist innerlich. Auf diese letztere hat Buddha besonders viel Wert gelegt. Er nennt sie *Anapana Sata Yoga.*

Er sagt: „Tue nichts, unterbreche das Atmen nicht. Beobachte einfach den gesamten Vorgang des Atmens. Das Einatmen – du bist Zeuge, übersehe nichts. Der Atem kommt… du bist mit deiner Beobachtung einfach dabei.

Dann hält der Atem ganz natürlicherweise inne, beobachte dieses Anhalten. Du tust überhaupt nichts, du bist der Beobachter. Dann beginnt der Atem seine Reise nach außen – du beobachtest einfach weiter. Wenn die Luft vollends ausgeatmet ist und der Atem innehält – beobachte auch diesen Stillstand. Und so strömt der Atem ständig ein und aus – ein und aus, ein und aus … Du bist der Beobachter.

Dies ist die vierte Form: Einfach dadurch, dass du deinen Atem beobachtest, bekommst du Abstand zu ihm. Sobald du Abstand zu deinem Atem hast, gewinnst du auch Abstand zu deinen Gedanken. Tatsachlich ist das Atmen nur die körperliche Parallele zum geistigen Denkprozess: So wie die Gedanken durch den Geist ziehen, zieht der Atem durch den Körper. Sie sind Zwillingskräfte, zwei Seiten ein und derselben Medaille.

Patanjali erwähnt diese vierte Form, aber betont sie nicht sonderlich. Er verweist lediglich darauf. Buddha hingegen richtet seine ganze Aufmerksamkeit darauf und spricht niemals über die anderen drei. Die gesamte buddhistische Meditation konzentriert sich auf diese vierte Form.

3. Kapitel

Die Meisterschaft über alle Sinne

Würde der Mensch von diesem Planeten verschwinden, wäre dies rein äußerlich gesehen kein großer Schaden. Aber wenn man den Menschen von innen betrachtet und seine unendliche Tiefe sieht, dann begreift man einen immensen Unterschied: Ohne den Menschen wäre es zwar stiller auf der Erde, aber es wäre eine tote Stille. Es würde in ihr alle Musik, jede Tiefe fehlen. Die Blumen würden weiter blühen, aber sie wären nicht mehr schön. Wer sollte ihre Schönheit noch empfinden? Wer wüsste um ihre Schönheit? Auch die Vögel würden singen, aber wer könnte ihr Singen eine Poesie nennen, es als geheimnisvoll empfinden? Die Bäume wären grün und doch nicht grün, weil dieses Grün erst in der tiefen Resonanz des menschlichen Herzens zu leuchten beginnt.

Mit dem Menschen würde jegliche Wertschätzung verschwinden. Mit dem Menschen würde die Hingabe verschwinden. Mit dem Menschen würde das Göttliche verschwinden. Die Erde wäre zwar noch da, aber sie wäre nicht mehr göttlich. Ihre Stille, sie wäre eine Friedhofsstille. Diese Stille würde mit keinem Herzen im Gleichklang sein. Sie würde die ganze Erde umfangen, aber ohne jegliche Tiefe – und eine Stille ohne Tiefe ist keine Stille mehr. Die Welt wäre profan, sie wäre nicht mehr heilig. Solange du an der Oberfläche deines Daseins bleibst, wird die gesamte

Existenz zur Oberfläche. Solange du dich nur für eine kleine Welle auf dem Meere hältst und du den Ozean in seiner Tiefe noch nicht kennen gelernt hast, werden für dich auch die anderen Wellen nur Wellen bleiben. Sobald du einen Blick in dein Inneres wirfst und zum Ozean wirst und erkennst, dass du immer schon Ozean warst, sind auch alle anderen Wellen verschwunden: Jetzt ist es nur noch der Ozean, der in Bewegung ist. Jede Welle – ob schön oder hässlich, klein oder groß – sie ist der Ozean.

Yoga ist ein Weg, mit der innersten Tiefe deines Wesens vertraut zu werden – mit deiner Seele. Sie ist unendlich: Du kannst sie zwar betreten, aber du kommst nie an einen Punkt, an dem du sagen könntest: „Jetzt hab ich alles erkannt!“ Da geht es weiter und immer weiter – sie ist grenzenlos. Du magst noch so tief in sie hineingehen – nie kommt der Punkt, wo du sagen könntest: „Jetzt hab ich die Grenze erreicht.“ Da gibt es keine Grenze. Im Universum gibt es keine Grenzen – die Existenz ist unendlich. Auch in dir gibt es keine Grenzen. Grenzen sind immer nur Illusion. Je tiefer du kommst, desto ent-grenzter wird alles.

Sobald du nur einmal bereit warst, dich in die Existenz fallen zu lassen, sobald du nur einmal deine Schwingen ausbreitest, beginnst du zu sehen. Jetzt gibt es nichts Kleines mehr, nichts Begrenztes mehr, es verschwinden alle Beschränkungen. Jetzt kannst du allen Lebewesen in die Augen schauen und du weißt, dass hier das Unendliche auf dich wartet. Liebe wird zum erstenmal möglich. Sie wird nur möglich, sobald du deine Tiefe kennst.

Wenn du dein Wesen als göttlich erkannt hast, verklärt sich augenblicklich die ganze Existenz, sie hört auf, die alte Existenz zu sein – die abgestandene, die alltägliche, die gewöhnliche. Nein, danach existiert nichts Gewöhnliches mehr, alles bekommt die Farbe des Außergewöhnlichen, alles strahlt in höchster Herrlichkeit. Gewöhnliche Kiesel werden zu Diamanten – sie sind es! Jedes Blatt erwacht zu seinem vollen Leben – in ihm, um es herum, über es hinaus. Die gesamte Existenz wird göttlich.

Wie das aufdecken, was zutiefst in dir verborgen ist? Wie die Schlüssel zu deinem Inneren finden, wie in den Tempel hineinkommen, der du selbst bist, wie dich selbst entdecken? Denn dort bist du bereits, bist du von Anfang an gewesen, du hast es nur noch nicht bemerkt. In jedem Atemzug, den du tust, ob du ein- oder ausatmest, dein innerer Reichtum ist da. Du magst dir dessen nicht bewusst sein, aber er ist dir nie abhanden gekommen. Du magst ihn vergessen haben, aber verloren hast du ihn nie. Er mag dir völlig entfallen sein, aber verlieren kannst du ihn auf keinen Fall: Denn dieser Reichtum, das bist du selbst.

Also lautet die einzige Frage: „Wie ihn aufdecken?" Er ist verdeckt; viele Schichten von Unwissenheit haben sich auf ihn gelegt. Yoga hilft dir, Schritt für Schritt in das Mysterium deines Inneren einzutreten. Es geschieht in acht Schritten. Die ersten Schritte werden *Bahiranga Yoga* genannt: *Yama, Niyama, Asana, Pranayama* und *Pratyahara.* Diese fünf Schritte sind als „Yoga des Außen" bekannt. Die nächstfolgenden drei, die drei letzten – *Dharana, Dhyana, Samadhi* – werden *Anatararanga Yoga* genannt – der „Yoga des Inneren".

Dann geschieht es, dass sich der Vorhang hebt,
der das Licht verhüllt.

Die ersten vier Schritte sind getan. Der fünfte nun dient als

Brücke zwischen den ersten vier Schritten des Yoga des Außen und den letzten drei Schritten des Yoga des Inneren.

Der fünfte, noch dem Yoga des Außen zugehörig, ergibt die Brücke. *Pratyahara* – das Wort bedeutet: „Rückkehr zur Quelle" – ist nicht schon die Ankunft, sondern erst das Zurückkommen, der Prozess der Rückkehr hat begonnen. Von nun an fließt die Energie nicht mehr nach außen, sie orientiert sich nicht mehr am Äußeren, sondern hat eine Kehrtwendung gemacht, eine Wende um 180 Grad. Sie wendet sich jetzt nach innen – genau davon spricht Jesus, wenn er von Umkehr spricht, die Energie findet zurück.

Natürlicherweise fließt die Energie nach außen. Du möchtest sehen, riechen, berühren, fühlen. Dabei vergisst du, wer sich in dir verbirgt. Du bist ganz Augen, Ohren, Nase, Hände geworden und hast vergessen, wer hinter diesen Sinnen steckt, wer durch deine Augen schaut. Du bist nicht deine Augen. Du hast zwar Augen, das stimmt, aber du bist nicht deine Augen. Augen sind nur Fenster. Wer aber steht hinter diesen Fenstern? Wer schaut durch die Augen? Ich schaue euch an – das tun nicht etwa meine Augen. Auf sich gestellt können die Augen nicht sehen. Solange ich nicht hinter den Fenstern stehe und nach draußen schaue, können die Augen von sich aus nicht sehen.

Du liest z. B. gerade dieses Buch, du hast schon seitenweise darin gelesen, plötzlich wird dir bewusst, dass du kein einziges Wort wirklich gelesen hast! Die Augen waren zwar da, aber du warst nicht da. Die Augen sind von einem Wort zum nächsten geeilt, von einem Satz zum nächsten, von einem Absatz zum nächsten, von einer Seite zur nächsten – aber du warst nicht da. Plötzlich merkst du: „Nur die Augen haben sich bewegt; ich war gar nicht da!"

Du bist gerade in tiefem Schmerz. Die Augen sind offen, aber du siehst nicht – sie sind zu sehr mit Tränen gefüllt. Oder du bist glücklich – so glücklich, dass dich nichts beeindrucken kann: Plötzlich sind deine Augen so voller Heiterkeit, dass sie nichts anderes mehr sehen.

Dies muss man verstehen: Ohne unsere Präsenz bleiben die Sinne in einer gewissen Weise leer. Hierin besteht die ganze Kunst des Yoga: Wenn du mit ihnen nicht mehr kooperierst, verschließen sich die Sinne, es beginnt *Pratyahara*. Das ist es, was die Leute tun, die stundenlang, jahrelang einfach nur dasitzen: Sie wollen ihren Sinnen die Zusammenarbeit aufkündigen. Wenn deine Energie nicht mehr vom Sehen, vom Hören, vom Berühren beherrscht wird, kehrt sie sich langsam nach innen. Das ist *Pratyahara*: Die Heimkehr zur Quelle, die Rückkehr dorthin, von wo du gekommen bist, die Heimkehr zur Mitte. Jetzt strebst du nicht mehr zur Peripherie.

Das ist aber nur der Anfang. Am Ende wird dein *Samadhi* sein. Mit *Pratyahara* beginnt die Energie ihre Heimreise. *Samadhi* ist, sobald du angekommen und wieder zu Hause bist. Die ersten vier Stufen – *Yama, Niyama, Asana, Pranayama* – dienen der Vorbereitung auf *Pratyahara*, die fünfte Stufe. Mit *Pratyahara* beginnt die Kehrtwendung, mit *Samadhi* ist sie beendet.

„Dann hebt sich der Vorhang, der das Licht verhüllt." Beim letzten Sutra ging es um *Pranayama*. *Pranayama* ist ein Weg, mit dem Universum in Einklang zu kommen; aber du bist noch im Außen: Du fängst an, auf eine solche Art und Weise, mit einem solchen Rhythmus zu atmen, dass du mit dem Ganzen eins wirst. Jetzt kämpfst du nicht mehr gegen das Ganze, du hast dich ihm hingegeben. Du verstehst dich

nicht mehr als etwas Getrenntes, du bist ein Liebender geworden. Genau dies bedeutet religiös zu sein: Jetzt leistest du keinen Widerstand mehr, jetzt verfolgst du keine Privatziele mehr, jetzt überlässt du dich ganz der Existenz. Jetzt hast du kein individuelles Schicksal mehr, jetzt stimmt das Schicksal des Ganzen mit deinen überein, du lässt dich vom Fluss tragen, du schwimmst nicht mehr gegen den Strom.

Wenn du dich tragen lässt, verschwindest du. Denn das Ego hat nur so lange Bestand, so lange es kämpft. Das Ego existiert durch Widerstand. Das Ego kann nur existieren, wenn du existierst, wenn du ein Privatziel gegen das Ganze verfolgst. Versuche zu verstehen, wodurch das Ego existiert. Menschen kommen zu mir und sagen: „Wir wären so gern unser Ego los!" und ich sage zu ihnen: „Wenn ihr das Ego los werden wollt, ist das nicht so leicht. Denn wer seid ihr, es los werden zu wollen? Wer ist es denn, der da sagt: Ich will es los werden? Das ist das Ego. Jetzt kämpft ihr mit dem Ego gegen euer Ego!"

Du magst dir vormachen, demütig zu sein, aber das Ego bleibt. Schon die Art des Gehens, die Art des Sehens verrät alles. Mit jeder Bewegung wirst du es unterstreichen, deine Art des Sprechens wird es deutlich machen. Du magst sagen: „Ich bin der demütigste Mensch auf Erden", aber da ist kein Unterschied – du machst dich zu etwas Außergewöhnlichem! Du bist nach wie vor da. Wenn du anfängst dein Ego zu bekämpfen, verfeinerst du damit dein Ego – was noch gefährlicher ist. Denn dieses feinere Ego wird ein frommes Ego sein. Es wird sehr religiös tun. Anfangs war es zumindest diesseitig, jetzt ist es jenseitig – größer, feiner – und sein Zugriff wird gefährlicher sein, jetzt kannst du dich ihm kaum noch entziehen. Aus einer kleinen Gefahr ist eine größere geworden, jetzt sitzt du erst recht in der Falle. Du bist noch fester in einem Gefängnis eingeschlossen als vorher.

Pranayama, obwohl ständig und fälschlicherweise mit „Atemkontrolle" übersetzt, hat nichts mit Kontrolle zu tun. Im *Pranayama* bist du in spontaner Verbindung mit dem Universum. *Pranayama* ist auf keinen Fall Kontrolle! Jegliche Kontrolle ist Sache des Ego – wer sonst würde kontrollieren? Nur das Ego kontrolliert und manipuliert. Wenn du das verstehst, löst sich das Ego auf – du brauchst es nicht loszuwerden.

Nur etwas Wirkliches kann man loslassen. Das Ego aber ist eine Illusion, ein Traum – *maya*. Illusionen kann man nicht aufgeben, aber du kannst ihre Schein-Wirklichkeit erkennen, so lösen sie sich auf. Einen Traum kann man nicht aufgeben. Man muss sich nur klarmachen, dass es ein Traum ist und schon ist der Traum weg. Das Ego ist der raffinierteste Traum überhaupt: Der Traum, dass ich getrennt von der Existenz bin, der Traum, dass ich irgendwelche Ziele gegen das Ganze durchsetzen muss, der Traum, ich sei ein Wesen ganz für mich. Im selben Augenblick, da du daraus erwachst, ist der Traum verschwunden. Sobald du verstehst, weißt du! Du beginnst zu lachen: „Ich war in einem großen Traum befangen – jetzt ist der Traum weg. Ich bin nicht mehr da. Ich war zugleich der Traum und der Träumer. Jetzt existiert nur noch das Ganze."

Pranayama stellt eine Situation her, in der *Pratyahara* – Umkehr möglich wird. Jetzt geht es nur noch in eine Richtung, jetzt lässt du dich in die Richtung deines eigenen Wesens treiben – im Grunde ist es gar kein Gehen mehr, sondern ein Sichtreibenlassen, es ist ein spontaner Vorgang.

Nach *Pranayama*, so sagt Patanjali, kommt es zur Auflösung des Vorhanges, der das Licht verhüllt.

Patanjali will damit nicht sagen, dass man nach *Pranayama* das innere Licht erreicht. Viele Interpreten Patanjalis sind auf diesen Holzweg geraten: ihnen zufolge besagt dieses Sutra, dass nun der Vorhang falle und man zum Licht fände. Das kann nicht sein. Wenn man schon mit *Pranayama* am Ziel, im innersten Sein angekommen wäre, sein inneres Licht erkannt hätte, warum dann noch *Dharana, Dhyana, Samadhi?* Was fängt man damit an? Nein, das kann Patanjali nicht gemeint haben … das Sutra ist klar.

Patanjali sagt: Dann kommt es dazu, dass „sich der Vorhang hebt" – und nicht, dass man zum Licht kommt! Das sind zwei verschiedene Dinge. Den Vorhang heben ist ein negativer Vorgang; er macht es zwar möglich, zum Licht zu finden, aber das Heben des Vorhanges ist nicht identisch mit dem Erreichen des Lichtes. Da gibt es noch weitere Dinge, die vorher zu geschehen haben. Nach Millionen von Leben schlagt ihr nun plötzlich die Augen auf: Der Vorhang ist aufgegangen, aber dies ermöglicht noch lange nicht, Licht zu sehen … ihr seid noch auf Dunkelheit eingestellt. Der Vorhang ist zwar verschwunden, aber ihr habt euch die langgewohnte Dunkelheit zu eigen gemacht. Und weil ihr so viele Leben im Dunkeln zugebracht habt, wird euch das Licht blenden, ihr könnt das gleißende Licht nicht ertragen. Du weißt nicht, wie viele Leben du schon im Dunkeln zugebracht hast. Licht hast du noch nie erlebt. Nicht ein Sonnenstrahl ist in dein Dasein gedrungen. Dunkelheit ist deine einzige Erfahrung.

Das Licht ist dir so unbekannt, dass du es gar nicht zu sehen vermagst. Nur wegen des Beiseite-Schiebens des

Vorhanges wirst du das Licht noch nicht sehen können. Patanjali weiß das. Darum formuliert er dieses Sutra so, wie er es tut: *Tatah ksiyate prakasa-avaranam* – dann hebt sich der Vorhang, der das Licht verhüllt. Also nicht das Erreichen des Lichts, sondern die Beseitigung des Hindernisses. Er sagt, dass jetzt der Vorhang nicht mehr da ist. Was nicht bedeutet, dass das Licht schon gesehen wird. Denn dazu bedarf es drei weiterer Schritte. Nach und nach werden die inneren Augen sich daran gewöhnen, das Licht zu fühlen, zu erkennen, zu verkraften. Das kann Jahre dauern.

Du wirst noch ein wenig weitergehen müssen – jetzt noch umsichtiger als bisher, denn du könntest ebenfalls auf diesen Irrtum hereinfallen und dir einbilden: „Jetzt ist alles erreicht! Die Sperre ist weg, aufgelöst. Jetzt bin ich nach Hause gekommen." Dann wirst du dich niederlassen, bevor du am Ziel angekommen bist.

Die fünfte Stufe im Yoga, Pratyahara,
die Rückkehr zur Quelle, gibt dem Geist die Meisterschaft
über seine Sinne,
indem er den Verlockungen zu widerstehen weiß.

Solange du den Zerstreuungen durch die äußeren Dinge nicht zu widerstehen vermagst, kannst du nicht in dein Inneres gelangen. Sie werden dich wieder und wieder und wieder beunruhigen. Das ist, als wolltest du meditieren, hättest aber in deinem Meditationsraum auch dein Telefon eingeschaltet. Und so klingelt es dann wieder und immer wieder – wie kannst du da meditieren? Du musst dein Telefon abschalten. Und es ist ja nicht nur ein Telefon: Von allen Seiten locken dich tausend Dinge. Zigtausend Telefone, die immerzu klingeln, während du meditieren willst.

Eine innere Stimme flüstert: „Was machst du da eigentlich? Jetzt ist beste Geschäftszeit und eben jetzt könnte ein steinreicher Kunde kommen! Was sitzt du hier und vertust deine Zeit mit Nichtstun?“ Und aus einer anderen Ecke in dir tönt eine andere Stimme und so gibt es tausend Teile in dir. Sie alle fordern deine Aufmerksamkeit. Wenn das so weitergeht, ist kein *Pratyahara* möglich. Wie willst du auf die Art nach innen gelangen? Man muss die äußeren Interessen, die Ablenkungen zu meistern wissen. Nur dann wird Rückkehr möglich.

Indem er den Verlockungen zu widerstehen weiß. Wie widersteht man Verlockungen? Genügt einfach der Vorsatz: „Ich will mich fortan nicht mehr für Geld interessieren!“, „Ab sofort keine Frauen oder Männer mehr!“? Nein, Ansprüche und Vorsätze bringen nichts. Im Gegenteil, wenn du etwas gelobst, kommt genau das Gegenteil. Wenn du sagst: „Nie wieder Frauen!“, dann wird dein Mind geradezu von Frauenfantasien überflutet werden, du wirst noch mehr Vorstellungen haben. Wer mit seinem Willen Verzicht leisten will, der gerät nur noch tiefer in ein Durcheinander. Es ist ungefähr so, als wollte deine Linke gegen deine Rechte kämpfen. Das ist albern und töricht.

Wie aber sonst kann man umkehren? Man entsagt aus Einsicht, aus Erfahrung, aus Reife und nicht durch ein Gelöbnis. Gleichgültig, wovon du dich befreien möchtest – lebe es erst, durch und durch, ohne Angst und Hemmungen. Geh bis zum tiefsten Punkt, bis du verstehst. Sobald du verstanden hast, bist du ohne jede Willensanstrengung frei. Verzichte nie auf etwas über den Willen! Sobald der Wille mitspielt, handelst du dir nur Probleme ein.

Dein Wille ist eine deiner größten inneren Unglücksquellen. Das Leben ist eine Schule, die man durchlaufen muss. Und hab es nicht zu eilig damit! Solltest du das Gefühl haben, dass da irgendwo noch ein ungestilltes Verlangen nach Geld besteht, ist es besser, nicht zu beten. Geh und mach Geld und bring es hinter dich; wenn du intelligent bist, wirst du bald damit zu Ende sein. Wenn du nicht genügend Intelligenz besitzt, wird es ein wenig länger dauern. Die Erfahrung wird dir die nötige Intelligenz bescheren. Sie ist der einzige Weg; es gibt keinerlei Abkürzungen. Es mag vielleicht länger dauern, aber was sollst du machen? – der Mensch kann nichts dran ändern. Er muss durch Erfahrung zur Intelligenz finden. Und alles, was man bis auf den Grund kennt, das kann man aufgeben. Ja, es ist nicht einmal richtig zu sagen, man hätte es aufzugeben: Es erübrigt sich von alleine!

Sobald sich die Verlockungen der äußeren Dinge erübrigen, wird *Pratyahara* möglich, die Umkehr nach Hause. Nun besteht keinerlei Interesse mehr an der Außenwelt, deswegen gehst du auch nicht mehr in tausend Richtungen. Jetzt möchtest du nur noch wissen, wer du bist. Dieses Bedürfnis setzt sich an die Stelle jedes anderen Wunsches. Jetzt hegst du nur noch diesen einzigen Wunsch: Dich selbst zu erkennen. Solange du dich nach außen bewegst, bleibst du ein Sklave. Und diese Sklaverei ist grenzenlos, denn vielfältig sind die Objekte deines Begehrens.

Ich war Lehrer an einer Universität. Ein Professor war mein Nachbar – nie zuvor ist mir ein solcher Geizhals begegnet; er war wirklich einmalig! Geld hatte er genug, sein Vater hatte ihm viel vermacht. Er und seine Frau lebten allein. Geld wie Heu, ein großes Haus, alles. Er fuhr ein

Fahrrad, das stadtbekannt war. Dieses Fahrrad grenzte an ein Wunder. Kein Mensch sonst hätte damit etwas anfangen können, es war einfach Schrott. Die ganze Stadt wusste, dass er sein Fahrrad nie abschloss – was auch gar nicht nötig war – wer hätte es schon stehlen wollen? Manch einer hatte es schon versucht, es aber schleunigst wieder zurückgebracht. Wenn er ins Theater fuhr, stellte er sein Rad davor ab. Nicht einmal zum Abstellplatz brachte er es, denn das hätte einen *anna* gekostet. Er stellte es irgendwo hin und wenn er nach drei Stunden wiederkam, fand er es stets an Ort und Stelle. Es hatte keine Schutzbleche, keine Klingel, keinen Kettenschutz – und machte einen solchen Lärm, dass man ihn immer schon meilenweit kommen hörte.

Mit der Zeit freundeten wir uns an. Ich gab ihm den Tipp: „Muss das denn sein? Jeder lacht über das Fahrrad. Warum trennst du dich nicht von ihm?"

Er sagte: „Was soll ich denn machen? Ich hab es ja schon zu verkaufen versucht, aber niemand will es kaufen."

„Niemand will es haben, weil es nichts wert ist. Gib es in den Müll."

Er sagte: „Ich lass es mir durch den Kopf gehen."

Aber er vermochte es nicht. Zu seinem nächsten Geburtstag kaufte ich ihm also ein neues Fahrrad – das beste im Angebot und schenkte es ihm. Er war sehr glücklich. Am nächsten Tag wartete ich darauf, ihn auf seinem neuen Fahrrad zu sehen – aber da saß er wieder auf seinem alten! Also rief ich: „Warum das denn?"

Er sagte: „Das Fahrrad, das du mir geschenkt hast, ist so schön, ich kann es nicht benutzen."

Er machte ein Objekt der Anbetung daraus. Tag für Tag putzte er es – regelmäßig sah ich, wie er es wienerte. Er putzte und polierte es und tat und machte ... Und es stand immer bei ihm im Wohnzimmer – als Ausstellungsstück! Aber zum Fahren benutzte er wieder sein altes – für die vier, fünf Meilen zum College, die vier, fünf Meilen zum Wochenmarkt ... tagein, tagaus. Er war einfach nicht dazu zu bewegen, es zu benutzen. Bei Nachfragen redete er sich heraus: „Heute regnet es doch!“, „Heute ist es zu heiß!“, oder „Ich hab es gerade eben erst geputzt!“

Und: „Du weißt ja, wie die Studenten sind – die haben es faustdick hinter den Ohren. Irgendwer könnte einen Kratzer dran machen. Ich müßte es ja außerhalb des College abstellen und auch da könnte ihm jemand einen Kratzer versetzen oder es kaputt machen.“

Es gibt Leute, die beten Dinge wie Götter an.

Ich sagte: „Du besitzt dieses Fahrrad überhaupt nicht – das Rad besitzt dich! Bisher hab ich immer geglaubt, ich hätte dir ein Fahrrad geschenkt – heute kann ich zum Fahrrad sagen: ‚Ich hab dir diesen Professor geschenkt‘.“

Solange du Dinge begehrst, bist du niemals der Meister. Dies ist der Unterschied: Jemand kann in einem Palast wohnen und Einsiedler sein; und jemand kann in einer Hütte wohnen und alles andere als ein Einsiedler sein.

Ob du ein Einsiedler bist oder nicht, hängt allein von der Qualität der Meisterschaft ab. Wenn du Sachen besitzt, ist das in Ordnung, wenn du dich aber von ihnen besitzen lässt, verhältst du dich einfach dumm.

Patanjali sagt:

Nun kommt die vollständige Meisterschaft über alle Sinne.

Die Meisterschaft über deren Gegenstände. Aber erst durch

Pratyahara – wenn die Erforschung deines Selbst zum Wichtigsten in deinem Leben wird. Wenn du alles der Erkenntnis deines eigenen Selbst, deines Seins aufzuopfern vermagst, wenn dir selbst Königreiche wertlos daneben erscheinen. Wenn du die Wahl hast zwischen deinem inneren Königreich und einem Königreich irgendwo da draußen und du dich für dein inneres Königreich entscheidest, dann bist du in diesem Augenblick zum allerersten Mal kein Sklave mehr: Du bist zum Meister geworden.

In Indien kennen wir seit altersher als Anrede für die *Sannyasins* das Wort *Swami*. *Swami* bedeutet „Herr seiner selbst", Herr seiner Sinne. Ohne dem bist du ein Sklave und zwar ein Sklave toter Sachen, der Sklave materieller Güter. Solange du nicht deine Meisterschaft entdeckst, wirst du innerlich unglücklich bleiben und weiterhin leiden. *Pratyahara* bedeutet: Jetzt bist du nicht mehr auf Dinge fixiert, jetzt jagst du ihnen nicht mehr nach, jetzt bist du nicht mehr hinter ihnen her. Genau die Energie, die bisher nach außen floss, fließt nunmehr in deine Mitte, du begegnest zum ersten Male dir selbst, eine Offenbarung nach der anderen wird dir zuteil werden, du begegnest deiner Göttlichkeit. Immer dann, wenn jemand zu Buddha kam, sagte Buddha: „Bitte stelle mir ein Jahr lang keine einzige Frage. Bleibe ein Jahr lang zusammen mit mir im Schweigen, sei mit mir! Erlaube mir in deinem Inneren zu arbeiten. Mach einfach deine Türen auf und lass die Sonne hereinscheinen. Für ein Jahr weder irgendwelche Probleme noch Fragen! Schweige und meditiere. Nach einem Jahr kannst du Fragen stellen."

Eines Tages kam ein gewisser Malingputta zu ihm, der ein großer Sucher und ein bedeutender brahmanischer

Gelehrter war. Er kam mit einem Gefolge von fünfhundert Schülern. Er platzte schier vor Fragen, natürlich! Ein großer Gelehrter hat zwangsläufig viele Fragen – Probleme über Probleme! Buddha sah ihm ins Gesicht und sagte: „Malingputta, du kennst die Bedingung. Ich kann dir erst antworten, wenn du sie einhältst. Ich kann Schichten um Schichten von Fragen in deinem Kopf sehen. Warte ein Jahr ab: Meditiere und sei still. Sobald dein inneres Geschwätz aufgehört hat, dein Kopf nicht mehr pausenlos plappert, kannst du fragen, was immer du willst und ich werde dir Antwort geben. Das verspreche ich dir."

Malingputta war etwas vor den Kopf gestoßen. Ein Jahr lang sollte er schweigen, bevor ihm dieser Mann antworten wollte und wer weiß, ob die Antworten richtig oder falsch sein würden? Dann wäre ein Jahr vergeudet gewesen. Seine Antwort könnte absurd sein. Was tun? Er wusste nicht weiter. Er zögerte, sich auf die Abmachung einzulassen. Es war riskant!

Plötzlich fing ein anderer Schüler Buddhas – er hieß Sariputta – laut zu lachen an. Er saß direkt neben ihm und lachte und lachte. Da geriet Malingputta erst recht durcheinander. Er fragte: „Was ist denn los? Warum lachst du so?"

Sariputta sagte: „Höre nicht auf diesen Mann! Er ist ein schlauer Fuchs. Mich hat er auch getäuscht – als ich hierher kam, du hast bloß fünfhundert Schüler, ich hatte fünftausend!" Sariputta war ein großer Brahmane gewesen, im ganzen Lande berühmt und hatte sich selber bereits einen großen Namen als Lehrer gemacht. Er sagte: „Du hast vielleicht ein paar tausend Fragen – ich hatte Millionen. Dieser Mann da hat mich zum Narren gehalten. Dieser Mann hat gesagt: ‚Warte ein Jahr ab. Sei still, meditiere und danach –

dann magst du deine Fragen stellen und ich will dir antworten.' Aber nach einem Jahr war einfach keine Frage mehr da. Also hab ich nie eine gestellt und er hat mir nie geantwortet. Wenn du Fragen stellen willst, dann gleich! Mit mir hat er dasselbe Spiel getrieben. Er hat mich ausgetrickst".

Buddha aber wiederholte: „Ich werde mich an mein Versprechen halten. Wenn du Fragen hast, werde ich antworten. Wenn du dann keine mehr hast – was kann ich dafür?"

Ein Jahr war abgelaufen. Malingputta hatte meditiert und meditiert, war stiller und stiller und immer stiller geworden ... das innere Reden war verschwunden, das Plappern im Inneren versiegt. So vergaß er die Frist, er merkte nicht einmal, dass ein Jahr um war. Wer kümmert sich darum, wenn es keine Fragen mehr gibt, wer will da noch auf Antworten bestehen? Eines Tages, aus heiterem Himmel, fragte ihn Buddha: „Malingputta, heute ist der letzte Tag des Jahres. Heute vor einem Jahr bist du angekommen. Und ich hatte dir versprochen, dass ich bereit sei, dir in einem Jahr jede Frage zu beantworten, die du stellen würdest. Nun – ich bin bereit. Was ist mit dir?"

Malingputta fing an zu lachen und sagte: „Du hast mich ebenfalls überlistet. Dieser Sariputta hat Recht behalten. Jetzt sind keine Fragen mehr da. Einfach keine zu finden! Je mehr ich mein Inneres erforsche, desto mehr entdecke ich, dass gar keine Fragen da sind. Was gäbe es also zu fragen? Ich hab keine Fragen."

Tatsächlich sind nur solange Fragen und Probleme da, solange du unwirklich bist. Sie alle sind Folgen deiner Unwirklichkeit, deiner Träume. Dein Schlafen erzeugt sie. Sobald du wirklich, authentisch, still, ohne Spaltung bist, sind sie verflogen.

Es gibt zwei Geisteszustände – einerseits den, wo nur Fragen existieren und andererseits den, wo nur Antworten existieren. Und die beiden existieren niemals zusammen. Solange du noch Fragen stellst, bist du nicht fähig, die Antwort aufzunehmen. Ich mag sie noch so oft wiederholen, doch du kannst sie nicht annehmen. Wenn dir die Frage in deinem Inneren abhanden gekommen ist, brauche ich dir keine Antwort zu geben: Dann hast du sie bereits erhalten. Keine Frage lässt sich beantworten. Man muss zu jenem Geisteszustand finden, der ohne Fragen ist.

Ein Geisteszustand ohne Fragen ist die einzig mögliche Antwort. Und um nichts anderes geht es in der Meditation: das Fragen, das innere Reden zu verlassen. Jenseits dessen ist eine grenzenlose Stille, sie enthält alle Antworten – jenseits aller Worte. Probleme ergaben sich aus der Haltung eines neurotischen Geisteszustandes. Nun, da du jenseits des Verstandes bist, ist auch die Neurose fort ... keine Fragen weit und breit. Alles ist einfach ... alles ist geheimnisvoll, aber nichts ist ein Problem. Nichts ist gelöst worden, aber da muss auch nichts mehr gelöst werden. Ein großes Staunen umgibt dich: Wo du auch hinschaust, tut sich eine geheimnisvolle Tiefe nach der anderen auf. Nicht, dass du jetzt die Antwort wüsstest! Nein, du hast einfach keine Frage – das ist alles. Wenn du keine Frage mehr hast, tut sich dir das ganze Leben auf – in seinem grenzenlosen Mysterium – dies ist die Antwort.

4. Kapitel

Im Licht des höheren Bewusstseins

Ein Zen-Meister lud seine Schüler ein, Fragen zu stellen. Ein Schüler fragte: „Welche Belohnungen können diejenigen erwarten, die sich eifrig ihren Übungen hingegeben haben? Der Meister antwortete: „Stell eine Frage, die dir näher ist."

Ein zweiter Schüler wollte wissen: „Wie kann ich verhindern, dass mich meine früheren Dummheiten bedrängen und in mir Schuldgefühle erzeugen? Der Meister wiederholte: „Stell eine Frage, die dir näher ist."

Da meldete sich ein dritter zu Wort und erklärte: „Meister, wir verstehen dich nicht: Was meinst du damit, dass wir eine Frage stellen sollen, die uns näher ist?'"

„Um das Ferne zu sehen, seht zuerst das Nahe. Macht euch den gegenwärtigen Augenblick bewusst: Welcher Gedanke ist dir da eben durch den Kopf gegangen? Ist dein Körper jetzt, da du hier vor mir sitzt, entspannt oder verkrampft? Habe ich jetzt deine volle oder nur geteilte Aufmerksamkeit? Kommt euch selbst näher, indem ihr euch solche Fragen stellt. Nahe liegende Fragen führen zu weit reichenden Antworten."

Dies ist die Yoga-Einstellung zum Leben. Yoga ist keine Metaphysik. Yoga kümmert sich nicht um allgemeine Fragen zum vergangenen oder zukünftigen Leben, zum Himmel oder zur Hölle, um Fragen nach Gott und dergleichen mehr.

Yoga arbeitet mit Fragen, die dich unmittelbar betreffen. Je näher die Frage, desto größer die Chance, sie zu beantworten. Wenn du fähig bist, dir eine Frage zu stellen, die dich unmittelbar betrifft, ergibt sich die Möglichkeit, dass sie allein schon durch das Fragen gelöst wird. Und sobald die Frage, die dich in deine eigene Nähe bringt, beantwortet ist, beginnt deine Reise. Danach wirst du anfangen, auch Antworten auf weiter reichende Fragen zu finden. Die gesamte Yoga-Arbeit ist darauf ausgerichtet, dich zuerst in deine Unmittelbarkeit zurückzubringen.

Wenn du dich selbst noch nicht kennst, wird alles, was du zu wissen glaubst, notwendigerweise in die Irre führen. Du gehst von falschen Voraussetzungen aus. Wenn es in dir noch nicht hell geworden ist, bringt dich auch das äußere Licht nicht weiter. Und wenn es in dir hell geworden ist, verfliegt jede Furcht: Es mag draußen noch so dunkel sein, dein Licht wird dir reichen. Es wird dir den Weg zeigen.

Metaphysik, Philosophie und allgemeines Räsonieren führen nicht weiter, im Gegenteil, sie verwirren nur. Sie geben euch zu denken und zu denken, aber bringen euch nicht zu mehr Bewusstheit. Das ist der Unterschied: Beim Denken seid ihr mit euren Gedanken befasst; bei der Meditation geht es um die Fähigkeit, deiner selbst bewusst zu sein. In der Philosophie geht es um deinen Verstand; im Yoga geht es um dein Bewusstsein. Dein Verstand ist etwas, dessen du dir bewusst werden kannst: Du kannst dein Denken beobachten, du siehst deine Gedanken wandern, du kannst die Bewegung deiner Gefühle sehen, du siehst, wie deine Träume wie Wolken dahin treiben. Einem Fluss ähnlich, ist dein Geist ständig in Bewegung. Dasjenige aber, das dies alles sehen kann, ist dein Bewusstsein.

Im Yoga geht es darum, das zu realisieren, was nicht mehr zum Objekt gemacht werden kann, dorthin zu gelangen, wo du reine – auf nichts mehr reduzierbare – Subjektivität bist. Du kannst es nicht sehen, denn es ist der Seher. Du kannst es nicht dingfest machen, denn alles was du festlegen kannst, bist nicht du. Indem du etwas zum Objekt machst, hast du es von dir getrennt. Dieses Bewusstsein zu realisieren, das ständig unfassbar bleibt und jenseits all deiner Bemühungen den subjektiven Hintergrund derselben ausmacht, genau darum geht es im Yoga.

Yoga ist die Wissenschaft, mit deren Hilfe du zwischen dem, was du nicht bist und dem, was du bist, praktisch zu unterscheiden lernst. Du erkennst dich in deiner ursprünglichen Klarheit. Sobald du auch nur einen einzigen Blick in die Natur dessen, was du bist, geworfen hast, verändert sich deine gesamte Wahrnehmung. Dann lebst du mitten in der Welt, ohne dass sie dich abzulenken vermöchte – du ruhst in dir. Du kannst gehen, wohin du willst und dennoch bist du ohne Bewegung – weil du das Ewige erreicht, ja, es berührt hast, das Ewige, das ohne Bewegung und unveränderlich ist.

Wir kommen jetzt zum dritten Kapitel der Yoga-Sutras: *Vibhuti Pada* – es handelt sich um die höchste Stufe, soweit es um Techniken und um Methoden geht. Im vierten Kapitel – *Kaivalya Pada* – wird es um die spontanen Früchte der Yogadisziplin gehen. *Kaivalya* bedeutet Alleinsein: Die absolute Freiheit des Alleinseins, jenseits jeglicher Abhängigkeit von Menschen oder Dingen – die Vollendung des Yoga.

Wenn du *Vibhuti Pada*, die dritte Stufe verfehlst, wirst du die vierte nicht verstehen können. Dafür ist die dritte die

Vorbedingung. Wäre das vierte Kapitel der Yoga-Sutras verloren gegangen, wäre nichts verloren; denn wer auch immer die dritte Stufe erreicht, gelangt unversehens in die vierte. Das vierte Kapitel könnte im Grunde genommen wegfallen. Es ist gewissermaßen sogar überflüssig, weil darin von der Vollendung gesprochen wird. Jeder, der den Yoga bis in die dritte Stufe geht, wird spontan die Vollendung erfahren – es ist nicht nötig, weiter darüber zu sprechen. Patanjali redet nur deswegen darüber, um euch zu helfen. Euer Verstand möchte wissen: „Wo geht's denn hin? Was ist das Ziel?" Euer Verstand will überzeugt werden und so lässt euch Patanjali kurz einen Blick auf das Ziel werfen, aber die ganze Grundlage, das eigentliche Rüstzeug liefert er in seinem 3. Kapitel.

In der Hinführung zu dieser dritten Stufe – *Vibhuti Pada* – ging es um Hilfsmittel, Patanjali nennt sie *bahiranga*, äußerlich. Die ersten fünf – *Yama, Niyama, Asana, Pranayama, Pratyahara* – bereiten euren Körper, euren Mind, eure ganze Außenschicht darauf vor, nach innen zu gehen. Patanjali zeigt dies Schritt für Schritt. Die folgenden Schritte im *Vibhuti Pada* – *Dharana, Dhyana, Samadhi* – (Konzentration, Meditation, Erleuchtung) nennt er *antaranga*, innerlich.

Dharana lenkt den Verstand auf einen Gegenstand.

Das Objekt, das Subjekt und das, was über beides hinausgeht – dieses Dreieck muss man sich vergegenwärtigen. Wenn du mich anschaust, bin ich das Objekt; und derjenige, der mich anschaut, ist das Subjekt. Aber wenn du ein wenig genauer hinschaust, kannst du dich selbst sehen, wie du mich anschaust: Das ist jenseits von Objekt und Subjekt.

Versuche es! Ich bin das Objekt und du siehst mich – so bist du das Subjekt, das mich ansieht. Du kannst dich innerlich neben dich stellen. Du kannst sehen, dass du mich ansiehst: Das ist das Jenseitige.

Zuerst muss man sich auf ein Objekt konzentrieren. Konzentrieren heißt, den Verstand auf etwas zu lenken. Normalerweise ist der Verstand ein ständiger Gedankenstrom – Tausende von Gedanken bewegen sich gleich einer Menschenmasse. Mit so vielen Objekten bist du ein Durcheinander, zersplittert, gleichzeitig in lauter verschiedene Richtungen unterwegs. Bei so vielen Objekten befindet man sich nahezu ständig in einem Zustand des Wahnsinns, so als würde man in alle Himmelsrichtungen gezerrt, nichts kann man vollenden. Du gehst nach links, aber irgendetwas zieht dich gleichzeitig nach rechts; du gehst nach Süden und irgendetwas zieht dich nach Norden … So findest du nie eine Richtung, du bist einfach ein Durcheinander von Energien, ein Strudel – ständig in Aufruhr und Angst.

So sieht die gewöhnliche Geistesverfassung aus: Deine Subjektivität bleibt dir verborgen. Du kannst gar kein Gefühl dafür entwickeln, wer du bist, weil du dauernd mit irgendwelchen Dingen beschäftigt bist. Sie erlauben dir keinen Zwischenraum, von dem aus du in dich hinein zu schauen vermöchtest. Die dazu nötige Stille, das nötige Alleinsein hast du nicht. Du verlierst dich in der Masse. Du siehst nirgends ein Schlupfloch, durch das du zu dir selbst finden könntest. Die Objekte fordern ständig Beachtung, du bist ständig beschäftigt, in deinen Gedanken verloren – so sieht dein gewöhnlicher Zustand aus. Er grenzt an Wahnsinn. Schau in dich hinein. Du bist deshalb so unglücklich, weil du ständig an dir selber vorbeiläufst, weil du dir selbst noch nie begegnet bist. Also ist das erste, was zu geschehen hat, *Dharana*. Es gibt in eurem Verstand einfach zu viele Objekte, der Verstand ist übervoll. Lass diese Objekte nach und nach los, nimm deinem Verstand immer mehr seine Objekte weg, solange, bis nur noch ein einziges Objekt da ist.

Hast du jemals deine gesamte Geist-Energie auf eine einzige Sache konzentrieren können? Du hast so oft schon eine Rose gesehen, aber du hast dich vielleicht noch nie wirklich auf eine Rose konzentriert. Wenn du dich auf eine Rose konzentrierst, wird die Rose zur ganzen Welt. Dein Geist sammelt sich, richtet sich wie eine Taschenlampe nur noch auf diesen einen Punkt und die Rose wird dabei immer größer und größer. Eben noch war diese Rose nur ein Objekt unter Tausenden, sie war nichts Besonderes, jetzt ist sie das All, ist sie das Ganze.

Wenn du dich auf eine Rose zu konzentrieren vermagst, wird dir die Rose Eigenschaften offenbaren, die du noch nie wahrgenommen hast. Sie wird dir Farben zeigen, die dir bisher entgangen sind. Sie wird dir Düfte enthüllen, die schon immer da waren, du warst nur nicht sensibel genug, um sie wahrzunehmen. Wenn du dich ganz und gar auf die Rose konzentrierst, dann wird deine Nase nur noch von ihrem Duft erfüllt sein – alles andere bleibt draußen, nur noch die Rose ist der Inhalt deines Bewusstseins, nur sie hat Zutritt zu ihm. Alles ausgeklammert, fällt die ganze Welt weg – diese eine Rose wird zu deiner Welt.

Konzentration offenbart dir Dinge, die gewöhnlich im Verborgenen bleiben. Gewöhnlich lebst du in einem äußerst gleichgültigen Zustand; du lebst vor dich hin, in einer Art Halbschlaf, sehend und doch nicht sehend, hörend und doch nicht hörend. Konzentration bringt Energie in deine Augen. Wenn du etwas ganz aufmerksam und konzentriert ansiehst, ausschließlich nur dieses Eine, dann zeigt sich plötzlich so vieles, was schon immer darin geschlummert hatte.

Dharana bedeutet jedoch mehr als nur Konzentration. Das Wort Konzentration gibt nur eine ungefähre Ahnung davon, was *Dharana* bedeutet. *Dharana* geht weit über Konzentration hinaus. *Dharana* bedeutet aufnehmen können. Wenn du nach *Pranayama* mit dem Ganzen in Einklang gekommen bist, vermagst du nun das Ganze aufzunehmen. Du wirst so weit, dass alles und jedes Platz in dir findet.

Aber warum hat man dann *Dharana* immer mit Konzentration übersetzt? Weil Konzentration immerhin eine Ahnung davon vermittelt. Was bedeutet Konzentration? Sehr lange bei einem einzigen Gedanken bleiben zu können, eine einzige Vorstellung für eine sehr lange Zeit beibehalten zu können – das heißt Konzentration.

Wenn ich dich bitten würde, innerlich nur das Bild eines Affen vor Augen zu halten, nur das Bild, die Idee eines Affen – sonst nichts – dann würde dir das äußerst schwer fallen. Tausend andere Dinge würden sofort dazwischen kommen. Ja, du würdest an alles andere, nur nicht an einen Affen denken können! Der Affe würde sich dir andauernd entziehen, wieder und wieder. Dem Verstand fällt es keineswegs leicht, sich auf etwas einzulassen. Normalerweise vermag er nur für ein paar Sekunden etwas zu behalten, dann verliert er es wieder. Er kann nicht lange bei ein und derselben Sache bleiben.

Schon Lange hast du dir sehnlichst ein Auto gewünscht. Du hast dafür gekämpft und es irgendwie geschafft. Kaum steht das Auto vor der Tür, schon sind deine Gedanken wieder ganz woanders: Beim Auto des Nachbarn! Und damit wird es dann wieder genau dasselbe sein. Dieses Spiel wiederholt sich immer und immer wieder. Nichts hält vor. Selbst was du schon geschafft hast – wie gewonnen, so zerronnen. *Dharana* bedeutet die Fähigkeit, etwas aufzunehmen, dabei zu verharren. Wenn du dein innerstes Sein erfahren möchtest, wirst du die Fähigkeit entwickeln müssen, ein Mutterschoß dafür zu werden, – du wirst dich selber neu gebären müssen. Das Wort Konzentration kann nur einen Teil davon zum Ausdruck bringen.

Dharana umfasst viel mehr als nur Konzentration. Sehr viele Dinge schwingen in diesem Wort mit, Konzenztration ist nur ein Aspekt davon. Im *Dharana* wirst du dich selber neu gebären. Es ist gut, Konzentration zu lernen. Wenn du länger bei einer Vorstellung verweilen kannst, wird es dir auch möglich, über lange Zeit hinweg ein und derselbe zu bleiben. Andernfalls nämlich, wenn du nicht für längere Zeit ein und derselbe zu bleiben vermagst, wirst du von den Dingen abgelenkt werden: Erst das eine Auto, dann das nächste Auto; das eine Haus, dann das nächste Haus; die eine Frau, dann die nächste Frau; dieser Job, dann jener Job. Die Dingwelt wird dich verführen. So wirst du nicht fähig werden, je nach Hause zurück zu kehren. Erst wenn dich nichts mehr ablenken kann, ist die Rückkehr möglich.

Einzig ein Geist, der in tiefer Geduld auszuharren, abzuwarten vermag, gleich einer Mutter, ohne sich zu bewegen, kann zur Erkenntnis seiner eigenen Göttlichkeit gelangen.

Die ununterbrochene Ausrichtung des Geistes auf ein Objekt ist Dhyana – Meditation.

Zuerst Konzentration: Die Menge der Objekte entfällt, ein einziges Objekt wird gewählt. Sobald du ein Objekt ausgewählt hast und es dir gelingt, dieses Objekt im Bewusstsein zu halten, hast du Konzentration erlangt.

Dann der zweite Schritt: Dein Bewusstsein strömt ununterbrochen hin zum ausgewählten Objekt – ähnlich dem Lichtkegel einer Taschenlampe, ununterbrochen. Wenn man Öl aus einem Gefäß in ein anderes schüttet: das Fließen ist gleichmäßig und ohne jede Unruhe.

Dein Bewusstsein verweilt unentwegt bei einem Objekt, ohne Unterbrechung. In diesem unaufhaltsamen Strom bist du wie ein Fluss ... ohne Unterbrechung, ohne Ablenkung: Plötzlich wird dir zum ersten Mal deine Subjektivität bewusst, die du seit jeher gewesen bist ... die du bist! Es geschieht Meditation. Konzentration offenbart das Objekt, Meditation offenbart das Subjekt. In einem unaufhaltsamen Bewusstseinsstrom löst sich das Ego auf – es offenbart sich ein vom Ego freies Selbst, du wirst zum Ozean. *Dhyana* offenbart die Eigenschaften des Bewusstseins, das individuelle Bewusstsein wird zum kosmischen Bewusstsein.

Konzentration ist der Weg des Wissenschaftlers. Meditation, ist der Weg des Künstlers. Der Wissenschaftler befasst sich mit der Außenwelt. Der Künstler befasst sich mit der Subjektivität. Wenn ein Wissenschaftler etwas leistet, hat dies mit der Objektwelt zu tun. Wenn ein Künstler etwas erreicht, kommt es aus ihm selbst. Ein Gedicht! Er hat es aus seiner Tiefe hochgeholt. Oder ein Gemälde: Es kommt aus seiner Tiefe. Verlangt vom Künstler keine Objektivität – er ist subjektiv. Viele herrliche Zen-Anekdoten illustrieren dies. Die Zen-Meister waren große Maler und große Künstler. Das ist einer der sympathischsten Züge am Zen.

Keine andere Religion war je so kreativ. Eine Religion, die nicht kreativ ist, ist im Grunde keine richtige Religion – ihr fehlt etwas! Ein Zen-Meister pflegte seinen Schülern zu sagen: „Wenn du einen Bambus malen willst, werde zum Bambus!" Es gibt keinen anderen Weg. Wie willst du einen Bambus malen, wenn du ihn nicht von innen fühlst? – wenn du nicht fühlst, wie er den Himmel trägt, dem Wind und dem Regen trotzt und sich voller Stolz zur Sonne erhebt? Solange du nicht das Sausen des Windes im Bambus hörst, genau so wie es der Bambus hört, solange du den Regen nicht auf den Bambus fallen fühlst, genau so wie der Bambus ihn fühlt, wie willst du da einen Bambus malen können? Wenn du nicht den Ruf des Kuckuck hörst, genau so wie der Bambus ihn hört, wie kannst du da einen Bambus malen? Dann malst du den Bambus als ein Fotograf. Dann bist du vielleicht ein Fotoapparat, aber ein Künstler bist du nicht. Aber wenn ein Meister einen Bambus wahrnimmt, schaut er nicht von Außen. Er geht nach und nach in ihm auf. Sein ununterbrochener Bewusstseinsstrom ergießt sich in den Bambus und so findet eine Begegnung, eine Vereinigung statt – da ist es schwer zu sagen, wo ist der Bambus, wo das Bewusstsein, alles wird eins und verschmilzt und alle Grenzen lösen sich auf.

Dhyana, Meditation, Versenkung, ist der Weg des Künstlers. Das ist auch der Grund, warum Künstler manchmal Einsichten haben wie sie sonst nur die Mystiker kennen, warum ein Gedicht manchmal etwas zum Ausdruck bringt, wie keine Prosa dies könnte und warum manche Gemälde etwas zeigen, wie dies auf keinem anderen Wege möglich gewesen wäre. Der Künstler kommt dem religiösen Menschen, dem Mystiker sehr nahe.

Dhyana ist das ununterbrochene Strömen des Bewusstseins hin zum Objekt. Versuch es! Und am besten suchst du dir dazu ein „Objekt" aus, das du liebst. Wähle deinen Geliebten, deine Geliebte, du kannst dich deinem Kind zuwenden, einer Blume – was immer du liebst. Denn deine Liebe macht es dir leichter, unaufhaltsam mit dem Objekt deiner Liebe zu verschmelzen. Schau dem geliebten Menschen in die Augen. Vergiss als erstes die ganze Welt, lass den Geliebten die Welt sein. Dann schau ihm in die Augen und werde zu einem fortwährenden Strom, der ununterbrochen mit ihm verschmilzt – wie Öl, das aus dem einen Gefäß ins andere umgegossen wird – ohne Unterbrechung. Plötzlich wirst du sehen können, wer du bist… du wirst zum ersten Mal dein Subjektsein sehen können.

Vergiss dabei eines nicht: Das ist noch nicht das Ende. Objekt und Subjekt bilden zusammen ein Ganzes. Tag und Nacht, Leben und Tod: Sie sind Teile der einen ganzen Existenz. Das Objektive ist das Äußere, das Subjektive ist das Innere. Du hingegen bist weder außen noch innen. Das fällt nicht leicht zu verstehen, denn gewöhnlich heißt es doch: „Geh nach innen!"

Das gilt aber nur vorübergehend. Selbst darüber muss man noch hinausgehen. Das Äußere wie das Innere sind beide jetzt-hier. Du bist das, was sowohl nach außen als auch nach innen gehen kann. Du bist dasjenige, was sich zwischen beiden Polen hin und her bewegen kann. Du bist jenseits aller Polaritäten. Dieser dritte Zustand wird *Samadhi* genannt.

Samadhi ist, wenn der Geist mit dem Objekt eins wird.

Wenn das Subjekt sich im Objekt und das Objekt sich im Subjekt auflöst, wenn es nichts mehr anzuschauen und keinen Anschauenden mehr gibt, wenn keine Dualität mehr da ist, breitet sich das unglaubliche Potential der Stille aus. Du kannst nicht sagen, was existiert, weil niemand da ist, der es sagen könnte. Du kannst *Samadhi* nicht in Worte fassen, weil alle Angaben unzulänglich wären. Was immer du sagen könntest, es wäre etwas Wissenschaftliches oder etwas Dichterisches. Das Religiöse jedoch bleibt unaussprechbar, es ist nicht fassbar.

So gibt es zwei Möglichkeiten, über das Religiöse zu sprechen. Patanjali versucht es mit der wissenschaftlichen Terminologie. Für das Religiöse selbst jedoch gibt es keine Terminologie – die Existenz lässt sich nicht in Worte fassen. Wer sie zum Ausdruck bringen möchte, müsste sie teilen. Wer sie beschreiben möchte, müsste sie entweder als etwas Objektives oder als etwas Subjektives darstellen, er muss sie teilen. Schon ein einziges Wort darüber zu verlieren heißt, sie zu teilen. Patanjali wählt die wissenschaftliche Terminologie; Buddha wählt ebenfalls die wissenschaftliche Terminologie, Laotse und Jesus hingegen die poetische. Aber beides sind noch Terminologien. Vergesst keinen Augenblick, dass beide Terminologien zu kurz greifen. Man muss über beides hinausgehen.

Samadhi ist, wenn der Geist mit dem Objekt eins wird. Wenn der Geist mit dem Objekt eins wird, gibt es keinen mehr, der erkennt und nichts mehr, was erkannt wird. Solange dir dies verborgen bleibt – diese Einsicht, welche jenseits des Erkannten und Erkennenden ist – hast du das Leben verfehlt. Dann magst du hinter Schmetterlingen, hinter Träumen hergelaufen sein, vielleicht mit ein bisschen

Genuss da und dort, aber das Erfülltsein ist dir entgangen. Während du bunte Kieselsteine und Muscheln am Strande sammelst, entgeht dir der unvorstellbar beseligende Schatz deines Seins. Vergiss das nicht! Nur selten kommt es vor, dass jemand wach genug wird und nicht in der gewöhnlichen Knechtschaft des Lebens gefangen bleibt.

Erinnere dich: Dasjenige, worauf du deine Aufmerksamkeit richtest, wird deine Realität. Und ist es erst einmal deine Realität geworden, entfaltet es die Macht, dich und deine Aufmerksamkeit gefangen zunehmen. Dann schenkst du ihm noch mehr Aufmerksamkeit und so wird es noch realer und nach und nach wird etwas Unwirkliches, das deinem Gehirn entsprang, zu deiner einzigen Realität, während das Wirkliche völlig in Vergessenheit gerät.

Suche nach dem Wirklichen! Der einzige Weg dahin besteht darin, die Menge der Objekte fallen zu lassen. Lass nur ein Objekt da sein und lass dich nicht ablenken. Lass dein Bewusstsein in einem ungebrochenen Fließen auf dieses eine Objekt fallen. Das Dritte geschieht von alleine: Sind die beiden ersten Bedingungen – *Dharana, Dhyana* – erfüllt, stellt sich *Samadhi* von selber ein. Plötzlich sind eines Tages Subjekt wie Objekt, Gast wie Gastgeber verschwunden: Stille um Stille breitet sich aus. In dieser Stille ist das Ziel des Lebens erfüllt.

Diese drei zusammen genommen,
Dharana, Dhyana und Samadhi,
bilden Samyama.

Samyama ist eine Balance; sie entsteht, wenn sich Subjekt und Objekt auflösen. *Samyama* ist eine Stille, die eintritt, wenn keine Dualität mehr in dir herrscht, wenn du nicht mehr geteilt bist. Du bist eins geworden. Manchmal geschieht es ganz von alleine – du hast es schon erlebt. Du kannst keinen Menschen finden, der nicht Augenblicke von Wirklichkeit erlebt hätte: Zufällig, ohne zu verstehen warum und ganz plötzlich erlebst du dich in tiefer Einheit mit der Existenz.

Ein Mann schrieb mir einmal folgendes: „Heute hab ich fünf Minuten Wirklichkeit gefunden." Mir gefällt dieser Ausdruck „fünf Minuten Wirklichkeit". „Und wie kam es dazu?", fragte ich nach. Er sagte, er sei ein paar Tage lang krank gewesen. Es ist zwar unglaublich, aber wahr: Viele Menschen überkommt manchmal die innere Stille, während sie krank sind, weil für sie nur so der Alltag zum Stillstand kommt. Ein paar Tage lang war er also krank und musste das Bett hüten, er hat sich entspannt ... es gab nichts zu tun! In diesem Entspanntsein, nach vier, fünf Tagen, geschah es dann plötzlich, während er einfach nur da lag und zur Zimmerdecke schaute – diese fünf Minuten Wirklichkeit! Alles stand still. Die Zeit blieb stehen, der Raum verschwand, nichts war zu sehen und es gab niemanden, der da hätte sehen können. Plötzlich geschah Einheit, so als fiele alles in eins, als wäre alles ein Ganzes.

Manchen Menschen ergeht es im Liebesakt so: Ein totaler Orgasmus und nach dem Orgasmus wird alles ganz still, alles ist im Einklang ... Entspannung. Keine Spur mehr von Erstarrung, von Verkrampfung, der Sturm ist vorüber und nun kommt die Stille, die nach dem Sturm kommt – plötzlich ist Wirklichkeit. Oder während du im Sonnenschein spazieren gehst, gegen den Wind, voller Freude. Oder du lässt dich beim Schwimmen im Fluss einfach von der

Strömung treiben. Oder im Nichtstun … entspannt im Sand liegend, zu den Sternen aufschauend – und es geschieht.

Aber es geschieht zufällig und weil es nur manchmal dazu kommt und diese Erfahrungen nicht zu deinem sonstigen Lebensstil passen, vergisst du es immer wieder, du schenkst ihnen keine große Beachtung. Trotzdem, im Leben eines jeden dringt manchmal Wirklichkeit ein.

Yoga ist ein systematischer Weg um das herbeizuführen, was manchmal rein zufällig geschieht. Yoga macht aus all diesen Zufällen und magischen Augenblicken eine Wissenschaft. *„Diese drei zusammen genommen, Dharana, Dhyana und Samadhi, bilden Samyama."* Wer diese drei – Konzentration, Meditation und *Samadhi* – verwirklicht, dem wird das Licht des höheren Bewusstseins zuteil.

Wird dies gemeistert –
dann das Licht höheren Bewusstseins.

Die Reise beginnt dort, wo du bist. Schritt für Schritt – gib dich nicht eher zufrieden, als bis du beim zeitlosen Licht angekommen und zu diesem geworden bist. Gib dich nicht zufrieden, lass die göttliche Unzufriedenheit in dir wie ein Feuer brennen, auf dass eines Tages ein Stern aus all deinen Anstrengungen geboren wird und du zu einem ewigen Licht wirst. Wird dies gemeistert – dann das Licht höheren Bewusstseins. Sobald du die drei inneren Stufen – *Dharana, Dhyana, Samadhi* – gemeistert hast, wird das Licht zugänglich. Wenn du dieses innere Licht erreicht hast, lebst du für immer im Licht, es gibt keine Dunkelheit mehr.

Wo du auch hingehst, dein inneres Licht kommt mit. Du bewegst dich in ihm – du bist es.

Mach dir bewusst, dass dir dein Verstand ständig weismachen möchte, dich mit deinem Zustand abzufinden: „Das ist so, es gibt nichts darüber hinaus." Er versucht dich, auf seine Wirklichkeit einzuschwören. Er will nicht, dass du göttliche Unzufriedenheit fühlst. Und er kann alles rationalisieren. Höre nicht auf seine Rationalisierungen. Sie sind keine wirklichen Argumente, sondern Fallstricke. Er will nicht, dass du aufbrichst, er ist im Grunde genommen träge, bewegungsunfähig und bequem. Sich irgendwie wohl fühlen, wo auch immer: „Lass dich nieder, geh nicht auf Wanderschaft."

Ein Sannyasin zu sein bedeutet im radikalen Unterschied dazu, sein Bewusstsein immer genauer und tiefer zu erforschen ... höre nicht auf deinen Verstand!

Diese Yoga-Reise geschieht aus eigener Anstrengung. Yoga kennt keine Priester. Er kennt nur Meister, die aus sich selbst heraus angekommen sind – in ihrem Licht wirst du verstehen, wie auch du aus dir selbst heraus ankommen kannst. Mach einen großen Bogen um die Versprechungen der Priester, sie sind die gefährlichsten Menschen auf Erden, weil sie dich daran hindern, mit deiner inneren Unzufriedenheit in Kontakt zu kommen. Sie trösten dich. Du bist der Betrogene, wenn du dich vertrösten lässt, bevor du angekommen bist.

Yoga ist nicht eine Idee, sondern eine Praxis – *Abhyasa.* Yoga ist eine Disziplin der inneren Transformation. Und denke daran: Niemand kann es dir abnehmen, damit zu beginnen. Im Yoga entdeckst du Selbstvertrauen. Es wird dir klar, dass du nur alleine auf die Reise gehen kannst. Der Meister kann dir zwar den Weg zeigen, aber gehen wirst du ihn allein.

5. Kapitel

Jenseits der Wünsche

Natürlich zu sein und sich auf das kosmische Gesetz einzustimmen – das meint Patanjali mit *Samyama. Samyama* ist nichts Auferlegtes, Erzwungenes; *Samyama* kommt nicht von außen. *Samyama* ist das Erblühen deines Wesens. *Samyama* heißt, das zu werden, was du bereits bist. *Samyama* heißt, zur Natur zurückzukehren.

Wie aber kommt man zur Natur zurück? Und was heißt „menschliche Natur?" Solange du nicht dein eigenes Wesen erforschst, wirst du nie erfahren, was menschliche Natur wirklich bedeutet. Um sie zu erkennen, kannst du nur nach innen gehen. Der gesamte Yoga-Prozess ist eine Pilgerreise, eine Reise nach innen. Schritt für Schritt – in acht Schritten kommst du nach Hause. Die ersten fünf Schritte – *Yama, Niyama, Asana, Pranayama, Pratyahara* – helfen dir, über deinen Körper hinaus zu gelangen. Dein Körper ist deine äußere Schicht, der äußerste der konzentrischen Kreise deiner Existenz. Die drei inneren Schritte – *Dharana, Dhyana* und *Samadhi* – führen dich über dein Gehirn hinaus. Jenseits des Körper-Geistes ist deine Natur, die Mitte deines Daseins.

Diese Mitte nennt Patanjali *nirbija Samadhi* – den samenlosen *Samadhi*: Dein innerstes Wesen von Angesicht zu Angesicht sehen, unmittelbar wissen, wer du bist. Man hat uns beigebracht unsere Ziele irgendwo außerhalb von uns selbst zu suchen. Das Ziel mag Geld, Macht und Ansehen sein, das Ziel mag Gott sein, das Paradies – es macht keinen Unterschied. All diese Ziele liegen außerhalb von euch. Dabei geht es einfach darum, zur Quelle zurückzukehren.

Wohin geht deine Reise? Was ist deine Bestimmung? Man hat dir bestimmte Dinge vorgegeben, die es zu erreichen gilt. Du bist auf Leistung ausgerichtet. Dein Gehirn ist manipuliert worden, ist hierhin und dorthin geschoben und gezogen worden. Dein Gehirn ist von der Außenwelt kontrolliert worden – von den Eltern, von der Schule, von der Familie, von der Gesellschaft, von der Regierung. Jeder versucht, dich aus deinem Sein nach außen zu ziehen und dir ein bestimmtes Ziel vorzugeben; du bist in eine Falle geraten. Dabei ist das Ziel längst da – in dir!

Du musst also nirgendwo hingehen! Es gilt, dich selbst zu erkennen – den, der du bereits bist. Wohin du dabei auch kommen magst, eine tiefe Zufriedenheit, ein Frieden wird dich umgeben, eine Kühle, eine Sammlung, eine innere Ruhe, die von dir ausgeht und du überallhin als deine Aura mitbringst. Das ist es, was Patanjali *Samyama* nennt: eine kühle, gesammelte, ruhige Ausstrahlung.

Aber auch dieses Patanjali-Konzept des *Samyama* ist verunreinigt worden, indem Leute anfingen, es von außen anzugehen. Sie versuchten, von außen in die Stille zu kommen, indem sie eine bestimmte Gelassenheit, ein bestimmtes Schweigen praktizierten und sich eine besondere Verhaltensweise und Disziplin auferlegten. Solche Leute gleichen dem Menschen des *Samyama* fast aufs Haar. Aber eben nur fast, sie sind es nicht wirklich. Wenn man sich ihnen nähert, sich neben sie setzt, wird man keine wirkliche Stille spüren. Tief innen rumort es. Sie sind wie Vulkane:

An der Oberfläche ist alles still – in der Tiefe bereitet sich der Vulkan vor, jeden Augenblick auszubrechen.

Sei vorsichtig: Versuche niemals dir Zwang anzutun. Auf diese Weise spaltest du dich, auf diese Weise verlierst du nur jede Hoffnung und es entgeht dir das Wesentliche. Dein innerstes Wesen muss aus dir hervor sprudeln. Du brauchst nur die Hindernisse aus dem Weg zu räumen. Du brauchst nichts Neues hinzuzufügen. Etwas dazu – nein! Du bist bereits vollkommen. Da liegt lediglich zu vieles in der Quelle, auf der Quelle, ein paar Steinbrocken versperren den Weg. Entferne diese Steine und die Quelle fängt an zu sprudeln.

Die acht Schritte Patanjalis – *Ashtanga* – sind nichts weiter als eine methodische Anleitung, wie sich diese Steine aus dem Wege räumen lassen.

Warum nur ist der Mensch so versessen darauf, Disziplin äußerlich misszuverstehen? Es erscheint einem leichter und einfacher sich etwas von außen aufzuerlegen. So als könnte man z. B. seinen Mangel an körperlicher Schönheit dadurch wettmachen, dass man sich auf dem Markt eine schöne Maske kauft und sie sich aufsetzt. Billig, nicht teuer und man kann andere eine zeitlang täuschen. Wenn auch nicht lange; denn eine Maske ist etwas Totes und etwas Totes kann zwar schön wirken, aber nicht wirklich schön sein. Ja, man ist nur noch hässlicher geworden, als man es vorher war. Wie auch immer du ursprünglich aussahst – dein Gesicht war zumindest lebendig, strahlte Leben und Intelligenz aus. Jetzt dagegen trägst du eine tote Maske und versteckst dich dahinter.

Die Leute haben Interesse daran, *Samyama* von außen zu kultivieren. Du bist z. B. ein Mensch voller Ärger. Um einen Zustand von Nicht-Ärger zu erreichen, bedarf es großer Anstrengungen, die Reise ist lang und sehr aufwendig. Da ist es leichter, deinen Ärger einfach nur zu unterdrücken, deine Wut abzuwürgen. Du kannst deine Wut sogar mit Hilfe der Wutenergie unterdrücken – es funktioniert auf Anhieb! Jeder, der voller Wut ist, kann seiner Wut Herr werden, indem er sie gegen sich selbst richtet. Eben noch war er wütend auf andere, jetzt ist er wütend auf sich selbst und unterdrückt seine Wut. Schaust du in seine Augen, kannst du dort die Schatten seiner Wut erkennen.

Vergiss nicht: Ab und zu wütend zu sein, ist nicht das Problem. Die Wut zu unterdrücken und insgeheim ständig wütend zu bleiben ist jedoch höchst gefährlich. Das ist der Unterschied zwischen Gehässigkeit und Hass. Wenn du in Wut entbrennst, ist Hass da, aber der geht vorüber. Er kommt und geht – um den brauchst du dir weiter keine Sorgen zu machen. Aber wenn du deine Wut unterdrückst, dann verschwindet der Hass und wird zu Gehässigkeit – und sie bestimmt dein ganzes Lebens. Deine unterdrückte Wut beeinflusst dich ständig – in deinem Verhalten, in deinen Beziehungen. Jetzt wirst du nämlich nicht mehr nur ab und zu wütend, sondern jetzt bist du schlechterdings wütend. Jetzt gilt deine Wut niemandem mehr, sie hat sich verallgemeinert, sie ist zu deinem Wesen geworden. So geschieht alles, was du tust, aus Wut. Und selbst wenn du jemanden liebst, tust du es irgendwie wütend – voller Aggression, voller Zerstörungswut. Auch wenn du sie gar nicht zum Ausdruck bringst, sie ist trotzdem da und wird zu einer großen Blockade.

Sich äußerlich Zwang anzutun, scheint einfach zu sein, entpuppt sich aber am Ende als verhängnisvoll. Und die

Leute wählen diesen Weg nur deshalb, weil es ‚Fachleute' gibt, die ihnen zeigen, wie es geht. Ein Kind kommt zur Welt und seine Eltern verhalten sich als Fachleute. Sie sind keine; sie haben noch nicht einmal ihre eigenen Probleme gelöst. Würden sie ihr Kind wirklich lieben, würden sie ihm nicht dasselbe Verhaltensmuster überstülpen.

Aber wer liebt ? Wer weiß, was Liebe ist?

Sie fangen an, dem Kind ihre eigenen Verhaltensweisen aufzuzwingen – dasselbe alte Muster, in dem sie selbst gefangen sind. Und dann gibt es die Schulen, die Universitäten und tausend Wege der Konditionierung – all die Fachleute, sie alle tun so, als wüssten sie Bescheid. Hüte dich vor den Fachleuten! Nimm dein Leben in die eigenen Hände, wenn du eines Tages zu deinem Innersten vordringen willst. Höre nicht auf die Fachleute; du hast schon zu lange auf sie gehört.

Denke daran: Patanjalis *Samyama* ist nicht das Konzept eines äußerlichen Trainings. Es geht um die Entfaltung dessen, was in dir bereits als Samen vorhanden ist. Das Saatkorn braucht lediglich einen richtigen Nährboden: Eine aufmerksame, pflegende Hand und es wird sprießen, es wird eines Tages aufblühen. Der Duft, der bereits im Saatkorn angelegt war, wird sich in alle Winde verteilen und die Winde werden ihn in alle Himmelsrichtungen tragen.

Samyama bedeutet Ausgewogenheit. Dies ist die Ausgewogenheit des Sannyasin: Auf dem Marktplatz zu sein und doch nicht Teil davon; auf dem Basar zu sein, ohne davon beeinflusst zu werden. Wenn du innerlich vom Markt frei bist, kannst du ohne Schwierigkeiten auf den Markt gehen. Du magst dich zum Alleinsein in ein Kloster zurückziehen, aber was ist, wenn der Basar in deinem

Inneren mitkommt? Und mitkommen muss er zwangsläufig, denn der Basar befindet sich in Wirklichkeit gar nicht irgendwo da draußen; er besteht aus dem Lärm der Gedanken. Sie verfolgen dich überall hin. Wie solltest du sie hier einfach zurücklassen und ihnen entrinnen können? Du wirst dich selber mitnehmen und wo immer du hingehst, wirst du derselbe bleiben.

Versuche also nicht, vor den Umständen wegzulaufen. Versuche, nach und nach bewusster zu werden. Sorge für eine innere Klimaveränderung und kümmere dich nicht um die äußeren Umstände. Mach daraus deine ständige Priorität; das Billigere ist immer verlockend. Es flüstert dir ein: „Der Marktplatz treibt dich noch in den Wahnsinn! Zieh dich in ein Kloster zurück, dann bist du alle Sorgen los. Denn deine Probleme sind dein Geschäft, der Markt, die Beziehung...!"

Nein, die Sorgen gibt es nicht wegen des Marktes, wegen deiner Familie, wegen deiner Beziehung, die Sorgen hast du aus dir selbst heraus. Alles andere sind Vorwände. Wenn du ins Kloster gehst, wird sich dieses Sorgen auf neue Objekte stürzen, die Sorgen werden sich halten. Schau dir deinen Mind an, wie chaotisch er doch ist! Und dieses Chaos kommt nicht von den Umständen. Das Chaos ist in dir. Die äußeren Umstände dienen als Ausrede.

Patanjali sagt: *„Samyama* muss sich stufenweise entfalten." Beeile dich nicht, geh langsam voran und wachse behutsam, sodass sich vor dem nächsten Schritt alles festigen kann. Gönne dir nach jedem Schritt eine Pause. Lass zu, dass sich in dieser Pause alles Erreichte setzen kann, dass du es verdauen und einverleiben kannst... geh erst dann weiter.

Eile nicht, denn sonst kommst du an einen Punkt, für den

du noch nicht vorbereitet bist. Wenn du nicht vorbereitet bist, ist er gefährlich. Der gierige Verstand will alles sofort erreichen.

Es kommen Leute zu mir und sagen: „Kannst du uns nicht einen Tipp geben, wie wir sofort erleuchtet sein könnten?" Aber genau das sind die Leute, die noch nicht reif dafür sind. Wären sie soweit, dann hätten sie Geduld. Wären sie soweit, dann würden sie sagen: „Mag es kommen, wann immer es will. Wir haben es nicht eilig, wir können warten." Sie sind gierig. Genau genommen wissen sie überhaupt nicht, worum sie bitten. Sie laden damit den ganzen Himmel ein – sie würden bersten! Sie würden ihn nicht fassen können!

Deswegen sagt Patanjali: *Samyama* muss sich in Stufen entfalten. Verglichen mit *Yama, Niyama, Asana, Pranayama* und *Pratyahara, sind Dharana, Dhyana* und *Samadhi* zwar innerlich, aber verglichen mit der letztendlichen Erfahrung eines Buddha oder Patanjali, sind sie noch äußerlich. Sie liegen genau dazwischen. Zuerst transzendierst du den Körper, das sind die äußeren Schritte; dann transzendierst du den Geist, das sind die inneren Schritte.

Aber wenn du bei deinem Wesen ankommst, sieht von dieser Warte aus selbst das Innere noch äußerlich aus. Selbst das war noch nicht tief genug innen. Dein Geist ist nicht tief genug. Ja, er ist tiefer als der Körper. Aber sobald du zum Zeugen wirst, siehst du auch deinen Geist als Äußeres. Dann kannst du deine eigenen Gedanken beobachten. Wenn du deine eigenen Gedanken beobachten kannst, werden deine Gedanken zu etwas Äußerem, werden sie zu Objekten. Du selbst bist der Beobachter.

Diese drei – Dharana, Dhyana, Samadhi –
sind im Vergleich zum nirbija Samadhi äußerlich.

Nirbija Samadhi heißt: Es kommt zu keiner Wiedergeburt mehr, es wird nie wieder ein „in die Welt kommen" geben, nie wieder einen Eintritt in die Zeit! *Nirbija* heißt dieser *Samadhi* deshalb, weil sich jetzt auch die subtilste Form des Begehrens ein für alle Mal aufgelöst hat.

Wenn du dich auf die Reise nach innen begibst, wenn du deinen Yoga beginnst, geschieht dies zunächst aus Begierde – aus der Begierde nach Selbstverwirklichung, nach Frieden und Glückseligkeit, aus dem Wunsch, die Wahrheit zu finden. Wenn du zu deinem ersten *Samadhi* gelangst – nach *Dharana*, der Konzentration und nach *Dhyana*, der Versenkung –, wenn du zu jenem *Samadhi* gelangst, wo Subjekt und Objekt eins werden, dann verbirgt sich selbst darin noch ein leichter Schatten von Begierde: der Wunsch, die Wahrheit zu erkennen, die Sehnsucht nach Einheit, der Wunsch Gott zu erkennen – oder wie immer du es nennen magst. Immer noch Wünsche, sehr subtile, fast unsichtbar, fast als gäbe es sie nicht, aber sie sind da. Es kann gar nicht anders sein, – denn sie waren es ja, die dir auf dem ganzen Weg als Antriebskraft gedient haben. Jetzt gilt es, auch diese Wünsche zu verlassen.

Die Begierde ist wie ein Saatkorn. Zunächst treibt sie dich nach außen. Dann, wenn du intelligent genug bist zu verstehen, dass du dich auf dem Holzweg befindest, treibt sie dich allmählich nach innen. Sie ist nach wie vor die Triebkraft, enttäuscht von der Außenwelt, bringt sie dich allmählich dazu, deine Innenwelt zu erforschen. Auch dieses letzte Begehren ist zu verlassen.

Im *Samadhi* wird sogar der *Samadhi* losgelassen. So kommt es zum samenlosen *Samadhi.* Das ist das Höchstmögliche. Er geschieht nicht aufgrund deiner Begierde, dann wäre er nicht samenlos. Dies gilt es zu verstehen! Er geschieht, weil du verstanden hast, wie fruchtlos alles Begehren überhaupt ist – selbst das Begehren, die Sinnlosigkeit des Begehrens zu verstehen – so löst sich das Begehren auf. Der samenlose *Samadhi* lässt sich nicht begehren! Kaum ist die Begierde verschwunden, plötzlich – der samenlose *Samadhi!* Er hat nichts mit deiner Anstrengung zu tun.

Dies ist der ganze Vorgang. Bis hierhin, bis zum *Samadhi*, gehört Anstrengung dazu. Anstrengung bedarf der Wünsche, der Motivation. Wenn das Wünschen aufhört, verschwindet auch Anstrengung. Wer nichts mehr begehrt, hat nicht mehr den leisesten Antrieb etwas zu tun – weder einen Antrieb, irgendetwas zu tun, noch einen Antrieb, irgendetwas zu sein. Völlige Leere – das Nichts, das Buddha *Shunyata* nennt … ganz aus sich heraus. Und eben dies macht seine Schönheit aus: Unberührt vom Begehren, unverdorben von Motivation, ist es die Reinheit selber – Unschuld. Dies ist *nirbija Samadhi.*

Nirodh Parinam ist die Transformation des Geistes,
indem der Geist vom Zustand des Nirodh durchdrungen wird;
er kommt blitzartig zustande zwischen dem Vorgang,
der gerade verblasst
und dem Vorgang, der an seine Stelle tritt.

Dieses Sutra ist sehr wichtig für dich, weil du es unmittelbar umsetzen kannst. Patanjali spricht von *Nirodh. Nirodh* bedeutet: Das blitzartige Aussetzen des Verstandes, ein momentaner Zustand des Nichtdenkens. Es ist bei jedem vorhanden, aber es spielt sich sehr versteckt und blitzartig ab. Bevor du nicht ein wenig bewusster geworden bist, wirst du es nicht bemerken. Lass mich beschreiben, was es ist: Wann immer ein Gedanke auftaucht, wird der Geist davon zugedeckt, wie von einer Wolke, die am Himmel erscheint.

Aber kein Gedanke kann ewig währen, Vergänglichkeit ist die Natur der Gedanken. Ein Gedanke taucht auf und geht wieder, dann kommt der nächste Gedanke und tritt an seine Stelle. Zwischen diesen beiden Gedanken gibt es eine ganz winzige Lücke – das ist der Augenblick von *Nirodh* – eine unmerkliche Pause, in der du ohne Gedanken bist. Eine Wolke ist weiter gezogen, es ist noch keine andere da und der Himmel steht offen. Du kannst in ihn hinein sehen.

Beobachte, beobachte genau. Der eine Gedanke geht soeben, der andere kommt bereits – und die Lücke dazwischen! In dieser Lücke befindest du dich genau im Zustand desjenigen, der zum *Samadhi* gelangt ist. Aber bei dir ist das vorerst ein flüchtiges Phänomen. Patanjali nennt es *Nirodh*. Es ist sekundenschnell, blitzhaft und verändert sich ständig. Es ist flüchtig, wie eine Welle, die verebbt und die nächste schwillt an, zwischen diesen beiden – das ist es. Versuche, es zu beobachten.

Dies ist eine der wichtigsten Meditationen überhaupt. Nichts anderes ist nötig. Du kannst dich hinsetzen und immerzu weiter beobachten. Achte auf die Lücke! Anfangs ist das nicht leicht, aber nach und nach, im Maße deines Wachseins kannst du die Lücken sehen. Schenke den Gedanken keine Beachtung. Konzentriere dich auf die Lücke, nicht auf die Gedanken!

Fokussiere auf die Augenblicke, in denen die Straße leer ist und niemand vorbei kommt. Verändere einfach die Perspektive: Normalerweise achten wir auf unsere Gedanken und beobachten nicht die Lücken dazwischen. Wenn du auf die Gedanken achtest, kannst du nicht auf die Lücken achten.

Die Lücken sind immer da: Fokussiere auf die Lücken. Plötzlich merkst du, dass es Lücken gibt und dass die Gedanken verschwinden. Und in diesen Lücken geschehen die ersten Augenblicke des *Samadhi.*

Du brauchst diesen Vorgeschmack, um weiterzugehen. Was ich oder Patanjali sagen, kann für dich nur bedeutungsvoll werden, wenn du bereits einen Vorgeschmack davon hast. Wenn du es nur ein einziges Mal erlebt hast, dass diese Lücke voller Seligkeit ist – nur für einen Augenblick und dann entschwindet sie wieder – weißt du: „Sollte ich ganz Lücke werden, sollte dies zu meiner Natur werden können, dann wäre mir diese Seligkeit dauerhaft zugänglich". Jetzt wirst du beginnen, wirklich zu arbeiten.

Dieses Fließen wird friedlich durch wiederholte Eindrücke.

Wenn du wieder und wieder in diese Lücke fällst, wenn du wieder und wieder von dieser Erfahrung kostest, wenn du wieder und wieder durch *Nirodh* hindurch siehst – der Verstand still steht – und du ohne Gedanken einen Blick in dein Wesen wirfst, dann entsteht daraus ein friedlicher Strom, ein natürliches Fließen. Du erreichst, du beginnst deinen eigenen Reichtum zu erreichen.

Zuerst sind es nur Augenblicke, winzige Lücken, danach größere Lücken, dann immer größere ... und eines Tages geschieht es: Auch der letzte Gedanke ist verschwunden und kein weiterer kommt. Du bist in tiefer Stille, in zeitloser Stille. Es gibt kein Ziel mehr.

Wenn dein Herz Yoga wirklich liebt – und Yoga bedeutet die Suche, die Anstrengung, hinter die Wahrheit des Lebens zu kommen – wenn dein Herz sich wirklich schon auf die Suche gemacht hat, dann ist es durch nichts mehr aufzuhalten. Höre auf dein Herz, vertraue deinem Herzen und folge deinem Herzen! Mach dir keine Gedanken um die Erleuchtung, denn auch diese Gedanken sind lediglich Vorgänge des Verstandes. Das Herz kümmert sich nicht um die Zukunft, es lebt im Hier-Jetzt. Forsche, meditiere, liebe – sei im Hier-Jetzt.

Wenn du bereit bist, wird die Erleuchtung geschehen. Wenn du noch nicht bereit bist, wird das ständige Nachdenken darüber dich nicht weiter bringen. Im Gegenteil, solches Grübeln wird sich nur als ein Hindernis erweisen. Vergiss also die Erleuchtung und mach dir keine Gedanken darüber, ob sie dir noch in diesem Leben widerfahren wird oder nicht.

Sie kann jetzt – in diesem Moment geschehen. Es kommt nur darauf an, ob du bereit bist. Sobald die Frucht reif ist, fällt sie zu Boden. Lade dir keine unnötigen Probleme auf. Genug damit, jetzt keine zusätzlichen Probleme! Lass deine Erleuchtung aus dem Spiel. Vergiss sie! Sie hat nichts mit dir und deinen Gedanken, mit deinen Erwartungen, mit deinen Hoffnungen und Begierden zu tun. Sie hat absolut nichts damit zu tun! Sobald du frei von Begierden bist, sobald du bereit bist und die Frucht reif ist, geschieht Erleuchtung ganz von alleine.

6. Kapitel

Die Bedeutung des Wissens um deine Vergangenheit

In seiner „fröhlichen Wissenschaft" erzählt Friedrich Nietzsche folgendes Gleichnis: „Habt ihr nicht von jenem tollen Menschen gehört, der am hellen Vormittage eine Laterne anzündete, auf den Markt lief und unaufhörlich schrie: ‚Ich suche Gott! Ich suche Gott!' Da dort gerade viele von denen zusammenstanden, welche nicht an Gott glaubten, so erregte er ein großes Gelächter. ‚Ist er denn verloren gegangen?', sagte der eine. ‚Hat er sich verlaufen wie ein Kind?', sagte der andere. ‚Oder hält er sich versteckt? Fürchtet er sich vor uns? Ist er zu Schiff gegangen? Ausgewandert?' – so schrieen und lachten sie durcheinander. Der tolle Mensch sprang mitten unter sie und durchbohrte sie mit seinen Blicken. ‚Wohin ist Gott?' – rief er, ‚ich will es euch sagen! Wir haben ihn getötet – ihr und ich. Wir alle sind seine Mörder! Aber wie haben wir dies gemacht? Wie vermochten wir das Meer auszutrinken? Wer gab uns den Schwamm, um den ganzen Horizont wegzuwischen? Was taten wir, als wir diese Erde von ihrer Sonne loskettetenं? Wohin bewegt sie sich nun? Wohin bewegen wir uns? Fort von allen Sonnen? Stürzen wir nicht fortwährend'? Und rückwärts, seitwärts, vorwärts, nach allen Seiten? Gibt es noch ein Oben und Unten? Irren wir nicht wie durch ein unendliches Nichts? Haucht uns nicht der leere Raum an?

Ist es nicht kälter geworden? … Gott ist tot! Gott bleibt tot! Und wir haben ihn getötet! Wie trösten wir uns, die Mörder aller Mörder? … Welche Sühne feiern, welche heiligen Spiele werden wir erfinden müssen? Ist nicht die Größe der Tat zu groß für uns? Müssen wir nicht selber zu Göttern werden, um nur ihrer würdig zu erscheinen? Es gab nie eine größere Tat – und wer nur immer nach uns geboren wird, gehört um dieser Tat willen in eine höhere Geschichte, als alle Geschichte bisher war!' Hier schwieg der tolle Mensch und sah wieder seine Zuhörer an. Auch sie schwiegen und blickten befremdet auf ihn. Endlich warf er seine Laterne auf den Boden, dass sie in Stücke sprang und erlosch. ‚Ich komme zu früh!', sagte er dann, ‚ich bin noch nicht an der Zeit. Dies ungeheure Ereignis ist noch unterwegs.'"*

Dieses Gleichnis ist von großer Bedeutung. Im selben Maße, wie der Mensch heranreift, verändert sich sein Gott. Das muss so sein, denn der Mensch erschafft sich seinen Gott nach seinem Ebenbilde. Und nicht etwa umgekehrt, wie es in der Bibel steht: „Und Gott erschuf den Menschen nach seinem Ebenbilde." Der Mensch erschafft Gott nach seinem Ebenbilde. Wenn sich das Selbstbild des Menschen ändert, ändert sich auch sein Gottesbild. Und da kommt ein Zeitpunkt in der Entwicklung des Menschen, da Gott vollends verschwindet. Die Vorstellung von Gott als göttliche Person erwächst aus menschlicher Unreife.

Die Existenz als göttlich zu begreifen ist ein vollkommen anderes Konzept. Dann ist Gott kein persönliches Wesen mehr, das irgendwo hoch droben im Himmel die Welt

** F. Nietzsche, Die fröhliche Wissenschaft, Goldmann Verlag München, S. 120ff*

regiert, manipuliert, kontrolliert und organisiert. Nein, all dieser Unsinn verschwindet, sobald der Mensch erwachsen wird. Das war der Kinderglaube an Gott – eine kindliche Gottesvorstellung. Soll ein kleines Kind Gott verstehen, muss es sich ihn als persönliches Wesen vorstellen. In dem Maße wie die Menschheit reifer wird, wird Gott sterben. So kommt es zu einer vollkommen anderen Existenz: Jetzt ist die gesamte Existenz „göttlich" – ohne einen Gott.

Für Nietzsche selbst war diese Einsicht, dass es keinen persönlichen Gott gibt, einfach zu viel. Er konnte es nicht ertragen: Er wurde wahnsinnig. Er war selber noch nicht darauf vorbereitet, sich der Tiefe seiner Einsicht zu stellen. Er war noch kindlich: Er brauchte einen persönlichen Gott. Aber er dachte darüber nach und je mehr er sich darauf einließ, desto klarer wurde ihm, dass es den Gott da droben im Himmel nicht mehr gab: Er ist tot. Und ebenso wurde ihm klar, dass er von uns selber getötet wurde.

Wie denn auch anders: Die Gottesvorstellung entstammt Zeiten, da die Menschheit noch in den Kinderschuhen steckte. Jetzt, da der Mensch erwachsen geworden ist, verliert diese Vorstellung ihre Bedeutung – so wie du das Spielzeug einfach vergisst, das dich einst als Kind sosehr entzückte. Eines Tages mag es dir vielleicht wieder in die Hand fallen, in irgendeiner Ecke des Hauses, beim Gerümpel: Dein altes Spielzeug! Dann erinnerst du dich, wie sehr du an ihm gehangen hast … jetzt ist es bedeutungslos. Du kannst es weggeben; *du* hast dich verändert. Erst hat der Mensch den persönlichen Gott erschaffen, dann hat der Mensch ihn zerstört. Diese Erkenntnis war für Nietzsche selbst zu viel; er verlor den Verstand. Sein Wahnsinn zeigt, dass er für die Einsicht, die ihn überkam, nicht vorbereitet war.

Anders im Osten, Patanjali ist vollkommen gottlos. Man kann keinen größeren Atheisten finden als Patanjali; aber daraus entsteht für ihn kein Problem, weil er wirklich ein freier Mensch ist. Sein Bewusstsein ist ausgereift und ausgewogen. Auch für Buddha existiert kein Gott.

Der Westen hat ein völlig anderes Verständnis von Atheismus. Er ist eine noch nicht wirklich ausgereifte Vorstellung, die letztlich den Atheisten auf dieselbe Stufe wie den Theisten stellt. Der Theist behauptet immerzu: „Es gibt einen Gott!" – in einem sehr kindlichen Sinne, Gott als Vater. Und der Atheist bestreitet dies immerzu: „So einen Gott gibt es nicht!" Beide stehen auf der Ebene von Vorstellung.

Patanjali hingegen ist der wirkliche Atheist. Dies bedeutet nicht, dass er areligiös ist. Im Gegenteil, er ist der wahrhaft religiöse Mensch. Ein wahrhaft religiöser Mensch kann nicht an Gott glauben. Das klingt vielleicht paradox.

An einen Gott zu glauben hieße ja, die Existenz zu teilen: Gott und Nicht-Gott, der Schöpfer und die Schöpfung, das Diesseits und das Jenseits, die Materie und der Geist. Ein Gläubiger muss zwangsläufig diese Teilung vornehmen. Aber wie sollte ein religiöser Mensch fähig sein, eine solche Teilung vorzunehmen? Er glaubt nicht an Gott; er erkennt die Göttlichkeit der gesamten Existenz: Alles ist göttlich. Jedes Fleckchen Erde ein Tempel – wo auch immer du hingehst und was auch immer du tust – du bewegst dich in Gott und tust es am Gott. Das Ganze – du selber eingeschlossen – ist göttlich. Dies gilt es zu verstehen.

Yoga ist eine vollendete Wissenschaft. Er lehrt nicht einen Glauben, er zeigt dir, wie du forschen und erkennen kannst. Er verlangt nicht von dir zu einem blinden Nachfolger zu werden! Er sagt: „Mach die Augen auf!" – und er gibt dir eine Methode an die Hand, wie du deine Augen aufmachen kannst. Er verliert kein Wort über die Wahrheit. Er klärt dich lediglich über deine Sehweise auf und wie du sie voll zur Entfaltung bringen kannst – über deine Sehkraft und über alles, was deine Wahrnehmung betrifft, damit dir alles offenbar werden kann. Das ist mehr als du dir vorstellen kannst, mehr als all deine Götter zusammen genommen. Das ist grenzenlose Göttlichkeit.

Noch etwas zum „tollen Menschen" bei Friedrich Nietzsche. Er sagt: „Ich komme zu früh. Meine Zeit ist noch nicht gekommen." Dies ist das Schicksal all jener, die die Wahrheit erkennen: Sie sind immer ihrer Zeit voraus – manchmal um Jahrtausende. Auch Patanjali ist zu früh gekommen. Auch heute noch! Er wartet immer noch auf seine Zeit. Jahrtausende sind verstrichen und noch immer ist seine Zeit nicht gekommen. Die Innenwelt des Menschen ist immer noch nicht erforscht. Patanjali hat sämtliche Grundlagen dafür geliefert, ein ganzes System. Es braucht lediglich von den Menschen angenommen und verstanden zu werden.

Vergiss es für keinen Augenblick: Wenn du wirklich religiös sein willst, führt kein Weg an einer atheistischen Phase vorbei. Wenn du authentisch religiös sein willst, dann fang mit Atheismus an. Das ist der Grund, warum das Christentum, das Judentum und der Islam keinen Yoga entwickeln konnten. Yoga wurde von Menschen entwickelt, die den Mut besaßen, nein zu allen Glaubenssystemen zu sagen, zu jedem blinden Glauben; von Menschen, die in der Lage waren, sich selber die Bequemlichkeit des Glaubens zu versagen und bereit waren, sich auf die Unbekanntheit ihres eigenen Daseins einzulassen und es zu erforschen. Es ist eine grundlegende Selbstverantwortung. Wenn es keinen Gott gibt, stehst du allein da in einer kalten Welt. Wenn es keinen Gott gibt, hast du nichts mehr, woran du dich halten kannst, woran du dich klammern kannst. Es erfordert einen großen Mut und man muss die Wärme aus dem eigenen Sein erschaffen.

Das ist der ganze Sinn von Yoga: Den Funken für die nötige Wärme aus deinem eigenen Dasein zu schlagen. Ein hypothetischer Gott kann dich nicht wärmen; es wäre eine Illusion. Wenn es keinen Gott gibt, liegt die Verantwortung ausschließlich bei dir. Darum glauben schwache Menschen so gerne an Gott. Nur starke Menschen können auf eigenen Beinen stehen. Für Yoga ist dies eine grundlegende Voraussetzung: Auf eigenen Beinen zu stehen und zu begreifen, dass der Sinn nicht vorgegeben ist. Du kannst nach ihm forschen, du kannst ihn selbst entfalten. Das Leben kann einen Sinn bekommen, aber nur indem du ihn durch deine eigenen Anstrengungen entdeckst. An allem, was du tust, wird sich zunehmend zeigen, wer du bist. Jeder einzelne Akt wird deinem Leben, deiner Existenz mehr und mehr Sinn eröffnen.

Nur wenn du dies verstanden hast, wird Yoga möglich. Andernfalls bete weiter, falle weiter auf die Knie und bete deine eigenen Vorstellungen an und deute dir weiterhin dein eigenes Gebet aus – lebe in einer Halluzination, lebe in einer Illusion.

Die verschiedenen Formen der Transformation
gehen auf die Verschiedenartigkeit der ihnen zugrunde
liegenden Prozesse zurück.

Ihr habt von zahllosen Wundern und *Siddhis* gehört. Patanjali zufolge gibt es keine Wunder. Alle sogenannten Wunder beruhen auf einem bestimmten Gesetz. Das Gesetz mag unbekannt sein. Weil die Leute das Gesetz nicht kennen, halten sie es in ihrer Unwissenheit für ein Wunder.

Patanjali hingegen ist wissenschaftlich: Ihm zufolge muss es für alles, was geschieht, ein Gesetz geben. Das Gesetz mag unbekannt sein, du magst keine Ahnung von ihm haben – selbst der „Wundertäter" mag es nicht kennen; aber er ist darauf gekommen, darauf gestoßen, wie er es anstellen muss, also macht er davon Gebrauch.

Dies ist das ausschlaggebende Sutra für alle Wunder: Die verschiedenen Formen der Transformation gehen auf die Verschiedenartigkeit der ihnen zugrunde liegenden Prozesse zurück. Wenn du an dem zugrunde liegenden Prozess etwas änderst, ändert sich das Ergebnis.

Du magst den zugrunde liegenden Prozess nicht kennen und siehst vielleicht nur seine Auswirkung. Und da du nur die Auswirkung siehst und nicht in die Tiefe zu sehen vermagst und den auslösenden Prozess – also die verborgenen Kräfte des Gesetzes – nicht erkennen kannst, hältst du es für ein Wunder. Aber in Wirklichkeit handelt es sich dabei nicht um Wunder; Wunder gibt es nicht.

Wer die zugrunde liegenden Prozesse kennt, der kann Dinge zuwege bringen, die für die Menschen gewöhnlich außer Reichweite bleiben.

Wer in den drei Formen der Transformation –
Nirodh, Samadhi , und Ekagrata – zu Samyama gelangt,
der gewinnt Einblick in Vergangenheit und Zukunft.

Wenn du dich auf *Nirodh* konzentrierst, auf die Lücken zwischen den einzelnen Gedanken – und dies immer häufiger, bis sich das einstellt, was Patanjali *Samadhi* nennt –, dann entsteht in dir eine Situation, in welcher du eins wirst und ganz auf eines ausgerichtet bist – *Ekagrata.* Dann geschieht Wissen um Vergangenheit und Zukunft. Patanjali sagt, wenn *Nirodh* vollendet ist, kommt es zum *Samadhi.* Wer *Samadhi* erreicht hat, der ist auf eines ausgerichtet, dessen Bewusstsein wird zu einem Schwert, scharf und klar: Einblick in Vergangenheit und Zukunft. Dann löst sich die Zeit für dich auf und du wirst Teil der Ewigkeit. Dann ist für dich Vergangenheit nicht mehr Vergangenheit und Zukunft nicht mehr Zukunft. Aber dies ist kein Wunder. Dies ist ein einfaches grundlegendes Gesetz. Man muss es verstehen und einsetzen.

Wenn du konzentriert bist – du wirst zu Einem und vermagst ohne jeden Gedanken einem Ton zu lauschen – wird dir dieser Ton selbst die verborgene Wahrheit offenbaren. Es kommt nicht darauf an, die Sprache zu verstehen, es kommt darauf an, die Stille zu verstehen. Wer selber in Stille ist, der kann die Stille verstehen. Wenn du Englisch sprichst, kannst du auch Englisch verstehen, wenn du Französisch sprichst, kannst du auch Französisch verstehen. Dasselbe gilt für Stille: Wenn du still bist, kannst du die Stille verstehen. Sie ist die Sprache des Ganzen.

Wenn du zu Einem geworden bist, wirst du vollkommen still. In dieser Stille wird alles offenbart – aber nicht als Wunder! Patanjali verwendet das Wort Wunder nicht. Er ist ein Mann der Wissenschaft. Da gibt es nichts Magisches, alles ist einfach und klar. Es gibt eine Art von Verstehen, bei dem nichts gesagt wird. Mit diesem Verstehen selbst ist bereits etwas gesagt. Stille ist nicht einfach leer. Stille enthält ihre eigenen Botschaften. Aber weil du bis obenhin voller Gedanken bist, kannst du diese leise Stimme in deinem Inneren nicht verstehen, du kannst sie nicht einmal hören.

Lausche dem Ruf des Kuckuck. Lausche meditativ, sodass deine Gedanken verschwinden – es entsteht *Nirodh* – nicht nur lückenweise, sondern flutartig als *Samadhi.* Keine Gedanken stören, keine Ablenkung – alles ist plötzlich auf dies Eine gerichtet: Plötzlich wirst du eins mit dem Kuckuck, du verstehst, warum er ruft ... wir alle bilden ein großes Ganzes. Hinter diesem Ton steckt im Herzen des Kuckuck eine verborgene Bedeutung: Wenn du still bist, wirst du sie verstehen können.

Der Ton und das, was er bedeutet, wozu er erklingt, liegen im Verstand beieinander wie ein verworrenes Knäuel. Widmet man sich aber diesem Ton mit *Samyama,* dann entwirrt sich alles und die Bedeutung der Töne, die irgendein Lebewesen macht, stellt sich ein.

Indem man vergangene Eindrücke beobachtet,
gelangt man zur Erkenntnis früheren Lebens.

Und wenn du still wirst, tritt das ein, was Patanjali *Ekagrata parinam* nennt – also jene Transformation, die dein Bewusstsein zu Einem werden lässt. Wenn dies geschieht, bekommst du Einblick in deine vergangenen Eindrücke, du kannst zurück gehen und damit Eingang finden in deine früheren Leben. Sobald du Einblick in deine vergangenen Leben gewinnst, wirst du ein anderer. Denn du wiederholst nur, weil du das, was du schon früher gelebt, wieder vergessen hast – wieder und immer wieder.

Wenn du zurückblicken kannst und das sich wiederholende Muster siehst, dass du z. B. eifersüchtig warst oder besitzergreifend, voller Hass und Wut, dass du gierig versucht hast, weltliche Macht zu erlangen, Reichtum, Erfolg, Rang und Namen und dass du wieder und wieder egoistisch warst und jedesmal den Irrweg gegangen bist und dass du immer wieder gestorben bist und dass alles, was du aufgebaut hattest, vernichtet wurde und du trotzdem immer wieder dasselbe Spiel von vorn angefangen hast …

Wenn du zurück gehen kannst und siehst, wie sich Leben um Leben endlos aneinander reihen, kannst du dann noch derselbe Mensch bleiben? Kannst du noch immer der Habgier frönen, wenn du erkennst, welche bittere Enttäuschung sie dir gebracht hat?

Aber wir vergessen. Unsere Vergangenheit ist in Unwissenheit eingehüllt, sie verliert sich im Dunkel der Nacht. Dein Körper mag neu sein, aber deine Geisteshaltung ist alt. Dein Körper ist nur der neue Schlauch, aber deine Geisteshaltung ist ein sehr alter Wein. Die Schläuche mögen sich ändern, aber der Wein bleibt der gleiche. Wenn du zu Einem wirst, siehst du all das, was du je warst. Allein dieser Anblick – und dein ganzes Muster bricht in sich zusammen. Das Problem rührt nur daher, dass du unbewusst bist. Du bist wieder und wieder gestorben und dann geboren, aber jedes Mal fällt ein Vorhang und verhüllt dir deine eigene Vergangenheit. Du bist wie ein Eisberg, von dem sich nur ein Bruchteil über dem Meeresspiegel befindet, der größte Teil liegt darunter. Deine Persönlichkeit ist nur ein Bruchteil, der oben herausragt. All deine Vergangenheit befindet sich unterhalb der Oberfläche. Sobald dir das klar wird, ist nichts weiter nötig.

Dies bloße Bewusstsein löst eine Revolution aus. Es scheint, dass es dich überfordern könnte, dies alles zu erinnern. Es könnte dich zu sehr belasten, also verdrängst du es ständig in den Keller deines Bewusstseins. Der Keller muss gefunden werden, denn in ihm liegen auch Schätze verborgen und die Kellerräume müssen durchsucht werden, weil dir nur so deine Dummheit klar werden wird, die du ständig wiederholst. Du kannst das alles nur hinter dir lassen, wenn du es verstanden hast. Nur ein ausgeleuchteter Keller gewährt dir Zugang zu einer höheren Etage deines Daseins.

Der modernen Psychologie zufolge unterteilt sich unser Bewusstsein in zwei Bereiche, das Bewusste und das Unbewusste. Yoga zufolge gibt es noch einen weiteren Bereich: Das Überbewusste. Ihr lebt auf der ersten Etage, im Bewussten. Darunter liegt ein großer Keller, das Unbewusste, die ganze angesammelte Vergangenheit. Und wenn ich sage „die ganze angesammelte Vergangenheit“, meine ich damit:

All eure Leben als Mensch, all eure Leben als Tiere, all eure Leben als Vögel, all eure Leben als Bäume, Pflanzen, all eure Leben als Gestein, als Metalle – kurz von allem Anfang an, falls es so etwas wie einen Anfang gab, oder vom anfanglosen Anfang an. Alles was dir je widerfahren ist, alle Verwandlungen sind im Keller gespeichert. Das gilt es zu erforschen.

Durch das Verstehen selbst bekommt man den Schlüssel zum Treppenhaus in die Hand, das zum Überbewussten hinauf führt. Patanjali zufolge liegt dem ein einfaches Gesetz zugrunde: Alle Wunder beruhen auf diesem einfachen Gesetz, dass dein Bewusstsein eins wird. Es gibt nur dieses eine Wunder, das Wunder des zu Einem gewordenen Bewusstseins.

Diese Sutras sind die Grundlage für die Entstehung einer zukünftigen Wissenschaft – wann immer das sein mag. Inzwischen hat die Vorbereitung dafür im Westen bereits begonnen. Dort ist schon vieles im Gange, was die feinstoffliche Wahrnehmung betrifft. Trotzdem ist alles noch unklar, die Leute tasten im Dunkeln. Sobald mehr Licht in die Sache kommt, wird Patanjali den ihm gebührenden Platz in der Geschichte des menschlichen Bewusstseins einnehmen. Er ist unvergleichlich – der erste Wissenschaftler, der frei von jedem Aberglauben ist; er glaubt nicht an Wunder und führt alles auf wissenschaftlich erforschbare Gesetze zurück.

Aber wozu die vergangenen Türen öffnen? Weil in der Vergangenheit die Zukunft verborgen liegt. Wenn du deine Vergangenheit kennst, wirst du sie in der Zukunft nicht wiederholen. Wenn du sie nicht kennst, wirst du sie wiederholen, wieder und immer wieder. Der Einblick allein in die Vergangenheit wird zur Garantie, dass du sie in Zukunft nicht mehr wiederholen wirst, dass du in Zukunft ein vollkommen neuer Mensch sein wirst. Yoga ist die Wissenschaft des neuen Menschen.

Dies nenne ich die Wissenschaft der Religion. Patanjali hat den Grundstein für diese Wissenschaft gelegt. Es gibt vieles zu tun. Er hat lediglich den groben Bauplan entworfen, viele Lücken gilt es noch zu füllen. Es steht erst der Rohbau. Die Wände sind noch hochzuziehen, die Zimmer sind noch nicht fertig. In einem nackten Rohbau kann man nicht wohnen, er muss erst in ein Haus verwandelt werden. Patanjali aber hat uns die Grundstruktur gegeben.

Seit über tausend Jahren ist es bei der Grundstruktur geblieben. Sie ist noch nicht zum Haus der Menschheit geworden. Der Mensch ist noch nicht bereit. Er gibt sich lieber mit Spielsachen ab – während das, was zählt, immer noch warten muss – darauf warten, dass ihr endlich die nötige Reife entfaltet, Gebrauch davon zu machen. Niemand anders ist verantwortlich dafür; wir sind es. Jedes einzelne menschliche Wesen ist für den umfassenden Schlaf verantwortlich, der die Erde einhüllt. So wie ich es sehe, ist es wie ein Nebel, der die ganze Erde umgibt, die Menschen im Tiefschlaf.

Ohne Ahnung von der Wirklichkeit torkeln wir wie Betrunkene – betrunken vom Ego, betrunken von Besitz, betrunken von der Welt unserer Wünsche. Alles, was wir sehen, ist verzerrt. Diese Verzerrung kreiert die Welt der Illusion. Unsere betrunkenen Augen machen aus der Wirklichkeit eine illusorische Welt. Sobald diese Trunkenheit aufhört, wird die wirkliche Welt zu einem unfassbaren wunderschönen Phänomen, sie wird zu Gott.

Gott und die Welt sind nicht zweierlei. Sie erscheinen bloß als zweierlei, weil wir schlafen. Sobald du wach bist, sind sie eins. Und sobald du die herrliche Schönheit rings um dich herum erblickst, ist alle Traurigkeit, alle Verzweiflung, alle Seelenqual verflogen. Dann lebst du in einer vollkommen anderen Dimension der Segnung.

Yoga ist nichts als ein Weg, die Wirklichkeit mit wachen Augen zu sehen – und die Welt wird zu Gott. Man braucht Gott nirgendwo anders zu suchen. Werde einfach nur wacher. In deiner Wachheit kommt Gott zur Welt.

In deinem Schlaf ist er verschollen. Gott ist nicht verschollen – nur du bist verschollen. In deinem Schlaf vergisst du, wer du bist. *Samadhi* ist die zu ihrem Crescendo gesteigerte Bewusstheit. *Samadhi* ist die Blüte der Stille.

Jeder kann da ankommen, weil es sein ursprünglichstes

Potential ist. Selbst wenn es dich noch nicht interessiert – es bleibt dein. Verschwende nicht noch mehr Zeit. Nutze jeden Augenblick deines Lebens für dieses Eine: Ständig wacher und wacher zu werden!

7. Kapitel

Die schöpferischen Kräfte zentrierten Bewusstseins

Mit dem Ego gibt es den Tod. Sobald sich das Ego auflöst, gibt es auch keinen Tod mehr. Solange du dich mit dem Ego verwechselst, wird es für dich den Tod geben. Sobald du dich als Nicht-Ich erkennst, gibt es auch deinen Tod nicht mehr. Steig aus dem Rad von Leben und Tod aus!

Aber wie aussteigen? Es scheint so unmöglich zu sein, weil du dich noch nicht außerhalb von Gegenständlichkeit zu sehen vermagst, noch nicht als reinen Raum – ohne jede substantielle Vergegenständlichung. Dazu die folgenden Sutras. Jedes Sutra gilt es zutiefst zu verstehen. Ich kann dich nur ermuntern, offen zu sein; so offen, dass das Saatkorn tief in dein Sein außerhalb des Egos einsinken kann. In diesem Sein wird es lebendig werden.

Ein Sutra ist ein Saatkorn. Es intellektuell zu verstehen, ist sehr einfach, aber letztlich ohne Bedeutung. Es existenziell nachzuvollziehen, das ist Yoga.

Richtet man Samyama auf die beiden Arten von Karma –
das manifeste und latente –
oder aber auf Omen und Zeichen, lässt sich der genaue
Zeitpunkt des Todes vorhersagen.

Vieles ist hier zu bedenken. Warum sich Gedanken um den

genauen Zeitpunkt des Todes machen? Inwiefern hilft das? Warum überhaupt sich mit dem Tod befassen? Andere hast du bereits sterben gesehen, aber dich selber noch nicht. Niemand ist eine Ausnahme und dein Tod hat bereits begonnen, als du geboren wurdest. Es führt kein Weg an ihm vorbei.

An deiner Geburt ist jetzt nicht mehr zu rütteln. An ihr ist nichts mehr zu ändern; sie hat bereits stattgefunden. Sie ist schon vergangen, du kannst sie nicht rückgängig machen. Dein Tod jedoch wird erst kommen. Darauf bezogen kann also noch etwas geschehen.

Das Besondere der östlichen Wissenschaft hängt mit der Vision des Todes zusammen. Diese Vision eröffnet Möglichkeiten. Wenn du den Zeitpunkt des Todes schon vorher kennst, ist dies eine große Chance. Du kannst auf deine eigene Weise sterben; es ist möglich, nie wieder geboren zu werden – das ist die Bedeutung. Dieses östliche Interesse am Tod ist nicht morbid. Es ist ausgesprochen wissenschaftlich. Da jeder sterben muss, wäre es ja töricht, nicht über den Tod nachzudenken, sein Augenmerk nicht auf ihn zu richten, nicht zutiefst danach zu streben, ihn zu verstehen. Wenn du verstehst, wird vieles möglich.

Patanjali zufolge kann man sogar das genaue Datum, die Stunde, die Minute, die Sekunde des Todes vorher erkennen. Wenn du genau weißt, wann dein Tod kommen wird, kannst du dich vorbereiten. Den Tod muss man empfangen wie einen großen Gast. Er ist kein Feind, sondern vielmehr ein Geschenk. Er ist eine große Gelegenheit, durch ihn hindurch zu gehen, er kann zu einem Durchbruch werden. Wenn es dir gelingt, hellwach, bewusst, aufmerksam zu sterben, wirst du nie wieder geboren werden – es wird keinen weiteren Tod mehr geben. Wenn du diese Chance verpasst, wirst du wieder geboren.

Lass es mich so sagen: Das ganze Leben ist ein Schule des Todes, eine Vorbereitung auf den Tod. Er ist der Gipfel, das Crescendo, der eigentliche Höhepunkt, das Höchste.

Die Kraft des Todes ist so groß, dass die Menschen meistens bewusstlos werden. Normalerweise können sie ihm nicht ins Auge sehen. In dem Augenblick, in dem der Tod kommt, bist du so voller Angst, so voller Furcht, dass du bewusstlos wirst, um auszuweichen. Fast neunundneunzig Prozent aller Menschen sterben bewusstlos. Sie lassen sich die Gelegenheit entgehen. Sich den Tod zu vergegenwärtigen ist eine Methode, die dir hilft, dich darauf vorzubereiten, sodass du, wenn er kommt, absolut wach und bewusst bist – wartend und bereit mit ihm zu gehen, bereit dich ihm hinzugeben, bereit ihn in die Arme zu schließen. Sobald du den Tod mit Bewusstheit akzeptiert hast, steht dir keine Geburt mehr bevor, du hast deine Lektion gelernt.

Der Osten unterscheidet zwischen drei Arten von Karma. Lasst sie uns genauer betrachten. Das erste wird *Sanchita* genannt. *Sanchita* bedeutet „die Summe" – die Summe all deiner vergangenen Leben. Alles was du je getan hast – alle Situationen, auf die du je reagiert hast, alles was du je gedacht und gewünscht hast, erreicht oder nicht erreicht hast – das alles zusammen genommen, kurz die Summe allen Tuns, Denkens und Fühlens in all deinen Leben heißt *Sanchita.*

Die zweite Art von Karma wird *Prarabdha* genannt. Dieses zweite Karma ist derjenige Teil von *Sanchita*, den du in diesem Leben vollenden musst, das Arbeitspensum für dein jetziges Leben. Du hast schon viele Leben gelebt; da hat sich viel angesammelt. Jetzt bekommt ein Teil davon die Gelegenheit, in diesem Leben zum Ende gebracht, erkannt, durchlitten, durchgangen zu werden. Nur ein Teil davon deswegen, weil dieses Leben seine Grenze hat ... siebzig, achtzig, vielleicht hundert Jahre. In hundert Jahren kannst du nicht all deine vergangenen Karmas leben – nicht *Sanchita*, die Gesamtsumme, sondern nur einen Teil davon. Dieser Teil heißt *Prarabdha*.

Und dann die dritte Art von Karma, das so genannte *Kriyaman*. Das ist das tägliche Karma. Zuerst also die Gesamtsumme, ein kleiner Teil davon für das jetzige Leben und schließlich ein noch kleinerer Teil davon für heute oder für diesen Augenblick. Jeder Augenblick bringt die Gelegenheit, etwas zu tun oder nicht zu tun. Jemand beleidigt dich: Du wirst wütend. Du reagierst, du tust etwas. Oder aber, du wirst gar nicht wütend, du bleibst Zeuge. Du tust überhaupt nichts; du reagierst nicht, du bleibst kühl und gesammelt. Du bleibst in deiner Mitte. Der andere hat dich nicht aus der Ruhe zu bringen vermocht. Wenn du dich von dem anderen aus der Ruhe bringen lässt und reagierst, dann nimmt das tiefe Sammelbecken deines *Sanchita* dies *Kriyaman Karma* auf. Dann sammelst du von neuem, für deine zukünftigen Leben. Wenn du nicht reagierst, dann wird ein vergangenes Karma abgeschlossen. Du bist freier geworden.

Jemand kam einmal zu Buddha und beleidigte ihn. Buddha blieb ruhig, hörte aufmerksam zu und sagte darauf: „Danke!“

Der Mann verstand überhaupt nichts mehr; er fragte: „Bist du verrückt geworden? Ich beleidige dich, verletze dich hier und du sagst einfach nur: „Danke!“

Buddha sagte: „Ja. Denn ich habe auf dich gewartet. Ich selbst hatte dich früher einmal beleidigt und deshalb hab ich gewartet – solange du nicht kommst, kann ich nicht völlig frei werden. Du warst der letzte auf meiner Liste – jetzt ist alles abgeschlossen. Danke dir, dass du gekommen bist. Du hättest dir Zeit lassen können, du hättest in diesem Leben überhaupt nicht zu kommen brauchen und dann hätte ich auf dich warten müssen. Aber nun kein Wort mehr, denn genug ist genug. Ich möchte keine neue Kettenreaktion auslösen."

So wird das *Kriyaman Karma*, das alltägliche Karma, nicht angesammelt, es kommt zur vorhandenen Ansammlung nicht dazu, vergrößert sie nicht – im Gegenteil, die Ansammlung wird kleiner. Und dasselbe gilt für *Prarabdha* – dein jetziges Leben. Wenn du auch dieses Leben damit zubringst, ständig zu reagieren, wird die Ansammlung nur immer größer und dann wirst du immer und immerzu wiederkehren müssen. Auf diese Art schmiedest du ständig neue Ketten, du wirst in Knechtschaft bleiben.

Bindung wird durch Karmas verursacht. Alles unbewusst Getane wird zum Karma. Wenn du etwas in voller Bewusstheit tust, ist es keine Reaktion, es ist eine Handlung – spontan und ganz, es hinterlässt keine Spuren in dir. Sie ist vollendet; es gibt nichts mehr zu vollenden. Bliebe sie unvollendet, müsste sie eines schönen Tages vollendet werden. Wenn du in diesem Leben bewusst bleibst, löst sich dein *Prarabdha* auf und deine Anhäufung wird kleiner und kleiner. In ein paar solcher Leben ist die Anhäufung vollends verschwunden.

Es ist hilfreich, sich noch einmal daran zu erinnern, dass *Samyama* die höchst mögliche Synthese im Bewusstsein des

Menschen ist – die Synthese aus *Dharana, Dhyana, Samadhi.* Normalerweise springt dein Verstand ununterbrochen von einem zum anderen. Keinen Augenblick lang kannst du bei einem einzigen Gegenstand verweilen. Dein Verstand ist in ständiger Bewegung, er ist wie die Bewegung in einem Fluss. Eben konzentriert sich der Verstand noch auf dieses, im nächsten Moment ist er schon ganz woanders, im nächsten Moment wieder woanders, danach dann nochmal wieder woanders … das ist der Normalzustand des Verstandes.

Der erste Schritt aus dieser Unruhe heraus ist *Dharana,* Konzentration. Du richtest dein ganzes Bewusstsein auf nur einen Gegenstand, lässt ihn nicht aus den Augen, bringst dir diesen Gegenstand wieder und wieder zu Bewusstsein, sodass die Mechanik deines Gedankenstroms langsam außer Kraft gesetzt wird. Gelingt es dir, diese Gewohnheit des ständigen Wechsels aufzugeben, erreichst du inneres Gesammeltsein – eine Kristallisierung. Wenn es so viele Objekte gibt, die in ständiger Bewegung sind, wirkt sich dies auch auf dich aus: du bist gleichzeitig sehr vieles. Verstehe das! Du selbst bleibst uneinheitlich, fragmentiert, weil deine Bezüge uneinheitlich sind.

Zum Beispiel: Heute liebst du die eine Frau, morgen eine andere, übermorgen wieder eine andere Frau. Das wird eine innere Spaltung schaffen. Du kannst nicht eins mit dir sein, du wirst vieles, aus dir wird eine Menge. Daher besteht der Osten so sehr darauf, eine Liebe zu wecken, bei der du über einen längeren Zeitraum hinweg, so lange wie möglich, bleiben kannst. Es hat im Osten Experimente gegeben, bei denen ein Paar über mehrere Leben hinweg zusammen blieb. Wieder und wieder dieselbe Frau, derselbe Mann. Das lässt Einheitlichkeit entstehen. Zu häufiges Wechseln zersetzt dein Wesen, spaltet. Wenn also im Westen Schizophrenie mehr oder weniger normal ist, so darf man sich nicht wundern – es ist nicht seltsam, sondern eine notwendige Folge der Fragmentierung.

Dieser ständige Wechsel besagt nichts weiter, als dass dein Geist fiebert. Du kannst es mit nichts länger aushalten – folglich wird dein Leben zu einem Leben im ständigen Wechsel. So wie man einen Baum immer wieder und wieder umpflanzt und er nie die nötige Zeit bekommt, seine Wurzeln tief ins Erdreich zu schicken. Der Baum wird seine Lebenskraft nicht entfalten, er wird nicht aufblühen können, unmöglich.

Dharana bedeutet also, deinen Mind auf ein Objekt zu lenken und zu lernen, ihn dort zu halten. Wenn du eine Rose anschaust, dann schaue sie ununterbrochen an. Dein Mind ist unruhig, ständig und immer wieder springt er hierhin und dorthin: In *Dharana* holst du ihn aber zurück. Du zähmst deinen Verstand – du zähmst den Stier. Du holst ihn zurück zu der Rose. Der Verstand möchte weiter, du holst ihn zurück. Nach und nach gewöhnt sich der Verstand daran, über längere Strecken hin bei der Rose zu bleiben. Sobald dein Verstand über einen längeren Zeitraum hinweg bei der Rose bleibt, wirst du zum ersten Male erkennen, was eine Rose ist. Sie ist nicht nur eine Rose: Gott ist in ihr aufgeblüht. Ihr Duft ist nicht allein Rosenduft; ihr Duft ist göttlich. Aber du warst eben nie länger zu ihr in Beziehung getreten.

Setze dich zu einem Baum und sei mit ihm. Setze dich zu deinem Freund oder zu deiner Freundin und sei mit ihm oder ihr und bringe dich selbst immer wieder zurück. Wie läuft es sonst? Selbst wenn du mit einer Frau in einer

Liebesumarmung bist, denkst du an andere Dinge – möglicherweise bewegst du dich in einer vollkommen anderen Welt. Selbst in der Liebe bist du abwesend. Du lässt dir vieles entgehen. Eine Tür öffnet sich, aber du bist nicht da, um es zu sehen. Du kommst zurück, wenn die Tür wieder zu ist. Jeden Augenblick ergeben sich abertausend Gelegenheiten, Gott zu sehen, aber du bist nicht da. Er kommt und klopft an deine Türen, aber du bist nicht zu Hause anzutreffen. Du wanderst ständig in der Welt herum. Dieses Herumwandern sollte aufhören. Das genau heißt *Dharana.*

Dharana ist der erste Schritt der großen Synthese von *Samyama.* Im *Dharana*, in der Konzentration, wird der Verstand auf einen Punkt gerichtet: Das Objekt ist wichtig. Du musst dieses Objekt wieder und wieder in dein Bewusstsein bringen, du darfst es nicht aus den Augen verlieren.

Der zweite Schritt ist *Dhyana*, Meditation. In der Meditation ist das Objekt nicht mehr wichtig; es wird sekundär. Jetzt wird der Strom des Bewusstseins wichtig, das Bewusstsein selber, das sich über das Objekt ergießt. Jedes Objekt ist geeignet, aber dein Bewusstsein sollte ununterbrochen fließen, es dürfen keine Lücken aufkommen. Hast du schon einmal Folgendes beobachtet? Wenn man Wasser aus dem einen Gefäß in ein anderes umgießt, kommt es zu einem unruhigen Fließen. Nicht so beim Gießen von Öl, es fließt kontinuierlich, still und einheitlich. *Dhyana* – Meditation – bedeutet, dass sich dein Bewusstsein wie Öl über welches Konzentrationsobjekt auch immer ergießt, ohne Unterbrechung. Normalerweise flackert dein Mind, er ist wie ein unruhige Flamme. Manchmal ist er da, dann wieder nicht da; dann ist er wieder dabei, dann wieder weg, dann wieder da. Im *Dhyana* kommt es zu einer absoluten Kontinuität.

Wenn dein Mind Kontinuität wird, wirst du ungeheuer stark. Zum ersten Male bekommst du ein Gefühl dafür, was Leben heißt. Zum ersten Mal verschwinden die Löcher in deinem Leben. Zum ersten Mal bist du mit dir selbst zusammen. Solange dein Mind dem Nebeneinander von Wassertropfen ähnelt, kannst du nicht wirklich da sein. Dieses Nebeneinander stört alles. Dein Leben wird sehr trübe und schwach sein; es fehlt ihm an jeglicher Kraft. Wenn dein Bewusstsein in vollkommener Kontinuität strömt, wirst du zu einem Wasserfall der Energie.

Dies ist der zweite Schritt von *Samyama*. Jetzt geht es zum Dritten: die höchste und letzte Stufe, nämlich *Samadhi*. Im *Dharana* ist das Objekt bedeutsam, denn du musst eines unter Millionen von Objekten auswählen. Im *Dhyana* kommt es auf das Bewusstsein an; es wird zu einem ununterbrochenen Fließen. Im *Samadhi* geht es darum, über das Subjekt hinauszugehen.

Du hast schon viele Objekte fallen gelassen. Als noch viele Objekte da waren, warst du viele Subjekte, eine Menschenmenge, es lebten viele Seelen in deiner Brust, nicht nur eine Denkwelt, sondern viele Denkwelten.

Es kommen Leute zu mir und sagen: „Ich würde ja gern Sannyas nehmen, aber..." Mit diesem „aber" meldet sich eine zweite Denkwelt. Sie meinen, sie wären „eines Sinnes", doch mit dem „aber" meldet sich ein anderer Sinn. Sie sind nicht „eines Sinnes". Sie möchten etwas Bestimmtes tun, und gleichzeitig möchten sie es auch nicht tun: Zwei Seelen, zweierlei Sinn. Wenn du genau hinschaut, wirst du viele Gesinnungen in dir finden – geradezu einen Jahrmarkt! Wenn es für dich noch viele Objekte gibt, sind auch entsprechend viele Denkwelten da. Wo nur ein Objekt ist, waltet nur eine Denkwelt – fokussiert, zentriert. Jetzt gilt es auch diesen einen Mind fallen zu lassen; andernfalls wirst du im Ego bleiben. Die Vielheit hast du hinter dir, jetzt lässt du auch noch diesen fokussierten Mind los. Im *Samadhi* löst sich dein Mind auf und mit ihm verschwindet jede Form von Dualität, es bleibt Bewusstheit zurück – reiner Raum. Alle drei zusammen genommen heißen *Samyama. Samyama* ist die größtmögliche Synthese menschlichen Bewusstseins. Nun wirst du das Sutra verstehen können:

> *Richtet man Samyama auf die beiden Arten von Karma – das manifeste und latente – oder aber auf Omen und Zeichen, lässt sich der genaue Zeitpunkt des Todes vorhersagen.*

Wenn du also in *Dharana* bist und dich in *Dhyana* auf *Samadhi* einstimmst, bist du in der Lage, den genauen Zeitpunkt deines Todes zu erkennen. Wenn du dein *Samyama*, diese große Synthese deines Bewusstseins, diese große Kraft, die in dir wirksam geworden ist, wenn du diese Kraft auf deinen Tod richtest, wirst du unmittelbar erkennen, wann du sterben wirst. Wie kommt das? Wenn man ein dunkles Zimmer betritt, kann man nichts darin erkennen. Wenn man ein Licht bei sich hat, kann man alles sehen, was da ist oder was nicht da ist.

Du bewegst dich praktisch dein ganzes Leben lang im Dunkeln, so weißt du auch nicht, wie viel *Prarabdha* noch da ist – erinnere dich: *Prarabdha* ist dasjenige Karma, das es in diesem Leben zu erfüllen gilt. Wenn du mit *Samyama* gehst, mit einer hell leuchtenden Kerze, kommt Licht in die Sache. Jetzt erkennst du, wie viel *Prarabdha* noch da ist.

Man sieht das ganze Haus ausgeräumt, bis auf ein paar Dinge, die noch in der Ecke herum stehen … bald werden auch sie verschwunden sein. Jetzt kannst du erkennen, wann du sterben wirst.

Aus dem *Samyama*, im voll erwachten Bewusstsein also, kannst du sehen, wie viel Karma noch übrig ist. Es ist genauso, wie wenn ein Arzt kommt, um nach einem Sterbenden zu schauen, seinen Puls fühlt und sagt: „Höchstens noch zwei, drei Stunden." Wie kann er das sagen? Durch lange Erfahrung gelangte er zu dem Wissen, wie der Puls schlägt, wenn ein Mensch im Sterben liegt. Genau so kann ein Mensch mit erwachtem Bewusstsein wissen, wie viel *Prarabdha* noch übrig ist – wie viel Pulsschläge; und damit weiß er, wann er zu gehen hat.

Dies kann auf zweierlei Weise geschehen. Dem Sutra zufolge entweder, indem man sein Augenmerk auf den Tod richtet, also auf das *Prarabdha Karma* – indem man *Samyama* auf die beiden Arten von Karma richtet, das manifeste oder das latente – oder aber auf Omen und Zeichen. Auf zweierlei Art also kann dies geschehen: Entweder man prüft das *Prarabdha* oder es gibt ein paar Omen und Zeichen, die sich beobachten lassen.

Zum Beispiel geschieht etwas Bestimmtes, ehe ein Mensch stirbt – fast genau neun Monate vorher. Normalerweise sind wir uns dessen nicht bewusst, weil wir nicht wach sind. Das Phänomen ist sehr subtil. Ich sage fast neun Monate, weil das von Mensch zu Mensch verschieden ist. Es kommt darauf an: Der Zeitraum zwischen seiner Empfängnis und seiner Geburt wird die Zeit sein. Genau so lange nämlich: Wenn du neun Monate im Mutterleib warst, ehe du geboren wurdest, dann neun Monate. Wenn du zehn Monate im Mutterleib warst, dann zehn Monate. Wenn du nach sieben Monaten geboren wurdest, dann sieben Monate. Es richtet sich nach dem Zeitraum zwischen Empfängnis und Geburt. Genau zum entsprechenden Zeitpunkt vor dem Tod geschieht etwas im *Hara*, im Nabelzentrum: Es geschieht, weil zwischen deiner Empfängnis und deiner Geburt neun Monate lagen. Neun Monate hast du bis zu deiner Geburt gebraucht; genauso lange brauchst du zu deinem Tod. Genauso, wie du dich neun Monate lang im Mutterleib für deine Geburt vorbereitet hast, musst du dich auch auf dein Sterben einrichten. Damit rundet sich der Kreis. Es passiert etwas im Nabelzentrum.

Wer gelernt hat wach zu leben, wird augenblicklich merken, dass in seinem Nabelzentrum etwas zerbrochen ist – zum Zeichen, dass nunmehr der Tod naht. Ungefähr in neun Monaten: Es öffnet sich das Zentrum des Loslassens. Dieses Zentrum ist erkennbar. Eines Tages, wenn der westlichen Medizin die Bedeutung der Yoga-Physiologie bewusst ist, wird die Erforschung dessen, wie ein Mensch gestorben ist, umfassender sein. Heutzutage will man nur wissen, ob er eines natürlichen Todes gestorben ist oder ob er vergiftet oder umgebracht wurde oder Selbstmord begangen hat… alles sehr einfache Fragen. Das Allerwichtigste, das im Bericht erwähnt werden sollte, wird übersehen: Wie der Mensch gestorben ist – vom Sexzentrum aus? Oder vom Herz-Zentrum? Oder vom *Sahasrara*? Von wo aus ist er gestorben? Da gibt es eine Möglichkeit und Yogis haben auf diesem Gebiet eine enorme Arbeit geleistet.

Diese Anzeichen können dich darauf vorbereiten, den Tod willkommen zu heißen; und wenn du den Tod in großer Festlichkeit, mit Freuden, mit Jubel – ja tanzend und in Ekstase willkommen zu heißen vermagst, wirst du nie wieder geboren werden. Du hast ausgelernt. Du hast alles gelernt, was es hier auf Erden zu lernen gab und bist nun bereit, darüber hinaus zu gehen, zu höheren Aufgaben, zu einem höheren Leben, einem grenzenlosen Leben. Jetzt bist du bereit, im Kosmos, im All aufzugehen.

Noch etwas zu diesem Sutra. Das *Kriyaman Karma*, das Karma von Tag zu Tag, macht nur einen winzigen Bruchteil aus; in der Terminologie der modernen Psychologie können wir es „das Bewusste" nennen. Darunter liegt *Prarabdha*, das wir in der Terminologie der modernen Psychologie „das Unterbewusste" nennen können. Noch tiefer als das *Prarabdha* liegt *Sanchita*, das wir in der Terminologie der modernen Psychologie „das Unbewusste" nennen können.

Wenn du dir normalerweise deines alltäglichen Tuns und Lassens nicht bewusst bist, wie könntest du dir dann deines *Prarabdha* oder *Sanchita* bewusst sein? Also werde dir deines alltäglichen Tuns und Lassens bewusst.

Du gehst die Straße entlang – sei wach! Du nimmst dein Essen zu dir – sei wach. Bleibe aufmerksam bei dem, was du tust. Sei mit der Handlung! Wandere nicht nach hier und dort. Handle nicht wie ein Zombie. Bewege dich nicht, als ob du in tiefer Hypnose wärest. Sag alles, was du sagst, mit voller Bewusstheit, damit du es hinterher nie zu bereuen brauchst. Wenn du sagst: „Tut mir leid. Ich hab was gesagt, das ich nie sagen wollte", beweist das nur, dass du geschlafen hast, dass du nicht wach warst. Wenn du sagst: „Ich habe etwas getan und weiß weder warum noch wie – ich weiß einfach nicht, wie das passieren konnte, es ist gegen meinen Willen passiert", dann mach dir klar, dass du ein Schlafwandler bist, der nicht weiß, was er im Schlaf tut.

Werde zusehends wach! Nichts anderes ist mit dem „im Hier-Jetzt sein" gemeint. Im Moment hörst du mir zu: Du kannst ganz Ohr sein. Im Moment siehst du mich an: Du kannst ganz Auge sein, absolut wachsam, ohne dass dir auch nur ein Gedanke in den Sinn kommt, ohne Störung, dein Inneres ist unbewölkt. Nur auf mich fokussiert – restlos lauschend, restlos schauend. Bei mir bleibend im Hier-Jetzt, das ist der erste Schritt.

Wenn dir das gelungen ist, wird der zweite Schritt möglich; dann kannst du ins Unterbewusste gehen. Dann wirst du nicht nur wach sein, wenn dich jemand beleidigt und du wütend wirst. Dann wird dir in dem Augenblick, in dem dich jemand beleidigt, bewusst, dass sich eine bestimmte Wut in der Tiefe deines Unterbewusstseins bewegt hat, nur eine kleine Welle, sehr subtil. Wenn du nicht sehr feinfühlig und achtsam bist, wirst du sie nicht wahrnehmen. Solange sie nicht in dein Bewusstsein dringt, weißt du überhaupt nichts von ihr. Nach und nach wirst du feinste Nuancen wahrnehmen, die feinsten Stimmungen deiner Gefühle, das ist *Prarabdha*, dein Unterbewusstes.

Wenn dir dein Unterbewusstes bewusst wird, kannst du einen weiteren Schritt tun. Je mehr du dich entwickelst, desto mehr Wachstum wird dir möglich sein. Du wirst nun auch den dritten, den letzten Schritt gehen können: Dir dein *Sanchita*, deine angehäufte Vergangenheit bewusst zu machen. Sobald du ins Unbewusste vordringst, sobald du das Licht deines Bewusstseins in den tiefsten Kern deines Wesens hinein trägst, wirst du erleuchtet werden. Das ist mit „ein Buddha werden" gemeint: Jetzt liegt nichts mehr im Dunkeln. Jede Ecke, jeder Winkel ist ausgeleuchtet. Dann lebst und handelst du, ohne weiteres Karma anzuhäufen.

Richtet man Samyama auf Freundlichkeit
oder welche Eigenschaft auch immer,
entwickelt diese Eigenschaft eine gewaltige Kraft.

Erst muss man bewusst werden und augenblicklich folgt der zweite Schritt: Sein *Samyama* auf das Gefühl der Freundlichkeit zu richten … Liebe, Mitgefühl.

Lass mich folgende Geschichte erzählen:

Tamino, ein buddhistischer Mönch, hatte mit großer Ausdauer meditiert und war im Zustand des *Samyama* – im Bewusstsein der Leere. Wenn du wirklich bewusst bist, bist du dir nicht einer bestimmten Sache bewusst, du bist dir ausschließlich des Wachseins bewusst. Und selbst das zu sagen, ist nicht gut, weil so Bewusstheit zu einem Objekt gemacht wird. Nein, man ist sich der Leere bewusst – einfach bewusst. Da war er also, sich des Nichts bewusst und seine Seele war wie Leere. Und dieser Zustand war sogar noch jenseits von Frieden und er wäre allzu gern für immer und ewig in ihm geblieben. Aber es kam anders.

Eines Tages war er hinausgegangen, um in dem Wäldchen bei seinem Kloster zu meditieren. Und während er so dasaß, neben dem Weg, in Meditation versunken, kam ein Wanderer vorbei; dieser wurde von Dieben angefallen, sie raubten ihn aus und verletzten ihn. Sie ließen ihn für tot liegen. Er aber rief Tamino um Hilfe. Doch Tamino saß da, ohne auch nur etwas wahrzunehmen, er sah und hörte nichts. Da saß Tamino also und neben ihm starb dieser Mann und der Mann rief um Hilfe; er aber war so tief in sich versunken, dass ihn nichts zu erreichen vermochte. Er hörte nichts, er sah nichts – seine Augen standen zwar offen, aber in diesen Augen war niemand da. Tamino war zum untersten Felsengrund seines Wesens abgetaucht. Nur sein Körper atmete noch, er jedoch war nicht mehr an seiner Außenseite vorhanden.

Und so lag dort der Mann am Boden in seinem Blut – wo er immer noch lag, als Tamino wieder zur Erde zurückkam – wieder in seinen Körper zurückkehrte, wieder bei Sinnen war. Tamino war benommen und begriff lange Zeit weder was er sah, noch wusste er, was zu tun war.

Kurz darauf jedoch, als seine Lebensgeister zurückgekehrt waren, trat er zu dem Mann und verband ihm seine Wunden, so gut er konnte. Der Mann hatte aber zu viel Blut verloren; er warf Tamino noch einen Blick zu und starb. Tamino aber konnte diese Augen nicht vergessen und diese Augen verfolgten ihn. Und er war vollkommen verstört, sein ganzes *Satori* war verloren, er vergaß alles über die Mitte. Er verstand gar nichts mehr.

Aber den Blick in den Augen des Sterbenden – diesen Blick hatte Tamino schon einmal gesehen: Auf dem Schlachtfeld! Und all sein Friede, so schmerzhaft gewonnen, war hin, war verflogen. Er ging zum Kloster zurück und setzte über zur Insel, wo er auf die höchste Terrasse des Berges stieg und sich dort zu Füßen einer der Buddhastatuen setzte. Es war Abend und der letzte Strahl der sinkenden Sonne fiel auf das steinerne Anlitz … und es schien lebendig zu werden!

Tamino sah der Statue in die Augen und fragte:

„Erhabener Buddha, ist deine Botschaft wahr?“

Und die Statue antwortete: „Ja und nein.“

„Was ist wahr daran?“wollte Tamino wissen.

„Mitgefühl und Liebe.“

„Und was ist nicht wahr daran?“

„Weltflucht und Abkehr."
„Muss ich zurück ins Leben?"
Aber da war das Licht auf dem Antlitz auch schon erloschen und es wurde wieder zu Stein.

Eine wunderschöne Geschichte. Ja, Tamino musste zurück ins Leben. Man muss vom *Samadhi* zurück zur Liebe.

Deshalb kommt Patanjalis Sutra unmittelbar nach dem *Samadhi*, in dem man den Tod erfährt. Richtet man *Samyama* auf Freundlichkeit oder welche Eigenschaft auch immer, entwickelt diese Eigenschaft eine gewaltige Kraft. Es ist so: Du erschaffst die Welt, in der du lebst. Du erschaffst auch den Körper, in dem du lebst; du erschaffst auch den Geist, in dem du lebst. Du erschaffst ihn mit deinen Vorstellungen. Alles was du denkst, muss früher oder später Wirklichkeit werden. Jeder Gedanke wird letzten Endes zu einem Ding. Und wenn es sich schon beim Durchschnittsverstand so verhält – der ständig von einem Objekt zum anderen wechselt und von hier nach dort springt –, was soll man dann erst von *Samyama* sagen? Wenn überhaupt kein Mind mehr da ist und nur die Idee der Freundlichkeit aufsteigt, ist man sosehr darauf bezogen, man wird zu ihr.

Buddha hat gesagt: „Wenn ich das nächste Mal in die Welt komme, wird mein Name *Maitreya* sein – „der Freund". Damit wird etwas Wichtiges symbolisch zum Ausdruck gebracht: Nachdem man zu einem Buddha geworden ist, wird man zum Freund. Nachdem man zum *Samadhi* gefunden hat, wird man zum Mitgefühl finden. Erst dein Mitgefühl wird erkennen lassen, ob dein *Samadhi* echt ist oder nicht.

Denke daran: Geize nicht! Denn Gewohnheiten sind zäh.

Wenn du in der Außenwelt geizt und an Dingen festhältst, sei es Geld oder was auch immer, dann wirst du, wenn *Samadhi* in dir aufsteigt, auch am *Samadhi* festhalten. Das Festhalten geht weiter, aber genau das Festhalten muss fallen. Patanjali sagt: Richte dein *Samyama* auf Mitgefühl, Liebe und Freundlichkeit und sie werden zunehmen. Nicht dass du freundlich würdest – du wirst der Freund sein. Nicht dass du freundlich sein wirst – du wirst zu Freundschaft, zu Freundlichkeit werden. Nicht dass du lieben wirst – du wirst zu Liebe werden, du wirst die wahrhafte Liebe sein.

Richtet man Samyama auf die Stärke eines Elefanten, gewinnt man die Stärke eines Elefanten.

Du kannst dein *Samyama* auf alles richten was du willst und es wird eintreten – weil du grenzenlos bist. Gleich welche Form du annehmen möchtest, mit *Samyama* kannst du es. Alle Wunder sind möglich, es kommt nur auf dich an. Wenn du so stark wie ein Elefant werden möchtest, kannst du das: Einfach die Idee als Samen in dir halten und sie mit *Samyama* überschütten, du wirst sie verwirklichen.

Wegen dieses Sutra haben viele Menschen viel Falsches getan. Dies ist ein Schlüssel – selbst wenn du zu etwas Teuflischem werden willst, geht das. Yoga lässt sich missbrauchen wie die Naturwissenschaft. Die Naturwissenschaft hat zur Freisetzung der Atomenergie geführt: Jetzt kann man sie über Großstädte abwerfen und Menschen vernichten. Ihr könnt noch mehr Hiroshimas und Nagasakis herbeiführen. Ihr könnt aus der ganzen Erde einen toten, verbrannten Platz, einen Friedhof machen.

In ähnlicher Weise ist auch Yoga missbraucht worden. Alles Wissen bringt Macht und Macht lässt sich positiv oder negativ einsetzen. Es kommt ganz darauf an. Ein Segen kann zum Fluch gereichen. Was Patanjali hier sagt, ist reine weiße Magie; es ist eine Zauberformel. Ihr könnt eine teuflische, schwarze Magie daraus machen. Dann werdet ihr anderen Schaden zufügen – und euch selbst zerstören. Vergesst das nicht. Das ist der Grund, warum er zuerst sagt: „Werdet freundlich!"

Menschen wie Patanjali sind äußerst vorsichtig. Sie müssen vorsichtig sein – deinetwegen. Sie achten auf jeden ihrer Schritte. Erst teilt dir Patanjali mit, wie du zu *Samyama* gelangst und sofort spricht er von Mitgefühl und Freundlichkeit; erst danach kommt er auf die Kräfte zu sprechen. Wenn du voller Mitgefühl bist, können diese Kräfte nicht missbraucht werden.

Indem man das Licht auf die übernatürliche Fähigkeit richtet,
gewinnt man Wissen des Feinstofflichen, Verborgenen und
Entlegenen.

Jede Dimension erschließt sich – das Feinstoffliche, Verborgene und Entlegene – wenn du einmal um das Wissen des Nicht-Seins weißt. Sobald du es verstehst, ohne Ego zu sein, sobald du verstehst, reines Bewusstsein zu sein, ohne Subjekt und ohne Objekt, wird alles möglich – du wirst alles verstehen. Indem eines erkannt wird, wird alles erkannt.

Indem man Samyama auf die Sonne richtet,
gelangt man zur Kenntnis des Sonnensystems.

Dieses Sutra ist ein wenig kompliziert – nicht in sich, sondern wegen seiner Kommentatoren. Alle Kommentare zu Patanjali reden von diesem Sutra so, als spräche Patanjali von dem Sonnensystem draußen. Von dieser Sonne spricht er nicht, darüber kann er nicht sprechen. Er ist kein Astrologe, Astrologie interessiert ihn nicht. Ihn interessiert der Mensch. Ihm geht es darum, einen Atlas des menschlichen Bewusstseins zu erstellen.

In der Yoga-Terminologie ist der Mensch ein Mikrokosmos. Der Mensch ist in einer subtilen Weise ein kleines Universum, verdichtet zu einer Mikro-Existenz. Die Existenz, der ganze Kosmos, ist nichts anderes als der Mensch in Ausdehnung. So ist die Yoga-Terminologie: Mikrokosmos/Makrokosmos. Alles, was es da draußen gibt, existiert maßstabsgetreu im Inneren des Menschen. Ähnlich der Sonne, hat der Mensch eine Sonne in sich. Und ähnlich dem Mond, hat der Mensch einen Mond in sich. Patanjali möchte euch durch die gesamte Geographie der inneren Welt, des inneren Menschen führen.

Wenn er also sagt: *„Indem man Samyama auf die Sonne richtet, gelangt man zur Kenntnis des Sonnensystems“*, spricht er nicht von der Sonne im Weltraum, sondern meint die Sonne in unserer Innenwelt. Wo liegt unsere innere Sonne? Wo liegt die Mitte unseres inneren Sonnensystems? Sie liegt genau in der Tiefe des Fortpflanzungssystems. Darum ist der Sex so heiß, er ist eine Art Hitze. Wir haben den Ausdruck für Tiere: Wenn das Weibchen empfängnisbereit wird, sagen wir, sie ist heiß. Dieser Ausdruck trifft es genau.

Das Sexzentrum ist die Sonne. Darum macht Sex euch so heiß und fiebrig. Wenn du in den Sex gehst, wirst du zunehmend heißer, du steigerst dich geradezu bis zu einem

Fiebergipfel: Du fängst an zu schwitzen, atmest stoßweise und hinterher fühlst du dich erschöpft und schläfst ein.

Ist die Sexenergie erschöpft, beginnt unmittelbar der Mond zu funktionieren. Wenn die Sonne untergeht, geht der Mond auf. Die Funktion der Sonne ist beendet, jetzt übernimmt der Mond. Die Sonne ist das Sexzentrum. Indem man *Samyama* auf es richtet, wird man das gesamte innere Sonnensystem erkennen können. Indem du *Samyama* auf das Sexzentrum richtest, wirst du in der Lage sein, über dieses Zentrum hinaus zu gehen, du wirst all seine Geheimnisse erfahren. Sex ist die innere Sonne; die Sonne ist das Geschlechtsorgan des Sonnensystems. Spiegelbildlich werdet ihr auch das äußere Sonnensystem verstehen können. Aber der springende Punkt ist, das innere Sonnensystem zu verstehen.

Dies also möchte ich noch einmal unterstreichen: Dass Patanjali hier unseren Innenraum verdeutlicht. Und natürlich kann er da nur bei der Sonne anfangen, weil die Sonne den Mittelpunkt darstellt. Nicht das Ziel, sondern den Mittelpunkt. Nicht das Höchste, sondern das Zentrum. Man muss über sie hinausreichen, man muss sich über sie hinaus bewegen, aber sie macht den Anfang. Sie ist nicht das Omega, sondern das Alpha.

Die Menschen lassen sich in zwei Kategorien von Menschen aufteilen: Die Sonnenmenschen und die Mondmenschen – nennt sie meinetwegen auch *yang* und *yin*. Die Sonne ist das Männliche, der Mond ist das Weibliche. Die Sonne ist Aggression, das Aktive; der Mond ist empfänglich, das Passive. Man kann die ganze Existenz in Sonne und Mond aufteilen, so wie du auch deinen Körper in Sonne und Mond aufteilen kannst. Genau das hat Yoga getan.

Nimm zum Beispiel deine Atmung. Dem rechten Nasenflügel hat er die Sonnen-Energie, dem linken die Mond-Energie zugewiesen. Wenn man wütend wird, atmet man durch die Sonnenseite. Wenn man still werden möchte, atmet man durch die Mondseite. Dein ganzer Körper ist in zwei Seiten eingeteilt: Die eine Seite ist die männliche, die andere Seite ist die weibliche. Dein Geist ebenso: Die eine Hälfte ist männlich, die andere Seite deines Geistes ist weiblich.

Im Yoga bewegst du dich von der Sonne zum Mond und dann über beide hinaus.

8. Kapitel

Der innere Kosmos

Die Wahrheit ist da, entzieht sich aber dem Denken. Je mehr du nachdenkst, desto mehr entfernst du dich von ihr. Über die Wahrheit nachzudenken ist eine Art sinnloses Herumwandern, eine ziellose Träumerei.

Die Wahrheit muss man sehen. Patanjalis grundlegender Ansatz besteht darin, die Voraussetzungen dafür herzustellen: klare Augen, mit denen wir die Wahrheit sehen können. Dies ist weder Poesie noch Träumerei. Es geht um Selbsterforschung: Das ganze Leben zu einem Experiment werden lassen – nur so kann die Existenz in seiner Bedeutung offenbar werden. Sei dir beim Lesen der Patanjali Sutras ständig bewusst, dass er dir nicht irgendwelche Theorien gibt. Du bekommst eine Methodenlehre an die Hand, die dich transformieren kann. Aber es liegt an dir.

Es gibt viele Leute, die einfach nur neugierig waren und viele Bücher über Patanjali geschrieben haben. Sie wollten ihn nur studieren und haben umfangreiche, gelehrte Werke verfasst. Sie haben viel Schaden damit angerichtet. Seit über tausend Jahren deuten sie an Patanjali herum und interpretieren und interpretieren.

Nicht genug damit: Es gibt Kommentare über Kommentare zu Kommentaren. Die ganze Sache ist zu einem Dschungel geworden und es ist sehr schwer herauszufinden, wo Patanjali ist.

Das ist der Grund, warum ich mich entschieden habe, über Patanjali zu sprechen. Man muss ihm eine sehr große Aufmerksamkeit schenken. Es gibt nur ganz wenige Menschen, die an seine wissenschaftliche Haltung heranreichen. Er hat aus der Religion eine Wissenschaft gemacht und von allen Mystifizierungen befreit. Die Kommentare jedoch holen die Sutras erneut in eine Welt der Mystifikation zurück – es sind begrenzte Sichtweisen!

Wörter sind etwas sehr Gefährliches. Es ist ein Leichtes mit ihnen zu spielen, sie verändern ihre Bedeutung mit jedem neuen Interpreten, eine kleine, manchmal kaum merkbare Veränderung, nur ein Komma von hier nach da. Sanskrit ist eine hochpoetische Sprache. Jedes Wort hat schillernde Bedeutungen; so ist es ganz leicht, etwas zu mystifizieren.

Ich habe eine Sufi-Geschichte gehört:

Zwei Schüler eines Meisters sitzen im Klostergarten und meditieren. Da sagt der eine: „Wäre es nicht schön, wenn wir rauchen dürften?"

Der andere: „Das ist ausgeschlossen, das würde der Meister nie zulassen."

Dann sagen sie sich: „Wir sollten ihn einfach fragen. Wir haben nichts zu verlieren. Warum es nicht versuchen?"

Am nächsten Tag fragen sie ihren Meister, jeder für sich.

Zu dem einen sagt er: „Nein, absolut nein!"

Zu dem anderen sagt er: „Ja sicher, unbedingt!"

Als sie sich treffen, sind sie fassungslos: Was für ein widersprüchlicher Mensch dieser Meister doch ist!

Bis der eine auf die Idee kommt zu fragen: „Was hast du ihn eigentlich genau gefragt?"

Da sagt der, dem es verboten wurde: „Ich hab gefragt:

Meister, darf ich beim Meditieren rauchen? Und da hat er gesagt: Nein, absolut nein!

Doch jetzt will er es auch wissen: „Und du? Was hast du gefragt?"

Er sagt: Jetzt verstehe ich! Ich hab ihn gefragt: „Meister, darf ich beim Rauchen meditieren?" Und da hat er gesagt: „Ja sicher, unbedingt!"

Ich bin kein Interpret. Alles was ich sage, beruht auf meiner eigenen Autorität; ich sage es nicht aufgrund der Autorität Patanjalis! Ich spreche über ihn, weil die Erfahrungen, auf die er hinweist, meinen eigenen Erfahrung entsprechen. Aber ich versuche damit nicht, die Autorität Patanjalis zu beweisen. Wie könnte ich das, wie könnte ich beweisen, dass Patanjali die Wahrheit spricht? Ich kann nur etwas über mich selbst sagen. Patanjali hat es in wunderbaren Worten zum Ausdruck gebracht. Seine wissenschaftliche Erklärung und seine genaue Ausdrucksweise können kaum übertroffen werden.

Im letzten Sutra ging es um die „Sonne". Patanjali spricht auch vom „Mond", von „Sternen" und vom „Polarstern". Diese Wörter lassen zunächst vermuten, Patanjali spreche hier im astrologischen oder astronomische Sinne von unserem Sonnensystem. In Wirklichkeit spricht er von unserem inneren Kosmos, vom Menschen als einem Energiesystem. Zu allem, was in der Außenwelt vorkommt, gibt es etwas Entsprechendes in der Innenwelt des Menschen. Der Mensch ist ein Mikro-Universum.

Der Mensch lässt sich in zwei Typen einteilen: Den Sonnen-Typ und den Mond-Typ. Der Sonnen-Typ ist aktiv, aggressiv und außen-orientiert. Der Mond-Typ ist passiv, empfänglich und innen-orientiert. Man kann sie aber auch Yang und Yin nennen, oder „das Männliche“ und „das Weibliche“. Das Weibliche geht nach innen, das Männliche nach außen. Mann und Frau verhalten sich unterschiedlich, weil sie von verschiedenen Zentren her funktionieren. Der Mann funktioniert aus dem Sonnenzentrum, die Frau aus dem Mondzentrum.

Wenn ich die Wörter „Mann“ und „Frau“ gebrauche, meine ich damit nicht unbedingt alle Männer und alle Frauen; denn es gibt auch Männer, die eher weiblich als männlich sind und es gibt Frauen, die eher männlich als weiblich sind. Lasst euch also nicht verwirren.

Ein Mann kann durchaus ein Mond-Typ und eine Frau Sonnen-Typ sein – das hängt ganz von der Quelle der Energie ab. Der Mond hat keine eigene Energiequelle; er reflektiert lediglich die Sonne. Er ist nur eine Art Spiegel – darum ist er so kühl. Er transformiert die Energie von heiß zu kühl. Die Frau bezieht ihre Energie ebenfalls aus dem Sexzentrum, aber über den Mond.

Wird Samyama auf den Mond gerichtet,
lernt man die Anordnung der Sterne kennen.

Der Mond ist das *Hara*, etwa zwei Fingerbreit unterhalb des Nabels. Wenn dich an diesem Punkt ein Fausthieb trifft, stirbst du. Ohne auch nur einen Tropfen Blut zu vergießen, fällst du tot um, ohne jeden Schmerz. Das Mondzentrum ist das Todeszentrum. Darum haben die Männer so viel Angst vor den Frauen. Es kommen so viele Männer zu mir, die sagen, dass sie Angst vor den Frauen haben. Was ist diese Angst? Die Angst rührt daher, dass die Frau das *Hara* ist –

sie verschlingt den Mann. Das ist der Grund, warum die Männer seit jeher versuchen, die Frauen unter Kontrolle zu halten – weil diese sie sonst „essen", sie zerstören würden. Die Frauen sind seit Urzeiten in einer gewissen Sklaverei gehalten worden. Versucht das Phänomen zu verstehen.

Sexenergie gibt dir Leben. Je mehr du deine Sexenergie gebrauchst, desto näher rückt der Tod. Darum vermieden es die Yogis, der Sexenergie freien Lauf zu lassen und zogen es vor, sie zu bewahren. Sie wollten damit ihr Leben verlängern, um ihre Arbeit an sich selbst vor dem Sterben vollenden zu können; sonst müssten sie wieder von vorne anfangen.

Sex schenkt dir Leben. Sobald die Sexenergie aus deinem Körper weicht, gehst du dem Tod entgegen. Es gibt viele kleine Insekten, die nur eine einzige sexuelle Verbindung haben und dabei sterben. Es gibt Spinnen, die auf ihren Freundinnen sterben – während sie sich verbinden sterben sie. Nur dieses eine Mal und nicht nur das, ihr werdet überrascht sein: Wenn sie sterben – und sie sind immer noch miteinander verbunden – beginnt die Freundin sie aufzuessen. Sie isst sie wirklich. Was soll man auch sonst mit seinem toten Freund anfangen? Und dasselbe gilt für jede Sex-Beziehung – sodass dem Mann im Laufe der Zeit angst und bange wird.

Die sexuelle Liebe verleiht der Frau Energie, während der Mann Energie verliert. Das *Hara* der Frau tritt dann in Funktion. Sie transformiert die heiße Energie in kühle Energie. Sie ist Empfänglichkeit, sie ist ein passives Sich-Öffnen, ein Willkommenheißen. Sie absorbiert Energie, der Mann verliert Energie. Dieses Zentrum namens *Hara* oder auch „Mond", ist auch bei den Männern vorhanden, tritt aber nicht in Funktion. Es kann nur dann in Funktion treten, wenn viel Mühe darauf verwendet wird, es zu transformieren, es zu aktivieren.

Die Wissenschaft des *Tao* besteht darin, das Mondzentrum voll zur Entfaltung zu bringen. Aus diesem Grund ist die *Tao*-Einstellung empfänglich, weiblich, passiv. Yoga folgt dem gleichen Weg, nur aus einem anderen Blickwinkel. Yoga versucht die Sonnenenergie ins Innere des Körpers zu leiten. Ein Yogi arbeitet mit der Sonnenenergie und mit der Bahn, der sie folgen und sie zum Mond bringen soll. *Tao* und *Tantra* arbeiten beide mit dem Mond und machen ihn empfänglicher, magnetischer, sodass er die Solarenergie auf sich zieht. Yoga ist eine Sonnen-Methode, *Tao* und *Tantra* sind Mond-Methoden, aber die Absicht ist die gleiche. Alle Yoga-Übungen dienen dazu, die Sonnenenergie zum Mond hin zu leiten. Alle *Tao*- und *Tantra*-Übungen dienen dazu, die Anziehungskraft des Mondes so zu stärken, dass er die gesamte vom Sonnenzentrum erzeugte Energie auf sich zieht und transformiert.

Das ist der Grund, warum ein Buddha oder ein Mahavira oder ein Patanjali oder Laotse weiblicher wirken als Männer. Sie verlieren all die Ecken und Kanten der Männer; sie werden eher rundlich, ihr Körper wird weiblicher. Sie gewinnen eine gewisse weibliche Anmut. Ihre Augen, ihre Gesichter, die Art wie sie gehen, wie sie sitzen – alles kommt dem Weiblichen näher. Sie sind nicht mehr aggressiv, nicht mehr gewaltsam.

Wenn du dein *Samyama*, dein vollendetes Zeugesein auf das *Hara* richtest, wirst du fähig sein, alle Zentren im Inneren deines Körpers zu erkennen. Solange du auf dein Sonnenzentrum fixiert bleibst, bist du zu aufgeregt, bist du zu fiebrig, als dass du Klarheit finden könntest. Um zu Klarheit zu gelangen, muss man den Weg über den Mond wählen. Der Mond ist ein großartiger Energie-Transformer.

Du brauchst nur zum Himmel aufzuschauen: Dort bekommt der Mond ebenfalls seine Energie von der Sonne und reflektiert sie. Er hat keine Energie aus sich, er spiegelt sie nur – aber wie sehr verändert er dabei ihre Qualität! Schau zum Mond auf und du wirst Frieden spüren; schau zur Sonne auf und sie macht dich verrückt. Schau zum Mond auf und du wirst dich von Ruhe umgeben fühlen.

Ist ein Mann jung, ist er Sonne; wird ein Mann alt, wird er Mond. Ist eine Frau jung, ist sie Mond, wird eine Frau alt, wird sie Sonne. Diese beiden Energieformen funktionieren unterschiedlich. Die Mondenergie wird zur Trauer, wenn das Leben nicht so gut läuft. Die Sonnenenergie wird zur Wut, wenn alles im Leben schief läuft.

Ein vollkommener Mensch braucht die Synthese beider Energien. Wenn beide Energien im gleichen Maß vorhanden und ausgewogen sind, findet man seine Seelenruhe. Wenn Mann und Frau in dir ausgeglichen sind, überkommt dich eine Stille, die nicht von dieser Welt ist. Die Sonne hebt den Mond auf, der Mond hebt die Sonne auf und du bist einfach da, ganz in deinem Sein, ohne jede Regung, ohne jede Motivation, ohne jeden Wunsch.

Dies ist das forschende Anliegen des Yoga: Was in dir ist zeitlos? Wenn du dich weiterhin mit Dingen beschäftigst und dich für sie stark machst, die keinen Bestand haben, lebst du weltlich. Im selben Moment, da du dein Augenmerk auf das lenkst, was Bestand in dir hat, wirst du religiös.

Du kannst Zeuge deines Ärgers sein: *Sakshin*, der Zeuge. Du kannst Zeuge deiner Trauer, deiner Seelenqual und du kannst Zeuge deiner Seligkeit sein. Der Zeuge bleibt derselbe. Wenn du tagsüber Zeuge deiner Aktivitäten bist – du gehst die Straße entlang, du nimmst deine Mahlzeit ein, du bist im Büro, du kommst heim, bist wütend, bist liebevoll – wenn du alles im Zustand des Zeugeseins siehst, dann kannst du auch nachts beobachten – und du kannst dir bewusst sein, dass du gerade träumst.

Nur eines kann vierundzwanzig Stunden lang andauern: Der Zuschauer, der Zeuge. Das ist der Polarstern in dir.

Indem du Samyama auf den Polarstern richtest,
gelangst du zur Erkenntnis der Sternenbewegungen.

Behalte in Erinnerung, als erstes sagt Pantanjali: Wenn man *Samyama* auf den Mond richtet, gelangt man zur Kenntnis der Anordnung der Sterne. Welcher Stern ist welcher und wo ist er? Und dann: „*Indem du Samyama auf den Polarstern richtest, gelangst du zur Erkenntnis der Sternbewegungen.*" Denn Bewegung kann man nur auf dem Hintergrund von etwas Beständigem erkennen. Wenn sich alles bewegt und du keine beständige Basis hast, wie kannst du dann Bewegung erkennen?

In dir ist alles in Bewegung, ausgenommen der *Sakshin*, der Zeuge. Außer deiner Bewusstheit ist alles ständig im Fluss. Sobald du diesen Zeugen kennst, wirst du in der Lage sein zu sehen, wie schnell sich alles übrige bewegt.

Und nun gilt es etwas sehr Kompliziertes zu verstehen. Ich habe bis jetzt von den Zentren immer so gesprochen, als wären sie statisch. Das sind sie nicht. Manchmal befindet sich die Sexenergie im Kopf – sie ist in Bewegung. Deswegen ist der Verstand voller Sex-Vorstellungen, du denkst ständig daran, du fantasierst. Manchmal ist deine Sexenergie in deinen Händen und du möchtest eine Frau berühren; manchmal in deinen Augen – und was immer du siehst, wird zu einem Sexobjekt. Manchmal befindest sich deine Sexenergie in deinen Ohren und alles was du hörst, macht dich sexuell.

Es ist durchaus möglich, dass du einen Tempel betrittst um den *Bhajans*, den andächtigen Gesängen zu lauschen und dass du dich genau in jenem Zentrum sexuell erregt fühlst, wo du dich gerade befindest, also im Gehör. Und dann wirst du entsetzt von dir sein: „Was ist nur los? Ich bin in einem Tempel, bin zur Andacht gekommen. Was ist in mich gefahren?“ Und manchmal kann es vorkommen, dass du neben deiner Freundin oder Frau sitzt und sie bereit ist, nicht nur bereit, sondern einladend, erwartungsvoll – und du fühlst dich absolut nicht erregt: Deine Sexenergie befindet sich nicht dort, wo sie hingehört, in deinem Sexzentrum. Manchmal kommt es vor, dass dir sexuelle Fantasien ausgesprochen Spaß machen, aber wenn du mit einer Frau im Bett bist, keinerlei Lust verspürst.

Woher kommt das? Du weißt nicht, wo sich dein Zentrum befindet. Wenn man zum *Sakshin*, zum Zeugen wird, sieht man, wo sich das Zentrum befindet und dann wird vieles möglich. Wenn es sich in deinen Ohren befindet, verleiht es deinen Ohren Energie. Das sind die Momente, in denen du dein Ohr schulen und ein Musiker werden kannst. Wenn es sich in deinen Augen befindet, sind das die Augenblicke, in denen du zum Maler werden kannst. Dann schaust du auf die Bäume und sie werden grüner sein als sie sind. Dann werden die Rosenblüten ganz anders blühen als sonst … Dann projizierst du. Wenn sich dein Sexzentrum auf der Zunge befindet, kann ein großer Redner aus dir werden, kannst du die Menschen in Bann schlagen. Ein einziges Wort aus deinem Munde, und es wird deine Zuhörer mitten ins Herz treffen: Sie sind hypnotisiert. Es gibt so etwas wie den „richtigen Moment". Wenn dein Sexzentrum in deinen Augen ist, kannst du jemanden anblicken und er wird hypnotisiert sein. So wird man zum Hypnotiseur, bekommt man hypnotische Kräfte.

Wenn sich dein Todeszentrum in deinen Händen befindet und du ein Arzt bist, kannst du dem Patienten Medizin verabreichen und er wird sterben. Dann kannst du tun was du willst, aber du wirst deinen Patienten nicht retten können. In Indien sagt man: „Dieser Arzt hat die Hände eines Heilers: Was immer er anfasst, wird zu Arznei." Und über einen anderen Arzt? „Komm ihm nicht zu nahe: Wenn du mit einem kleinen Leiden zu ihm gehst, macht er ein großes daraus. Und dann wird es dir hinterher schlechter gehen als zuvor."

Es gibt Menschen, deren Lebenszentrum sich in ihren Augen eingenistet hat. Wohin sie auch blicken, verteilen sie Segen; ein Blick von ihnen und du fühlst dich gesegnet. Sie blicken dich an und irgend etwas, etwas Lebendiges überschüttet dich.

Ein Yogi wird hellwach. Im Ayurveda, das sich neben dem Yoga im alten Indien entwickelt hat, musste ein Arzt zugleich auch ein Yogi sein. Du konntest erst dann ein wirklicher Arzt werden, wenn du bereits ein Yogi warst. Sonst warst du kein echter Heiler. Der Arzt musste mit seiner eigenen Innenwelt gänzlich vertraut sein, ehe er sich einem Patienten zuwandte und ihn behandeln durfte. Wenn sich sein Todeszentrum in seinen Händen befand, ging er nicht hin. Auch nicht, wenn es sich in seinen Augen befand. Das Todeszentrum hatte in seinem *Hara* zu sein und das Lebenszentrum in seinen Händen, nur dann ging er hin. Alles hatte am richtigen Platz zu sein.

Sobald du deine innere Welt kennst, wird vieles möglich. Du magst ähnliches beobachtet, aber nicht verstanden haben, was da geschieht. Manchmal bist du gar nicht aktiv und du hast einen Erfolg nach dem anderen. Und ein andermal strengst du dich über die Maßen an und nichts will gelingen, alles geht schief. Dann ist etwas in dir durcheinander geraten.

Indem du Samyama auf das Nabelzentrum richtest, gelangst du zur Erkenntnis der Organisation des Körpers.

Das Nabelzentrum ist die Mitte deines Körpers; durch das Nabelzentrum wurdest du im Bauch deiner Mutter ernährt. Neun Monate lang hast du nur über das Nabelzentrum gelebt, warst du mit dem Nabel verbunden. Der Nabel bildete den Zugang, die Brücke. Und dadurch, dass man dein Nabelzentrum von der Mutter trennte und die Verbindung durchschnitt, wurdest du zu einem unabhängigen Wesen. Dein Nabelzentrum ist ungemein wichtig, was den Körper betrifft.

Dein Körper ist ein großartiger Organismus, er ist sehr empfindlich. Allein in deinem Körper befinden sich Millionen von Zellen und in deinem kleinen Kopf Millionen von Nerven. Wissenschaftler haben viele hochkomplizierte Maschinen zu entwickeln vermocht, aber nichts im Vergleich zum menschlichen Körper und es scheint ausgeschlossen, dass sie jemals in der Lage sein werden, ein so komplexes System zu entwickeln. Es ist ein Wunder. Es organisiert sich selbst, ununterbrochen, siebzig oder gar hundert Jahre lang.

Alles ist so beschaffen, als wäre es nahezu vollkommen. Das körperliche System organisiert sich selbst: Sobald du Hunger verspürst, erzeugt es Hunger; sobald du genug gegessen hast, gibt es dir ein Zeichen, dass es reicht; es verdaut; erzeugt Blut und Knochen und Knochenmark und reinigt sich unaufhörlich selber, denn jeden Augenblick sterben so viele Zellen ab, dass sie ausgeschieden werden müssen. Es erzeugt, reinigt, hält sich selber instand und all dies voll selbstorganisierend. Wenn du einem natürlichen Lebensstil folgst, funktioniert der Körper so wunderbar, einem harmonischen Summen gleich.

Indem du dich mit deinem Nabelzentrum vertraut machst, wirst du in der Lage sein, den gesamten Organismus des Körpers zu erkennen. Auf diese Weise ist die Yoga-Physiologie entstanden. Sie wurde nicht aufgrund von Außenbeobachtungen entwickelt, nicht durch Forschung am toten Körper. Für den Yoga kann das, was immer man über einen Toten weiß, nicht das Wissen vom Lebenden sein. Ein toter Körper ist etwas völlig anderes als ein lebender Mensch. Jetzt sprechen auch die Naturwissenschaftler davon, dass die Autopsie nur Annahmen ermöglicht. Folglich können wir aus dem, was wir über den toten Körper wissen, nur ungefähre Rückschlüsse auf den lebendigen Körper ziehen – sie sind bestenfalls annähernd wahr, aber nicht wirklich.

Yoga entwickelte sein Wissen von innen her und entdeckte die Physiologie bei voller Lebendigkeit und Bewusstheit. Darum gibt es so viele Dinge, von denen Yoga spricht, die aber von der modernen Physiologie nicht bestätigt werden; die moderne Physiologie beruft sich auf den toten Körper, Yoga auf dessen Leben.

Wenn Kabel unter Strom sind und ihr solche Kabel berührt, kommt es zu einer ganz bestimmten Erfahrung. Wenn ihr den Strom ausgeschaltet habt und die Kabel erneut berührt, kommt es zu einer ganz anderen Erfahrung. Welten liegen dazwischen.

Ihr seziert eine Leiche. Ihr könnt keinen lebenden Körper sezieren, denn wenn ihr damit fertig seid, ist er tot. Eines Tages werden also die Ärzte mit der Yoga-Wissenschaft übereinstimmen müssen: Wenn man den lebenden Körper erkennen will – also während die Energie fließt und er voller Kraft ist – gibt es nur einen Weg dahin, nämlich den, tief in sich selbst hinein zu gehen und von dort aus, von dieser höheren Warte aus nachzuschauen, was der Körper eigentlich ist, wie er angeordnet ist. Wenn man eine Leiche untersucht, betritt man ein Haus, dessen Besitzer fort ist. Man mag auf Möbel stoßen, aber nicht auf deren Besitzer. Wenn man in ein Haus geht, dessen Besitzer da ist, dann füllt er, füllt seine Anwesenheit das ganze Haus. Wenn du in deinem Körper anwesend bist, wird jede Zelle durch deine Anwesenheit qualitativ anders. Wenn du weg bist, dann bleibt nur etwas Totes zurück, nichts als Materie.

Indem Samyama auf die Kehle gerichtet wird,
kommt es zum Stillstand der Empfindungen von Hunger und Durst.

Dies sind innere Forschungsergebnisse. Yoga ist zur Erkenntnis gelangt, dass dein Hungergefühl nicht genau im

Magen sitzt und dein Durstgefühl nicht genau in der Kehle. Der Magen gibt die Information ans Gehirn und dann leitet das Gehirn sie an dich weiter. Dazu bedient es sich gewisser Hinweise. Wenn du dich z. B. durstig fühlst, gibt dein Gehirn dieses Gefühl an deine Kehle weiter. Wenn der Körper also Wasser benötigt, löst das Gehirn in der Kehle ein Symptom aus und du fühlst dich durstig. Wenn du Nahrung brauchst, löst das Gehirn etwas im Magen aus, sodass er vor Hunger knurrt.

Yoga erkannte, dass bei der gezielten Ausrichtung von *Samyama* auf Zentren bestimmte Symptome verschwinden. Wenn du z. B. *Samyama* auf deine Kehle richtest, wirst du feststellen, dass Durst und Hunger verschwinden. Deshalb konnten Yogis so lange fasten. Von Mahavira heißt es, dass sein Fasten manchmal sogar drei Monate lang dauerte, ununterbrochen. Von den zwölf Jahren, die er meditierend zubrachte, fastete er nahezu elf Jahre lang. Alle drei Monate legte er einen Tag ein, an dem er aß, dann fastete er wieder einen Monat und aß an zwei Tagen – und so weiter. Das summiert sich in zwölf Jahren auf ein einziges Jahr, in dem er aß. Mit anderen Worten: Von zwölf Tagen aß er im Durchschnitt an einem Tag und fastete elf Tage.

Probiere selbst. Wenn du das nächste Mal durstig bist, schließe die Augen, setz dich hin und richte deine gesamte Aufmerksamkeit auf deine Kehle. Sobald die Aufmerksamkeit dort liegt, wirst du sehen, wie sich die Kehle entspannt. Jedesmal, wenn du einer bestimmten Stelle deines Körpers bewusst wirst, holst du dich aus der Identifikation damit. Deine Kehle fühlt sich trocken an, du fühlst dich durstig. Wenn du aber als Zeuge dein Bewusstsein darauf richtest, bist du plötzlich getrennt davon, bleibt deine

Kooperation aus. Jetzt weißt du: „Die Kehle hat Durst, nicht ich." Und wie kann eine Kehle ohne dich durstig sein? Wie könnte der Körper ohne dich hungrig sein?

Indem man Samyama auf den Nerv Kurmanadhi richtet, ist der Yogi in der Lage, vollkommen reglos zu sein.

Kurmanadhi ist das Vehikel des *Prana* deines Atmens. Wenn du still deinen Atem beobachtest, ohne seinen Rhythmus im geringsten zu ändern, ohne weder schneller noch langsamer zu werden, ihn natürlich und entspannt sein lässt und selber einfach nur zuschaust, wirst du vollkommen still werden, wird keine Bewegung mehr in dir sein. Warum? Weil alle Bewegung auf dem Atem beruht. Alle Bewegung kommt vom Atem. Bewegung in dir ist nur durch deinen Atem möglich. Steht der Atem still, ist der Mensch tot – er ist ohne Bewegung.

Wenn du fortwährend dein *Samyama* auf den Atem richtest, wirst du beobachten, dass der Atem nahezu still steht. Yogis machen diese Meditation vor einem Spiegel: das Atmen wird so still, dass sie ihn nicht mehr spüren können. Sie können nur sehen, ob sich der Spiegel von ihrem Atem beschlägt oder nicht. Manchmal sind sie so still geworden, dass sie nicht mehr beurteilen können, ob sie überhaupt noch leben. In tiefer Meditation wird es dir manchmal genauso ergehen. Wenn die Bewusstheit vollkommen ist, kommt das Atmen fast zum Stillstand. Hab' keine Angst. Das ist nicht der Tod; das ist einfach nur Stille.

Das Bestreben des Yoga ist ganz darauf ausgerichtet, dich in eine solche Stille zu bringen, die durch nichts mehr zu brechen ist – in einen Bewusstseinszustand, der durch nichts mehr gestört werden kann. Die ganze Anstrengung geht dahin, das Dauerhafte, das Eine hinter der Vielfalt zu finden, das Unbewegliche hinter allen Veränderungen – kurz, das Unsterbliche, das, was jenseits des Todes liegt. Deine Gewohnheiten werden dabei Schwierigkeiten machen, weil du schon so lange damit gelebt hast. Dein Verstand wurde in eine irreführende Richtung programmiert – du kannst dich davon nur trennen. Dein gesamter Mind ist einseitig gebildet: Analysieren, auseinander nehmen und aus einem vieles machen. Der Mensch hat bis heute nur vom Intellekt her gelebt und hat vergessen, wie er alles wieder zusammen setzen soll.

Achte also darauf, der Verstand ist sehr auf Analyse eingestellt. Yoga ist Synthese. Wann immer der Verstand sich meldet und analysieren möchte, setz ihn zur Seite, schieb ihn beiseite. Durch Analyse erreichst du das letzte, kleinste Teilchen, durch Synthese wirst du zu deinem Höchsten, zum Allumfassenden vordringen. Die Wissenschaft erforscht die Welt der kleinsten Teilchen; sie entdeckte das Kleinste und das noch Kleinere und noch Kleinere und so arbeitet sie sich ständig weiter. Yoga entdeckte *Atma*, das Ganze. Im Yoga kam es zum Wissen des Ganzen, zur Verwirklichung des Allumfassenden.

Dein Geist ist entweder sonnen- oder mondorientiert. Ein sonnenorientierter Verstand ist wissenschaftlich; ein mondorientierter Geist ist poetisch. Die Sonnenhaltung ist analytisch; die Mondhaltung ist synthetisch. Die Sonnenhaltung ist mathematisch, logisch, aristotelisch; die Mondhaltung ist vollkommen anders – unlogisch, irrational. Sie funktionieren dermaßen unterschiedlich, dass es keine gemeinsame Sprache für beide gibt. Versuche herauszufinden, wo du stehst: Auf Seiten des sonnenorientierten Verstandes, also rational, argumentativ, streitsüchtig, logisch? oder auf Seiten des mondorientierten Geistes, also poetisch, imaginativ, träumerisch. Wo stehst du?

Und vergiss nicht: Jede dieser beiden Geisteshaltungen ist nur die eine Hälfte. Man muss beide hinter sich lassen. Wenn du zur Sonnenseite gehörst, lass dich als aller Erstes auf die Mondseite ein, denn darüber führt der Weg.

Sobald du deine Energie von der Sonne auf den Mond verlagerst, eröffnet sich dir eine neue Möglichkeit. Nun kannst du auch den Mond hinter dir lassen. Dann wirst du zu einem Zeugen; und das ist *Atma*, deine Wirklichkeit.

Wenn du nicht unterteilst, verschwindet die Vorherrschaft des Verstandes. Der Verstand lebt von der Unterteilung. Der Verstand erzeugt das Einerseits-Andererseits. Der Verstand sagt: „Ich mag dich; ich kann dich nicht leiden. Ich liebe dich; ich hasse dich." Der Verstand sagt: „Dies ist schön; jenes ist hässlich." Der Verstand sagt: „Dies gilt es zu tun; jenes gilt es zu lassen. Verstand heißt wählen. Darum betont Krishnamurti ständig, dass du wahllos zum Nicht-Verstand wird. Wahllos werden heißt: Aufhören, die Welt zu unterteilen.

Überlege: Würde der Mensch von der Erdoberfläche verschwinden, gäbe es dann noch etwas Schönes? Oder etwas Hässliches? Gäbe es dann etwas Gutes oder Schlechtes? Alle Einteilungen würden sich in Luft auflösen. Die Welt wäre dieselbe geblieben: Die Blumen würden blühen, die Sterne ihre Kreise ziehen, die Sonne aufgehen … alles würde genauso weitergehen. Aber das Teilen würde mit dem Menschen verschwinden. Dieses Trennen ist mit dem Menschen in die Welt gekommen. Mensch sein bedeutet auch Verstand sein. Das ist der ganze Sinn der biblischen Geschichte: Gott verlangt von Adam, die Frucht vom Baum der Erkenntnis nicht zu essen. Es wäre besser, statt „Baum der Erkenntnis", „Baum des Verstandes" zu sagen, dann wäre daraus sofort eine Zen-Geschichte entstanden. Und genau das ist sie auch.

Der Baum der Erkenntnis ist der Baum des Verstandes. Oder soll Gott etwa den Wunsch hegen, seine Kinder in Unwissenheit zu halten? Nein – er will nur, dass sie nicht aus dem Verstand heraus leben. Er will, dass sie ohne Einerseits/Andererseits leben. Das ist der genaue Sinn der biblischen Geschichte. Wenn man sie einem Zen-Meister zum Kommentar vorlegen würde, oder wenn ich dazu meinen Kommentar abgeben soll, möchte ich sagen: „Sprecht lieber vom Baum des Verstandes". Dann würde das Ganze einen Sinn bekommen: Leben, aber ohne das Leben zu teilen – dann ist es von einer ungeheuren Intensität. Dein Teilen erzeugt auch in dir eine Teilung. Beobachte: Sobald du eine Trennung vornimmst, zieht sich in dir etwas zusammen, etwas zerbricht.

Sobald du zu jemandem sagst: „Ich liebe dich", streckt sich diesem jemanden eine Hand entgegen.

Sobald du sagst: „Ich mag dich nicht", zieht sich die Hand zurück, bist du nicht mehr offen für das Leben in seiner Gesamtheit.

Die biblische Geschichte besagt auch: Bevor der Mensch sein Wissen nicht wieder loslässt, wird er keinen Einlass in den Garten Gottes finden. Jesus hat sein Wissen losgelassen. Darum wirkt Jesus so absurd, so paradox. Was Adam gegen den Willen Gottes getan hatte, hat Jesus wieder gutgemacht, er reinigte das Bewusstsein des Menschen. Adam musste den Garten verlassen – Jesus kehrte in ihn zurück. Wie konnte Jesus ihn wieder betreten? Indem er den Verstand aufgab – das Trennen.

Der Verstand funktioniert durch das Trennen. Versuche es, höre einfach auf einzuteilen. Du siehst eine Blume: Sag nicht „Sie ist schön". Das ist nicht nötig. Sie ist schön, ohne dass du es sagst. Dadurch, dass du es sagst, machst du sie nicht schöner. Wozu also?

Über Laotse gibt es folgende kleine Geschichte. Er pflegte morgens einen Spaziergang zu machen. Ein Nachbar folgte ihm – wohl wissend, dass Laotse nicht sprechen wollte, dass er stets Wert darauf legte, zu schweigen. Aber einmal hatte der Nachbar Besuch von einem Freund und der wollte ebenfalls mitkommen und tat es auch. Laotse und sein Nachbar wechselten kein einziges Wort. Der Freund fühlte sich etwas betreten, aber er hielt den Mund, denn sein Gastgeber hatte ihn gebeten, nicht zu sprechen. Da ging die Sonne auf und es war so wunderbar. Er vergaß und sagte: „Was für ein schöner Morgen!" Mehr nicht. Niemand ging darauf ein, weder sein Freund noch Laotse.

Nach Hause zurückgekehrt, sagte Laotse zu seinem Nachbarn: „Bring diesen Mann bitte nicht wieder mit. Er ist zu geschwätzig."

Der Nachbar sagte: „Er hat doch nur gesagt: „Was für ein schöner Morgen!"

Laotse antwortete: „Ich war da, wozu es also noch aussprechen? Es war schön, ohne dass es gesagt werden musste. Warum den Verstand einschalten? Nein, dieser Mann ist zu geschwätzig. Lass ihn zuhause."

Wann immer ihr etwas „schön" nennt, wird damit gleichzeitig etwas verurteilt, weil das Schöne nicht ohne das

Hässliche bestehen kann. Sobald man etwas schön nennt, hat man etwas anderes hässlich genannt.

Schau die Blume einfach an. Lass sie so sein, wie sie ist. Lass sie in ihrer Wirklichkeit, sag gar nichts. Nimm sie einfach wahr. Sag nicht nur äußerlich, sag auch innerlich nichts. Forme keinen Gedanken über sie aus. Lass sie nur da sein und du wirst zu einer großen Erfahrung gelangen. Wenn dich Traurigkeit überkommen will, nenne es nicht Traurigkeit. Ich habe diese Methode schon vielen gegeben und jedesmal sind die Leute überrascht. Ich sag ihnen: „Wenn du das nächste Mal traurig wirst, nenne es nicht ‚traurig'. Beobachte es einfach nur." Erst weil du es Traurigkeit nennst, macht es traurig.

Beobachte einfach, was immer es ist. Lass den Verstand beiseite, analysiere nicht, etikettiere nicht. Der Verstand ist ein großer Einteiler und kann es einfach nicht lassen, Dinge zu etikettieren, in Schubladen zu stecken. Kategorisiere nicht! Gestatte der Wirklichkeit, sich zu zeigen, lass die Tatsache da sein – du bist einfach der Zeuge. Dann wirst du nach einiger Zeit sagen: „Sieh, Traurigkeit ist gar nicht Traurigkeit". Und auch das Glück ist gar nicht sosehr das Glück, wie du immer gedacht hast. Nach und nach verschwimmen die Grenzen, überschneiden sich und verschwinden. Und dann wirst du sagen, dass es nur eine Energie gibt – Unglück, Glück: Beides ist eins. Erst dein Interpretieren erzeugt den Unterschied – die Energie ist dieselbe. Ekstase und Agonie sind eins. Deine Interpretation entzweit sie. Die Welt und Gott sind eins. Deine Interpretation entzweit sie.

Lass das Interpretieren sein und schau aufs Wirkliche. Das Uninterpretierte ist das Reale, das Interpretierte ist Illusion. Du kannst innerlich geteilt leben – der Mann getrennt von der Frau, die innere Frau getrennt vom inneren Mann. Dann wird es immer einen Konflikt geben, eine Art Tauziehen. Das ist der gewöhnliche Zustand der Menschheit. Erst wenn dein innerer Mann und deine innere Frau zusammenfinden, in einer tiefen Umarmung ineinander verschmelzen, wirst du zum ersten Male eins sein … weder Mann noch Frau. Dann wirst du jenseits von beiden sein.

Solange der innere Konflikt zwischen Sonne und Mond in dir anhält, wirst du dich für die äußere Frau interessieren, wirst du als Mann an der äußeren Frau interessiert bleiben, von der äußeren Frau fasziniert sein und als Frau vom äußeren Mann fasziniert bleiben. Sobald der innere Konflikt gelöst ist und deine Sonnenenergie mit der Mondenergie verschmilzt und keine Spaltung mehr in euch ist, ist Verbindung da. Dann wird keine äußere Frau oder äußerer Mann mehr Faszination auf dich ausüben, du wirst zum ersten Mal sexuell erfüllt sein. Womit ich nicht sage, dass du dich von der äußeren Frau oder von dem äußeren Mann trennen wirst – das wird nicht nötig sein! Aber jetzt wird die ganze Beziehung völlig anders sein – sehr harmonisch. Es wird keine Beziehung aus Bedürftigkeit mehr sein, sondern vielmehr eine Beziehung des Austausches, des Teilens. Bis jetzt geht es, wenn sich ein Mann einer Frau nähert, um ein Bedürfnis. Der Mann braucht die Frau und die Frau braucht den Mann. Das ist der Grund, warum alle Frauen und alle Männer unentwegt Streit miteinander haben. Aber letztlich kämpfen sie mit sich selbst und genau dieser innere Kampf wird nach außen projiziert.

Wenn du als Mann eine Frau benutzt, wie kannst du erwarten, dass die Frau mit dir sich völlig entspannen, in

Harmonie mit dir leben kann? Sie spürt doch, dass sie nur als Mittel zum Zweck dient. Und kein Mann und keine Frau ist Mittel zum Zweck. Sie fühlt sich als Ding missbraucht, zur Sache gemacht. Ihre Seele scheint verloren zu gehen; das ist es, was sie so empört. Und auch sie macht ihrerseits den Mann zum Spielball ihrer Erwartungen. Und so geht es immer weiter, das Beziehungsspiel ist perfekt. Da geht es mehr ums Streiten als um Liebe – mehr ums Kämpfen und Hassen als um das Lieben.

Kommt es aber zum Einklang zwischen deiner inneren Frau und deinem inneren Mann, bist du auch im Einklang mit deinem Partner. Wenn kein innerer Konflikt vorhanden ist, löst sich deine Streit-Beziehung auf. Jetzt bist du frei für eine wirkliche Beziehung. Du kannst eine Beziehung eingehen oder auch nicht: Du bist innerlich frei. Dann lebst du genau so, wie du zu leben wünschst: Wenn du in einer Beziehung leben willst, dann kannst du das, aber es wird nicht zu einer Streit-Beziehung kommen. Wenn du keine Beziehung willst, wenn du allein sein möchtest, kannst du auch allein sein, aber es wird keine Einsamkeit sein. Das ist die Schönheit, wenn man zur organischen Einheit in sich gefunden hat.

Und genau darum geht es Patanjali: Wie lässt sich die Sonnenenergie in Mondenergie transformieren. Und dann: Wie zum Zeugen von beiden werden, wie sie sich vereinigen, verschmelzen und eins werden – über beide hinaus gelangen. Dein Verstand wird das niemals zulassen – es sei denn, du gibst den Verstand auf. Der Verstand ist immer zwiespältig, davon lebt er. Er ist auf Teilung angewiesen.

So bist du entweder ein Mann oder eine Frau. Das ist Spaltung, das ist der Verstand. Was ist ein Buddha – ein

Mann oder eine Frau? In Indien kennen wir eine symbolische Darstellung von Shiva als *Ardhanarishwar* – halb Mann, halb Frau. Das trifft es genau. Und so muss es auch sein, weil du aus einem Vater und einer Mutter geboren wirst – zur einen Hälfte stammst du von deinem Vater und zur anderen Hälfte von deiner Mutter ab. Der Unterschied zwischen einer Frau und einem Mann ist allenfalls einer der Akzentuierung, nicht der Qualität. Die Frau ist bewusst Frau und unbewusst Mann, der Mann ist bewusst Mann und unbewusst Frau. Das ist der ganze Unterschied.

Sehr schwer, weil dein Verstand dazu abgerichtet wurde, ein Mann oder eine Frau zu sein und die Gesellschaft die Rollen zu sehr betont. Sie gestattet dem Menschen keine fließenden Grenzen, sie macht euch zu festgelegten Größen. Sobald die Kleinkinder verstehen können, schärfen die Eltern ihnen ein: „Du bist ein Junge. Spiel nicht mit Puppen, das ziemt sich für einen Jungen nicht. Du willst doch einmal ein Mann werden – so etwas ist für Mädchen!" Für Männer zählen Mädchen nicht. „Du mädchenhafter Weichling, so etwas tut man nicht, sei ein Mann!" Und der kleine Junge, der keine Ahnung hat, wohin man ihn gängelt, beißt die Zähne zusammen und will mehr und mehr ein Mann werden. Er entfernt sich weiter und weiter von seiner ursprünglichen Ganzheit seines Wesens. Er wird zum Mann – das ist die eine Hälfte seines Wesens. Und das Mädchen wird zur Frau – das ist ebenso nur die eine Hälfte seines Wesens. Man verbietet dem Mädchen, auf Bäume zu klettern – „das ist nur für Jungs".

Was für eine Dummheit. Bäume sind für alle da.

„Geh nicht im Fluss schwimmen – das dürfen nur Jungs!" Flüsse sind für alle da.

„Mann" ist eine Form, „Frau" ist eine Form – aber nicht euer Wesen. Identifiziert euch nicht zu sehr mit der Form. Lasst sie los!

Sobald du damit beginnst, dich von der Form zu lösen, zu entspannen und sobald du damit anfängst, dir die zurückgewiesene und verleugnete Seite wieder anzueignen, wird dich das in einem solchen Ausmaße bereichern, wie du es dir nicht einmal vorstellen, nicht erträumen kannst. Dann wird dein Wesen heil und ganz sein.

9. Kapitel

Das andere Wissen

Der Mensch ist Evolution. Nicht nur, dass er sich entwickelt, sondern er ist das Medium der Evolution selbst: Er ist Evolution. Eine ungeheure Verantwortung, aber auch eine beglückende Freude, denn gerade dies macht die Herrlichkeit des Menschen aus. Am Anfang steht Materie, am Ende Gott. Materie ist der Alphapunkt, Gott der Omegapunkt. Der Mensch ist die Brücke – Materie wird auf ihrem Weg durch den Menschen zu Gott. Gott ist nicht etwas von dir Unabhängiges und Gott wartet nicht irgendwo. Gott bildet sich erst durch dich heraus. Gott ist durch dich im Werden begriffen. In dir verwandelt sich Materie in Göttlichkeit. Du bist das größte Experiment, das die Wirklichkeit hervorgebracht hat. Bedenke diese Großartigkeit und bedenke auch deine Verantwortung dabei.

Wenn du denkst, bereits am Ziel zu sein, nur weil du der Form nach ein Mensch bist, bist du vom Verstand verführt worden. Du hast nur die Form, du bist nur eine Möglichkeit. Die Verwirklichung steht noch aus und es hängt davon ab, ob du sie zulässt, ob du dich ihr öffnest.

Das ist das ganze Anliegen des Yoga: Dir zu helfen, dich zum Omegapunkt hinaufzubewegen, dorthin, wo deine gesamte Energie freigesetzt, transformiert wird, wo alle Materie zu Göttlichkeit verwandelt wird. Yoga hat diese Reise, die gesamte Pilgerfahrt des Menschen landkartenähnlich dargestellt: Von der Sexenergie zum *Samadhi;* vom *Mooladhara* bis zum höchsten Zentrum, dem Höhepunkt der Evolution – dem *Sahasrara.*

Diese Zusammenhänge gilt es zu verstehen, ehe wir auf die folgenden Sutras eingehen können. Yoga unterscheidet im Menschen zwischen sieben Energiestufen, *Chakras* genannt. Das erste ist das *Mooladhara,* das Sexzentrum oder Sonnenzentrum; das letzte, das siebte, ist das *Sahasrara,* das Gottzentrum – der Omegapunkt.

Die Energie des Sexzentrums fließt von Natur aus abwärts. Das ist deine Verbindung mit der Materie, welche die Yogis *Prakriti* – Natur nennen. Das Sexzentrum ist deine Verbindung zur Natur – zu jener Welt, die du evolutionsgeschichtlich hinter dir gelassen hast. Wenn du auf das Sexzentrum beschränkt bleibst, wirst du nicht wachsen, du wirst da bleiben, wo du bist: Du hast Kontakt mit der Vergangenheit, aber noch keine Verbindung zu deiner Möglichkeit. Du bist steckengeblieben. Dein Menschsein sitzt im Sexzentrum fest.

Die Leute bilden sich ein, alles zu verstehen, was den Sex betrifft. In Wirklichkeit verstehen sie wenig davon, gerade auch diejenigen, die sich auszukennen glauben, die Psychologen. Sie meinen Bescheid zu wissen, aber das Wesentlichste fehlt noch: Das Wissen darum, dass die Sexenergie eine Aufwärtsbewegung machen kann, sich nicht unbedingt nach unten bewegen muss. Nach unten bewegt sie sich deshalb, weil diese Abwärtsbewegung instinkthaft im Menschen angelegt ist. Genauso wie in den Tieren, in den Bäumen ... es hat nicht viel zu bedeuten, dass es beim Menschen auch so ist.

Die Bedeutung des Menschseins liegt darin, dass es in

ihm etwas gibt, was in den Pflanzen, in den Vögeln, in den Tieren nicht vorhanden ist. Diese müssen nach unten gehen; in ihnen führt keine Treppe nach oben. Das ist es, was wir mit „sieben Zentren“ meinen: Die Stufen der Evolution nach oben. Sie sind in dir angelegt: Du kannst aufwärts steigen – wenn du willst. Wenn nicht, wirst du weiterhin nach unten fallen.

Wenn du nicht weitergehst, wenn du dich nicht um deine Verwirklichung bemühst, wenn du die Verantwortung ablehnst, wirst du steckenbleiben. Dieses Steckenbleiben kommt aus dem *Mooladhara* – dem Sexzentrum, dem Sonnenzentrum. Diejenigen, die das verstanden haben, haben selbst die Verantwortung übernommen und sind zu *Siddhas*, Buddhas geworden – zu Erwachten. Dein Weg wird dein eigener Entschluss sein müssen. Jetzt musst du von dir aus weitergehen. Das allererste, was es hier zu verstehen gilt, ist also: Denk nicht, dass du die Sexenergie schon zur Gänze verstanden hast. Du verstehst sie noch nicht.

Bevor du nicht *Sahasrara* verwirklicht hast, kannst du die Sexenergie nicht wirklich verstehen. *Sahasrara* ist die höchste Möglichkeit der Sexenergie – deren letzte Transformation. Solange du nicht weißt, wer du bist, wirst du auch nicht wissen, was die Sexenergie in ihrer ganzen Tragweite ist. Du wirst sie nicht erfassen können.

Du kennst nur die eine Seite von ihr, ihren Sonnenteil, ihr Mondteil ist dir noch fremd. Eine Psychologie, welche die weibliche Energie zu erforschen vermag, muss noch entwickelt werden. Das, womit sich Freud, Jung und Adler und andere befasst haben, hat sich mehr oder weniger um den Mann gedreht. Jung hatte ein paar Lichtblicke. Freud blieb völlig sonnenfixiert. Jung machte ein paar Schritte auf den Mond zu, wenn auch nur sehr zaghaft. Unser Verstand ist nur rational geschult; wer auf den Mond zugeht, gerät in eine Welt, die sich radikal von der Wissenschaft absetzt. Man betritt eine Welt der Mythen, das Reich der Dichtung und Einbildungskraft. Es bedeutet, sich für die Welt des Nicht-Rationalen, des Nicht-Logischen zu öffnen.

Wer sich nur an der Sonne orientiert, dem erscheint jeder Mensch gefährlich, der sich am Mond orientiert. Der Sonnen-Mensch hält sich an die schnurgeraden Autobahnen des Verstandes, während sich der Mond-Mensch in Labyrinthe hineinwagt. Er dringt in eine Wildnis vor, in der nichts mehr eindeutig ist – zwar lebendig, aber nicht mehr eindeutig.

Die größte Angst des Mannes ist die Angst vor der Frau. Irgendwie ahnt der Mann, dass ihm von der Frau der Tod droht – schließlich hat er von ihr auch sein Leben bekommen. Jeder wird aus einer Frau geboren. Wenn du also das Leben von der Frau hast, dann wird wohl irgendwie auch der Tod durch sie kommen. Denn das Ende kehrt immer zum Anfang zurück. Nur so schließt sich der Kreis.

In Indien, in der indischen Mythologie haben wir das erkannt. Du hast vielleicht schon Bilder oder Statuen der Mutter Kali gesehen, die das Symbol des Weiblichen schlechthin ist – und sie tanzt auf dem Leichnam ihres Mannes Shiva. Sie hat so entfesselt getanzt, dass Shiva jetzt tot ist, aber sie tanzt immer noch weiter. Das Weibliche hat das Männliche umgebracht – das will dieser Mythos besagen. Und warum ist sie schwarz bemalt? Ihr Name Kali bedeutet „schwarz“. Und warum so bedrohlich?

In der einen Hand hält sie einen frisch abgeschlagenen Kopf, aus dem noch Blut tropft. Sie ist eine Darstellung des

Todes. Sie tanzt wie wild und dazu auf der Brust ihres Mannes und er ist tot … Sie aber tanzt in großer Ekstase! Warum ist sie schwarz? Weil man sich den Tod seit jeher als schwarz vorgestellt hat, als finstere, schwarze Nacht. Und warum hat sie ihren Mann getötet? Der Mond tötet immer die Sonne. Sobald in eurem Wesen der Mond aufgeht, stirbt die Logik. Jetzt habt ihr eine vollkommen andere Dimension betreten. Von einem Dichter erwartet man keine Logik. Von einem Maler erwartet man keine Logik – auch nicht vom Tänzer oder Musiker. Sie wandern in einer absolut dunklen Welt.

Und davor hat der Verstand Angst, davor hat der Mann Angst, denn er orientiert sich am Verstand. Habt ihr noch nie bemerkt, dass der Mann das Gefühl hat, die Frau nicht verstehen zu können? Ihre weibliche Intelligenz? Und umgekehrt genauso: Die Frauen verstehen die Männer nicht. Da klafft ein Abgrund, so als gehörten sie nicht derselben Menschheit an, als lägen Welten zwischen ihnen.

Der Mann versteht die Frau nicht, die Frau versteht den Mann nicht. Es ist praktisch wie Sonne und Mond: Ist die Sonne da, verschwindet der Mond. Wenn die Sonne untergeht, zeigt sich der Mond. Nie begegnen sie einander. Nie sehen sie sich Auge in Auge. Dein Intellekt, dein Verstand verschwindet, sobald deine Intuition in Kraft tritt. Frauen sind intuitiver. Sie haben eine andere, eigenständige Art des Wissens: Es ist das Wissen des Mondweges.

Die Frau ist nach wie vor *terra incognita.* Die weibliche Psychologie muss noch entwickelt werden. Solange die Mondpsychologie noch nicht entwickelt ist, kann die Psychologie den Status der Wissenschaft nicht beanspruchen. Sie wird ein männliches Vorurteil bleiben und nichts über das Wesentliche des menschlichen Lebens aussagen können.

Indem man Samyama auf das Licht unter dem Scheitel des Kopfes richtet,
gewinnt man die Fähigkeit zum Kontakt mit allen zur Vollendung gelangten Wesen.

Das *Sahasrara* ist das Zentrum genau unter dem Scheitel des Kopfes. Es ist eine feinstoffliche Öffnung in deinem Kopf. Genau wie deine Geschlechtsorgane eine feinstoffliche Öffnung im *Mooladhara* sind, von der aus du Zugang nach unten hast – zur Natur, zum Leben, zum Sichtbaren, Stofflichen, zum Reich der Formen; genauso besitzt du ein noch nicht funktionierendes Organ im Scheitel deines Kopfes, mit einer ebenso feinstofflichen Öffnung. Strömt deine Energie dorthin, birst diese Öffnung und von dort aus kommst du in Kontakt mit der Übernatur … nenne sie Gott oder das Reich der *Siddhas*, der vollkommenen Wesen, das Reich all derer, die bereits angekommen sind.

Durch den Sex reproduzierst du deinen Körper. Sex ist schöpferisch; er setzt Kinder in die Welt, die genau so sind wie du selbst – du reproduzierst deinen Körper. Wenn deine Energie durch das *Sahasrara*, das siebente *Chakra* fließt, verwirklichst du dich selbst: Das bedeutet Wiederauferstehung. Das ist damit gemeint, wenn Jesus sagt: „Werde neu geboren!" Dann wirst du dir selbst zu Vater und Mutter. Dein Sonnenzentrum wird zu deinem Vater, dein Mondzentrum wird zu deiner Mutter und in der inneren Vereinigung deiner Sonne mit deinem Mond wird die Energie in Richtung Kopf freigesetzt.

Es ist ein innerer Orgasmus – die Vereinigung von Sonne und Mond, oder nennt es die Vereinigung von *Animus* und *Anima*, des Männlichen und Weiblichen im Inneren. Dein Körper ist männlich und weiblich. Dies gilt es zu verstehen. Seht ihr nicht, wie viele Linkshänder unterdrückt werden?! Aber warum sollte rechts richtig und links falsch sein? Was ist verkehrt an links? Und zehn Prozent aller Menschen sind Linkshänder. Zehn Prozent – nicht eben eine winzige Minderheit! Ein Linkshänder mag sich dessen nicht wirklich bewusst sein, er hat es vielleicht völlig vergesse … von Anfang an werden Linkshänder dazu angehalten, ihre rechte Hand zu benutzen. Warum?

Die rechte Hand ist mit dem Sonnenzentrum, mit dem Männlichen in dir verknüpft; die Linke ist mit dem Weiblichen, mit dem Mondzentrum verknüpft. Aber die gesamte Gesellschaft orientiert sich am Männlichen.

Dein linkes Nasenloch ist mit dem Mondzentrum, dein rechtes Nasenloch mit dem Sonnenzentrum verknüpft. Du kannst folgendes ausprobieren: Halte, wann immer es dir zu heiß wird, den rechten Nasenflügel zu und atme nur durch den linken und binnen zehn Minuten wirst du spüren, wie dich eine feine Kühle durchströmt. Du kannst damit experimentieren, es ist ganz einfach. Oder verschließe, wenn du vor Kälte zitterst, den linken Nasenflügel und atme nur durch den rechten und binnen zehn Minuten wird dir ganz warm werden.

Im Yoga achtet man auf Folgendes: Beim Aufstehen am Morgen ist es besser, durch den linken Nasenflügel zu atmen. Wenn man durch den rechten Nasenflügel einatmet, wachsen die Chancen, dass man tagsüber wütend wird, sich mit anderen anlegt und aggressiv wird – jedenfalls nicht kühl und gesammelt bleibt. Es ist also im Yoga ein Teil der Disziplin, darauf zu achten, durch welchen Nasenflügel man vor dem Aufstehen einatmet; geschieht dies durch den linken, ist alles in Ordnung, dann ist es Zeit zum Aufstehen. Wenn nicht, dann dreht man sich auf die rechte Seite, verschließt das rechte Nasenloch und atmet durch das linke ein. Wenn dann die linke Seite übernommen hat, kann man aufstehen.

Steh immer nur dann auf, wenn der linke Nasenflügel aktiv ist; du wirst merken, wie völlig anders sich dein Tagesablauf gestalten wird. Du wirst dich weniger aufregen, dich weniger reizen lassen und insgesamt kühler, gesammelter, ruhiger sein. Deine Meditation wird tiefer gehen. Wenn du kampflustig sein möchtest, dann ist der rechte Nasenflügel bestens dazu geeignet; ist dir nach Liebe zumute, dann der linke Nasenflügel.

Dieser Atemrhythmus wechselt ständig. Es mag dir nicht bewusst sein, aber achte darauf. Die moderne Medizin muss dies noch verstehen lernen, denn das kann auf die Behandlung entscheidenden Einfluss haben. Es gibt Krankheiten, denen durch die Mondseite zu helfen ist, ebenso wie es Krankheiten gibt, denen durch die Sonnenseite zu helfen ist. Wer sich damit genau auskennt, der kann das Atmen bei der Krankenversorgung einsetzen. Aber die moderne Medizin hat die Tatsache bis heute noch nicht realisiert, dass der Atem ständig wechselt. Erst tritt ca.vierzig Minuten lang der eine Nasenflügel in Funktion, dann ca. vierzig Minuten lang der andere Nasenflügel. Ständig wechseln sich in dir Sonne und Mond ab, ständig pendelst du von der Sonne zum Mond, vom Mond zur Sonne. Das ist auch der Grund, warum deine Stimmungen so oft umschlagen.

Manchmal fühlt man sich plötzlich gereizt – ohne jeden ersichtlichen Grund. Es ist nichts vorgefallen, alles ist wie zuvor, du sitzt nach wie vor da, wo du eben gesessen hast, nichts ist passiert … aber plötzlich bist du gereizt. Achte darauf. Führe deine Hand zur Nasenspitze und spüre hin: Dein Atem muss von links nach rechts umgeschlagen sein. Eben noch hast du dich so wohl befunden und jetzt fühlst du dich so schlecht, dass du einen Streit anfangen oder sonst etwas anstellen könntest.

Vergiss nicht: Dein ganzer Körper ist zweigeteilt. Dein Gehirn ist in zwei Gehirne aufgeteilt, in zwei Hemisphären. Die linke Hirnhälfte ist das Sonnenhirn, die rechte Hirnhälfte ist das Mondhirn. Du magst dich wundern: Die linke Seite des Körpers ist Mondenergie, während doch die rechte Hirnhälfte das Mondhirn ist. Nun, die rechte Gehirnhälfte ist mit der linken Körperseite verbunden. Deine linke Hand ist mit der rechten Gehirnhälfte verbunden, deine rechte Hand mit der linken Gehirnhälfte. Deshalb: Die Verbindung läuft überkreuz.

Die rechte Hirnhälfte ist der Sitz von Imagination, Poesie, Liebe, Intuition. Die linke Hirnhälfte ist der Sitz von Verstand, Logik, Argumentation, Philosophie, Wissenschaft. Solange du nicht zum Gleichgewicht zwischen deiner Sonnen- und deiner Mondenergie gelangt bist, wirst du nicht transzendieren können.

Erst wenn die linke Hirnhälfte sich mit der rechten Hirnhälfte trifft und verschmilzt, wirst du zum *Sahasrara* gelangen. Du musst zu einer Einheit werden, um das *Sahasrara* zu erreichen, denn das *Sahasrara* ist der Omegapunkt deines Daseins. Du kannst nicht als Mann und du kannst nicht als Frau dorthin gelangen. Du kannst nur als reines Bewusstsein dorthin gelangen – eins, vollkommen, ganz.

Das Sutra lautet also: *Indem man Samyama auf das Licht unter dem Scheitelpunkt seines Kopfes richtet, wird man fähig, mit allen vollendeten Wesen in Kontakt zu treten.* Die Energie muss aufwärts fließen, *Samyama* ist die Methode hierfür. Erst musst du, wenn du ein Mann bist, dir deiner Sonne, deines Solarzentrums, deines Sexzentrums völlig bewusst sein. Du musst ganz bei deinem *Mooladhara* sein und es mit deinem Bewusstsein überschütten. Ist das *Mooladhara* ganz in Bewusstsein getaucht, kannst du sehen, wie sich dort eine Energie erhebt und sich auf das *Hara* zu bewegt – zum Mond. Wenn deine Energie in dein Mondzentrum aufsteigt, wirst du dich so selig fühlen, dass alle sexuellen Orgasmen dagegen verblassen – sie sind damit nicht zu vergleichen. Wenn deine Sonnenenergie in deine Mondenergie einströmt, entsteht tausendmal mehr Intensität. Dann kommt der wahre Mann mit der wahren Frau zusammen. Wenn du mit der äußeren Frau zusammenkommst, kannst du ihr noch so nahe kommen, ihr bleibt dennoch getrennt, es treffen zwei Oberflächen aufeinander, das ist alles. Aber wenn deine Sonnenenergie in deine Mondenergie einfließt, dann verschmelzen zwei Energiekerne.

Ein Mensch, dessen Sonne und Mond miteinander verschmelzen, bleibt fortan heiter und selig – es gibt keinen Grund mehr, diesen Orgasmus zu verlieren. Dies ist ein fortwährender Orgasmus.

Wenn du eine Frau bist, dann sammle dein ganzes Bewusstsein im *Hara* und du wirst erleben, wie deine Energie zum Sonnenzentrum hinstrebt. Eines von diesen beiden Zentren ist außer Funktion, das andere in Funktion. Das aktive Zentrum muss mit dem nichtaktiven zusammengeführt werden: Augenblicklich beginnt das Nichtaktive aktiv zu werden. Wenn die Energie verschmilzt, Sonne und Mond eins werden, wirst du erleben, wie deine Energie aufwärts strebt: Du wirst nach oben gezogen.

In der Yoga-Symbolik stellt man sich das *Mooladhara*, das Sexzentrum, als einen roten, vierblättrigen Lotus vor. Die vier Blütenblätter stehen für die vier Himmelsrichtungen und das Rot steht für Hitze, denn dies ist das Sonnenzentrum. Das *Sahasrara* wird als tausendblättriger Lotus in allen Farben dargestellt. Und zwar deshalb tausendblättrig – *Sahasrara padma* heißt tausendblättriger Lotus – und deshalb in allen Farben, weil er alles einschließt. Das Sexzentrum ist nur rot. *Sahasrara* ist ein Regenbogen, schillert in allen Farben, umfasst die gesamte Existenz.

Durch Pratibha das Wissen von allem.

Das Wort *Pratibha* ist ein schwieriges Wort; es lässt sich schlecht übersetzen. „Intuition" ist ein sehr, sehr schwacher Ersatz und ich werde es dir erklären müssen, ich kann es nur umschreiben.

Die Sonne steht für Intellekt, der Mond für Intuition. Werden beide transzendiert, tritt *Pratibha* ein – aber dafür gibt es kein anderes Wort. Die Sonne ist Intellekt: Analyse, Logik. Der Mond ist Intuition, Eingebung, eine unvermittelte Einsicht, plötzlich kommt dir die Lösung. Der Intellekt arbeitet mit Methode, Verfahren und Schlussfolgerungen. Die Intuition kommt ganz plötzlich zu einer Lösung, ohne Methode, ohne Verfahren und ohne Schlussfolgerungen. Man kann die Intuition nicht nach dem

Warum fragen. Es gibt für die Intuition keine Erklärung. Eine plötzliche Eingebung – so als hätte der Blitz eingeschlagen, du weißt nicht, wie es geschah und warum es geschah – aber es ist geschehen und du hast etwas gesehen!

Pratibha jedoch ist etwas vollkommen anderes. In den englischen Übersetzungen von Patanjalis Yoga-Sutras ist es mit „Intuition" übersetzt worden. Ich möchte mich dem nicht anschließen. *Pratibha* setzt voraus, dass deine Energie über die Dualität von Intellekt und Intuition hinausgegangen ist. *Pratibha* ist jenseits von beiden. Jetzt gibt es weder Logik noch plötzliche Einsichten – in *Pratibha* ist alles zeitlos offenbar. In *Pratibha* ist man allwissend, allmächtig, allgegenwärtig. Vergangenheit, Gegenwart, Zukunft – alles ist gleichzeitig offenbar – das bedeutet *Pratibha va sarvam:* durch *Pratibha* das Wissen von allem.

Wenn die Energie durch das *Sahasrara* fließt und sich in deinem Inneren zehn Millionen Sonnen mit zehn Millionen Monden vereinigen, zu einer einzigen ozeanischen Orgasmuserfahrung, die zeitlos ist, dann gibt es kein Ende mehr, dann ist *Pratibha.* Dann siehst du, durchschaust du, erkennst du alles, durch und durch. Zeit und Raum, lösen sich auf und damit alle Begrenzungen.

Eine „wirkliche" Psychologie wird sich an *Pratibha* orientieren. Sie wird nicht mehr in männlich und weiblich aufgeteilt sein. Sie wird die höchste und größtmögliche Synthese sein – und deren Transzendenz.

Wenn du zu intellektuell bist, müssen dir ein paar Dinge im Leben entgehen, die sehr schön sind: Du kannst keine Poesie genießen, kein Singen kann dich entzücken, du kannst nicht im Tanzen feiern. Das alles kommt dir nur etwas albern vor, unter deiner Würde. Du wirst verklemmt sein, du wirst dich zurückhalten, du wirst ein wenig gehemmt bleiben. Dein Mond muss leiden.

Wenn du nur intuitiv bist, magst du dich über vieles freuen, anderen jedoch wirst du kaum helfen können, weil in deiner Kommunikation etwas fehlen wird. Du selbst kannst ein wunderschönes Leben führen, aber du wirst nicht in der Lage sein, um dich herum eine bessere, schöne Welt mit aufzubauen, weil dies nur mit Hilfe des Intellektes möglich ist. Nur wenn sich die Wissenschaft mit der Poesie versöhnt, wird eine vollkommene Welt möglich sein. Ansonsten wird der Intellekt wie bisher die Intuition verurteilen und umgekehrt.

Die Synthese ist nötig – das meint Patanjali mit *Pratibhad va sarvam.* In dieser Synthese geschieht *Pratibha* – ein Zustand, worin Logik und Arbeit mit Hingabe verschmelzen, wo die Wissenschaft nichts mehr gegen die Poesie und die Poesie nichts mehr gegen die Wissenschaft hat.

Aus diesem Grund sage ich, dass der Mensch erst im Entstehen begriffen ist. Der Mensch ist vorläufig nur eine Form, ohne Inhalt. Den Inhalt gilt es erst zu erreichen; die große Alchemie muss erst stattfinden. Indem du dich selbst als ein großartiges experimentelles Labor der Evolution zu verstehen lernst, wird deine Energie vom *Mooladhara* zum *Sahasrara* aufsteigen.

Wenn man Samyama auf sein Herz richtet,
erkennt man die wahre Beschaffenheit des Verstandes.

Auch dies ist wiederum keine zutreffende Übersetzung, aber es ist auch schwierig. *Hridaye Chitta Samvit:* Erstens spricht Patanjali, wenn er das Wort *Hridaye* benutzt, nicht vom physischen Herzen. Nach der Yoga-Terminologie liegt das wirkliche Herz direkt hinter dem physischen Herzen verborgen. Es gehört nicht dem physischen Körper an. Das physische Herz ist lediglich die Entsprechung zum wirklichen, zum spirituellen Herzen. Zwischen beiden besteht eine Gleichzeitigkeit, ein nicht-kausaler Zusammenhang. Jenes Herz lässt sich nur erkennen, wenn du den Gipfel erklommen hast. Erst wenn deine Energie den Omegapunkt des *Sahasrara* erreicht hat, kannst du dein wirkliches Herz – den wahren Sitz des Göttlichen – erkennen.

Hridaye Chitta Samvit: Wer *Samyama* auf das Herz richtet, erkennt die Beschaffenheit des Verstandes. Auch letzteres stimmt nicht; *Chitta Samvit* bedeutet: Die wahre Beschaffenheit des Bewusstseins, nicht des Verstandes. Der Verstand ist schon längst verabschiedet, wurde zurückgelassen, denn der Verstand steht entweder im Bann der Sonne oder des Mondes. Wenn du Sonne und Mond transzendiert hast, ist auch der Verstand transzendiert.

Genau genommen bezeichnet *Chitta Samvit* den Zustand des Nicht-Verstandes. Wenn man Zen-Leute danach fragt, sprechen sie vom „Nicht-Verstand“. Der Verstand ist deshalb nicht mehr da, weil er nur kraft der Teilung existiert; entfällt die Teilung, entfällt auch der Verstand. Beides hängt zusammen, wie die zwei Seiten derselben Medaille. Der Verstand teilt, er besteht dadurch, dass er teilt; beides ist aufeinander angewiesen. Fällt das Teilen weg, fällt auch der Verstand weg; ist der Verstand fort, ist auch das Teilen fort.

Zwei Wege führen zu diesem Zustand des Nicht-Verstandes. Einmal der Weg des Tantra: Du gibst den Verstand auf – die Teilung verschwindet. Oder der Weg des Yoga: Du gibst das Teilen auf – der Verstand verschwindet. Ihr habt also die Wahl. Beide Wege bewirken das Gleiche: Du wirst eins, es entsteht Einheit.

Hridaye Chitta Samvit: Dann wirst du die wahre Beschaffenheit deines Bewusstseins kennen lernen. Noch einmal: Dieses Wort „Bewusstsein“ kann den Beigeschmack haben, als bezeichnete es das Gegenteil zur Bewusstlosigkeit. Mit *Chitta Samvit* ist nicht das Gegenteil von Bewusstlosigkeit gemeint; „Bewusstsein“ schließt alles ein, auch den Zustand der Bewusstlosigkeit, der ja nur ein Schlafzustand des Bewusstseins ist, also nicht ihr Gegenteil. Bewusstsein, Bewusstlosigkeit, das Unbewusste, einfach alle Bewusstseins-Formen, kurz, die wahre Natur des Bewusstseins wird dem offenbar, der seine vollendete Aufmerksamkeit, *Samyama*, auf das Herz richtet. Im Yoga wird das Herzzentrum *Anahata Chakra* genannt.

Ihr habt sicher schon von dem berühmten Zen-Koan gehört: Wenn ein Zen-Schüler seinem Meister begegnet, trägt dieser ihm auf, über etwas völlig Absurdes zu meditieren. Eine der berühmtesten Absurditäten ist zum Beispiel, dass der Meister vom Schüler verlangt: „Geh hin und lausche dem Klatschen einer Hand!“ Es ist absurd, eine Hand allein kann nicht klatschen, also kann es auch nicht den Ton einer klatschenden Hand geben! Zum Klatschen gehören zwei Hände. *Ahat* bedeutet „durch Konflikt“, *Anahata* bedeutet: „ohne Konflikt“. *Anahata* bedeutet: „Das Klatschen einer Hand“.

Wenn alle Töne in dir verklungen sind, hörst du den Ton, der immerfort währt, der einfach der Natur innewohnt, der das eigentliche Wesen des Daseins ausmacht – den Ton der Stille, den Ton der Tonlosigkeit: *Anahata Chakra* – der Ort, wo ein ständiger Ton erzeugt wird, ohne Konflikt, ohne jeglichen Gegensatz ... der immerwährende Ton. Die Hindus haben diesen Ton aumkar genannt – AUM.

Werde absolut still, gib alles Denken auf, werde reglos und plötzlich stellt er sich ein – er ist von jeher da gewesen, nur warst du nicht offen dafür, ihn zu hören. Es ist ein sehr, sehr leiser Ton. Wenn du deinen Verstand von der ganzen Welt leer gemacht hast und du nur noch für diesen Ton wach bist, dann wirst du nach und nach empfänglich für ihn, du fängst allmählich an, ihn zu hören. Sobald du das „Klatschen der einen Hand" hören kannst, hast du Gott gehört, hast du alles gehört.

Patanjali führt dich Schritt für Schritt bis zum Omegapunkt. Diese drei Sutras sind sehr wichtig. Versenke dich immer wieder in sie. Versuche sie in deinem Innersten zu empfinden. Sie können zu Schlüsseln werden, die dir die Tore zum Göttlichen öffnen.

10. Kapitel

Die Illusion von Erfahrungen

Das Wort Alleinsein muss verstanden sein. Alleinsein ist nicht Einsamkeit. Einsamkeit ist negativ; du bist einsam, wenn du den anderen hinterherläufst. Einsamkeit ist das Gefühl, dass dir jemand fehlt. Alleinsein ist die Entdeckung deiner selbst. Einsamkeit ist ein Unglück, Alleinsein ist von einer großartigen Schönheit. Im Alleinsein bist du so erfüllt, dass der andere nicht mehr dein Bewusstsein beherrscht, er erzeugt keinen Schatten, er weckt keine Träume mehr in dir, der andere zerrt dich nicht mehr nach außen.

Sartres berühmte Aussage: „Der andere ist die Hölle", lässt sich im Sinne Patanjalis gut verstehen. Der andere mag zwar nicht die Hölle sein, aber die Hölle wird von deinem Verlangen nach dem anderen in dir selbst erzeugt. Das Begehren nach dem anderen ist die Hölle.

Nicht mehr nach dem anderen zu verlangen heißt, in der ursprünglichen Klarheit deines Wesens zu sein. Dann bist du ganz – außerhalb der Dualität „ich und der andere". Dies nennt Patanjali *Kaivalya.*

Der Weg, der Pfad, der zu *Kaivalya* hinführt, der erste äußerst bedeutungsvolle Schritt ist *Viveka* – die Unterscheidung. Der zweite wichtige Schritt ist *Vairagya* – Entsagung; und der dritte ist, dass du *Kaivalya,* dein Alleinsein erkennst.

Warum verlangst du so sehr nach dem anderen? Woher dieser Wunsch – dieses ständige verrückte Bedürfnis nach dem anderen? Warum bist du dir nicht selbst genug? Warum fühlst du dich unerfüllt? Warum denkst du, es würde dir irgendetwas fehlen? Woher rührt diese missliche Vorstellung? Es kommt daher, dass du dich mit dem Körper identifiziert hast. Der Körper ist der andere. Wenn du einmal den ersten Schritt in die falsche Richtung getan hast, bewegst du dich weiter und weiter so und dann ist kein Ende mehr abzusehen.

Mit *Viveka* meint Patanjali: Zu sehen, dass du zwar in deinem Körper wohnst, aber nicht dein Körper bist; zu sehen, dass du zwar in deinem Geist wohnst, aber nicht dein Geist bist; zu sehen, dass du immer der reine Zeuge – *Sakshin, Drashta* – der Seher bist; dass du nie das Gesehene, nie das Objekt bist. Du bist reine Subjektivität: Erst durch deine Gegenwart wird dein Körper lebendig, erst durch deine Präsenz beginnt dein Geist zu funktionieren.

Patanjali zufolge ist dein innerstes Wesen weder aktiv noch passiv. Dein innerstes Wesen wird im Yoga *Purusha* – reines Bewusstsein genannt. Dein reines Bewusstsein ist ein Katalysator, ein auslösender Faktor. Es ist einfach nur da und tut nichts – sieht alles, aber tut nichts; beobachtet alles, aber lässt sich in nichts hineinziehen. Allein durch die Anwesenheit von *Purusha* setzt sich *Prakriti* – Körper/Geist – in Bewegung. Aber wir identifizieren uns mit unserem Körper, wir identifizieren uns mit unserem Geist. Wir verlassen das Zuschauer-Bewusstsein und werden zum Macher. Hierauf beruht die ganze Krankheit des Menschen. *Viveka* ist die Arznei – wie du wieder nach Hause findest, wie du diese falsche Idee, dass du ein Macher bist, loslässt und wie du zur Klarheit gelangst, einfach nur zuschauendes Bewusstsein zu sein. Die Methode hierfür heißt *Viveka.*

Sobald du begriffen hast, dass du nicht der Macher, sondern zuschauendes Bewusstsein bist, stellt sich das zweite spontan ein: Loslassen – *Sannyas, Vairagya.* Jetzt kannst du all das, was du bisher gemacht hast, einfach nicht mehr ausführen. Du hast dich auf viele Dinge allzu sehr eingelassen, nur weil du dich für deinen Körper oder für deinen Verstand gehalten hast. Jetzt weißt du, dass du keines von beidem bist, weder Körper noch Geist. All die Betriebsamkeit, all dieses Sich-Hetzen fallen einfach von dir ab. Dieses zur Ruhekommen heißt *Vairagya*: Das ist *Sannyas* – Loslassen.

Deine Klarsicht, dein *Viveka*, deine Einsicht führt zur Transformation durch *Vairagya.* Und wenn *Vairagya* sich ganz vollzogen hat, erhebt sich ein weiterer Gipfel, nämlich *Kaivalya* – jetzt weißt du zum ersten Mal, wer du bist. Dein erster Schritt in die Identifikation hat dich in die Irre geführt. Wenn du einmal diesen ersten Schritt getan und deine innere Freiheit missachtet hast und dich in der Identifikation verloren hast, ist kein Halten mehr. Der erste Schritt führt zum nächsten, dann wieder zum nächsten und so gerätst du mehr und mehr in Schwierigkeiten.

Gurdjieff pflegte zu seinen Schülern zu sagen: „Zu allererst müsst ihr damit aufhören, euch zu identifizieren; erinnert euch ständig daran, dass ihr Zeuge seid, nichts als Bewusstheit – weder ein Akt, noch ein Gedanke.“ Wenn sich dieses Sich-Erinnern in dir kristallisiert hat, hast du *Viveka*, die Unterscheidung erlangt; dem folgt spontan *Vairagya.* Wenn du nicht zu unterscheiden vermagst, folgt *Samsara*, die Welt. Wenn du dich mit dem Körper und dem Verstand identifizierst, wird Wirklichkeit etwas Äußeres, Materielles. Du hast dich aus dem Garten Eden selbst vertrieben! Wenn du zu unterscheiden vermagst und nie vergisst, dass du zwar im Körper bist, der Körper aber nur deine Wohnung ist, die du innehast und dass dein Verstand nur ein Biocomputer ist, den du als sein Meister bedienst, dein Verstand also nur dein Diener ist, dann – die Wende nach innen! Dann bewegst du dich nicht mehr ins Äußere, denn du hast den ersten Schritt rückgängig gemacht. Jetzt hast du deine Veräußerlichung von Wirklichkeit abgebrochen – plötzlich beginnst du nach innen zu fallen. Das ist *Vairagya*, Entsagung.

Wenn du weiter, immer tiefer nach innen fällst, kommt schließlich der letzte Punkt, wo es nicht mehr weiter geht – das *summum bonum,* welches *Kaivalya* genannt ist: Du bist allein. Du brauchst niemanden mehr. Du brauchst nicht mehr die ständige Anstrengung, dich mit diesem oder jenem auszufüllen. Jetzt bist du im Einklang mit deiner Leere und weil du mit ihr im Einklang bist, ist die Leere selber zu einer Fülle geworden – eine Unendlichkeit, eine Erfüllung der Existenz. Dieses *Purusha* ist am Anfang, dieses *Purusha* ist am Ende und dazwischen ist ein großer Traum.

Erfahrung ist das Ergebnis der Unfähigkeit,
zwischen Purusha,
reinem Bewusstsein und Sattva, reiner Intelligenz,
zu unterscheiden,
obwohl sie eindeutig anders sind.

Hier gilt es jedes einzelne Wort zu verstehen, denn jedes Wort ist von großer Bedeutung. Erfahrung ist das Ergebnis der Unfähigkeit ... zu unterscheiden.

Jede Erfahrung ist ein Irrtum. Ob du sagst: „Ich bin unglücklich!“ oder sagst: „Ich bin glücklich!“ oder sagst „Ich bin hungrig“ oder sagst „Ich fühle mich sehr gut und gesund“ – jede Erfahrung ist ein Irrtum, ein Missverständnis. Was meinst du wirklich damit, wenn du sagst „Ich bin hungrig“? Du kannst sagen: „Ich bin mir bewusst, dass der Körper hungrig ist.“ Du solltest nicht sagen „Ich bin hungrig.“ Du bist nicht hungrig, sondern der Körper. Du siehst diese Tatsache, die Erfahrung ist nicht die deine, du bist die beobachtende Aufmerksamkeit. Die Erfahrung ist die des Körpers, die Aufmerksamkeit bist du. Wenn du dich unglücklich fühlst, mag das wiederum die Erfahrung deines Körpers oder deines Verstandes sein – die nicht zweierlei sind. Körper und Geist bilden einen Mechanismus. Der Körper ist die Grobmechanik derselben Wesenheit, deren Feinmechanik der Verstand ist. Aber beide sind dasselbe. Es ist nicht gut von „Körper und Geist“ zu sprechen, wir sollten „Körper-Geist“ sagen.

Der Körper ist nichts weiter als Verstand in grobstofflicher Form und wenn du deinen Körper beobachtest, wirst du sehen, dass dein Körper genauso funktioniert wie dein Verstand. Du schläfst gerade fest und tief und eine Fliege kommt geflogen und summt dir ständig ums Gesicht: Du scheuchst sie mit der Hand fort, ohne deswegen aufzustehen oder aufzuwachen. Der Körper hat funktioniert, sehr achtsam. Oder dir krabbelt etwas über die Füße… du streifst es ab. Im Tiefschlaf. Am Morgen kannst du dich nicht dran erinnern.

Der Körper funktioniert als Verstand – sehr grob zwar, aber er funktioniert als Verstand. Alle Erfahrungen gehören dem Körper-Geist an – ob gute oder schlechte, glückliche oder unglückliche, es macht keinen Unterschied. Du jedenfalls bist nie der Erfahrende, du bist immer das zuschauende Bewusstsein der Erfahrung. So stellt Patanjali die äußerst kühne Behauptung auf: Erfahrung ist das Ergebnis der Unfähigkeit ... zu unterscheiden. Jede Erfahrung ist ein Irrtum. Der Irrtum rührt daher, dass du nicht unterscheidest, nicht weißt, wer was ist. Patanjali zufolge ist also jede Erfahrung ein Irrtum – eine irrige Sicht der Dinge, ein Missverständnis. Du hast dich mit dem Objekt identifiziert und das Subjekt fängt an, sich für das Objekt zu halten. Du fühlst Hunger, aber du bist nicht hungrig – dein Körper ist hungrig. Du empfindest Schmerz, aber du bist nicht im Schmerz, der Körper ist im Schmerz. Du selbst bist dir dessen nur bewusst.

Versuche beim nächsten Male bewusst zu sein. Versuche dich zu erinnern: „Ich bin der Zeuge“ und du wirst sehen, wie sehr sich alles verändert. Sobald du sehen kannst, dass du der Zeuge bist, fallen viele Dinge einfach weg, sie beginnen zu verschwinden. Und ein Tag kommt – welches der letzte Tag sein wird, der Tag der Erleuchtung – an dem sich alle Erfahrung auflöst. Plötzlich bist du jenseits der Erfahrung: Du bist nicht im Körper, nicht im Geist, du bist jenseits von beiden. Plötzlich beginnst du zu schweben wie eine Wolke, über allem, jenseits von allem. Dieser Zustand des Nicht-Erfahrens ist der Zustand von *Kaivalya.*

Und nun noch eines. Es gibt Leute, die halten die Spiritualität ebenfalls für eine Erfahrung. Sie haben keine Ahnung. Es kommen Leute zu mir und sagen: „Wir würden gern spirituelle Erfahrungen machen.“ Sie wissen nicht, was sie da sagen. Erfahrung als solche gehört zur Welt. Es gibt keine spirituelle Erfahrung – es kann keine geben.

Eine Erfahrung spirituell zu nennen bedeutet, in die Irre zu gehen. Das Spirituelle besteht ausschließlich darin, reine Bewusstheit zu verwirklichen – *Purusha.*

In der Yoga-Terminologie hat die Wahrheit, die endgültige Wahrheit, drei Attribute: *Sat-Chit-Ananda. Sat* bedeutet absolutes, ewiges, unwandelbares Sein. *Chit* bedeutet Bewusstsein, Zeugesein. Und *Ananda* heißt „Seligkeit". Diese drei hat man „die drei Attribute des Höchsten" genannt. Wenn man im Höchsten der Existenz angekommen ist, erkennt man dreierlei: Dass man da ist und immer sein wird, dies wird im Yoga *Sat* genannt; dass man da ist und ein Bewusstsein davon hat, dass man also nicht einfach als Energie da ist, sondern dass man ist und gleichzeitig weiß, dass man da ist, das wird als *Chit* bezeichnet; und drittens, dass man in diesem Bewusstsein ungeheuer selig ist, das ist *Ananda.*

Lasst mich das etwas näher erklären. Es ist nicht richtig, von „selig" zu sprechen, denn damit wird wieder eine Erfahrung daraus. Besser würde man also sagen: „Man ist Seligkeit" – nicht „selig". Man ist *Sat*, man ist *Chit*, man ist *Ananda* – man ist Dasein, man ist Bewusstsein, man ist Seligkeit. Dies sind die letztmöglichen Verwirklichungen der Wahrheit. Patanjali zufolge erzeugen diese drei, wenn sie in der Welt gegenwärtig sind, drei entsprechende Eigenschaften in der Natur *(Prakriti)*. Sie haben eine katalytische Funktion, ohne das geringste zu tun. Ihr bloßes Vorhandensein bewirkt eine enorme Kreativität. Diese Kreativität steht mit den drei *Gunas*, den Energie-Qualitäten *Sattva*, *Rajas* und *Tamas* in Einklang.

Die höchste Wahrheit ist jenseits jeder Tätigkeit – hierauf legt Patanjali größten Wert. Würde die höchste Wahrheit aktiv, würde sie zum Macher und wäre damit selbst zu Welt geworden. Für Patanjali ist Gott nicht der Schöpfer, sondern ein Katalysator. Das ist ungemein wissenschaftlich gedacht:

Wenn Gott der Schöpfer wäre, dann müsste man die Motivation herausfinden, warum er erschaffen hat, man müsste irgendeinen Wunsch nach einer Schöpfung ausfindig machen können. Damit wäre er einfach so wie der Mensch auch. Nein, für Patanjali ist Gott eine absolute reine Anwesenheit. Er tut absolut nichts, allein seine Anwesenheit löst etwas aus: *Prakriti*, die Natur beginnt zu tanzen.

Wenn du Samyama auf das Interesse am Selbst richtest,
gelangst du zur Kenntnis von Purusha,
die sich vom Wissen anderer Dinge unterscheidet.

Purusha wird im *Prakriti* als *Sattva* widergespiegelt. Deine Intelligenz ist eine Spiegelung der reinen Intelligenz; sie ist nicht die reine Intelligenz. Du bist klug, streitfreudig, tappst im Dunkeln, denkst nach, überlegst, entwickelst Philosophien, ganze Gedankensysteme – dies sind alles nur Spiegelungen der reinen Intelligenz, diese selbst hat es nicht nötig, irgendetwas zu entdecken: Für sie liegt bereits alles offen. Denken ist nichts als logisches Träumen, nichts als das Errichten von Wortpalästen. Und manchmal kann man sich dermaßen in Wörter verstricken, dass man darüber völlig das Wirkliche vergisst. Wörter sind nur Spiegelbilder.

Wenn ich etwas sage und damit in dir ein gewisses Sprachmuster zerstöre, dann ärgert dich das. Wenn du ein Christ bist, hast du ein christliches Sprachhaus. Wenn du ein Hindu bist, hast du ein hinduistisches Sprachhaus. Ich bin weder das eine noch das andere. Ich bin hier, um alle Sprachgebäude zu zerstören. Aber was tue ich? Was kann ich dir wegnehmen? Kann ein Buddha dir Gott wegnehmen? Wenn du Gott erkannt hast – kann Buddha ihn dir wegnehmen? Aber er kann dir eine Theorie, er kann dir eine Hypothese wegnehmen. Sprache gehört zu *Sattva*, Theorien gehören zu *Sattva*, Philosophien gehören zu *Sattva*. *Sattva* bedeutet Intelligenz, Geist. Du jedoch bist nicht dein Geist.

Christentum, Hinduismus, Jainismus, Buddhismus gehören der Welt des Verstandes an. Darum sagen die buddhistischen Mönche: „Wenn dir unterwegs Buddha begegnet, töte ihn sofort." Das sagen buddhistische Mönche. Sie sagen: „Töte den Buddha, wenn du ihn siehst, augenblicklich." Damit wollen sie sagen: „Töte deine Vorstellungswelt, schlepp dich nicht mit einer Theorie über Buddha ab, sonst wirst du niemals ein Buddha werden. Wenn du ein Buddha werden willst, lass all deine Vorstellungen von Buddha fahren – alle Ideen. Töte Buddha auf der Stelle!" Sie sagen auch: „Wenn du den Namen Buddhas aussprichst, spüle dir sofort den Mund aus – das ist ein schmutziges Wort!"

Bodhidharma sagt: „Verbrennt alle Schriften. Alle – auch die Schriften Buddhas." Nicht nur die *Veden*, sondern auch das *Dhammapada*.

Es gibt ein berühmtes Gemälde von Bin-Chi dazu, wie er alle Schriften verbrennt. Diese Leute waren sehr, sehr tief in die Wirklichkeit vorgedrungen. Warum tun sie das? Sie nehmen dir damit deine Vorstellungen. Wo hast du deine *Veden*? Doch nicht im Buch, sondern in deiner Vorstellungswelt. Wo steckt dein Koran? Doch nicht in irgendeinem Buch, sondern in deinem Kopf, als Tonband. Lass all das los, befreie dich davon!

Stell dir vor, du siehst in einer Vollmondnacht den Mond im kühlen, glatten See gespiegelt. Keine Unruhe weit und breit: Das Spiegelbild ist vollkommen – aber doch nur ein

Spiegelbild. Und wenn schon das Spiegelbild so schön ist – wie muss dann erst die Wirklichkeit sein! Lass dich nicht vom Spiegelbild narren.

Was Buddha sagt, ist ein Spiegelbild, was Patanjali schreibt, ist ein Spiegelbild, was ich hier sage, ist ein Spiegelbild. Lass dich davon nicht betören. Wenn schon das Spiegelbild so herrlich ist – versuche es mit der Wirklichkeit! Wende dich vom Spiegelbild ab und wende dich dem Mond zu. Alle Schriften können allenfalls deinen Verstand schulen und disziplinieren. Keine Schrift kann dich zum Wirklichen hinführen – zum reinen *Purusha*, zum „Zeugen", zur Bewusstheit.

Patanjali sagt: „Erfahrung ist das Ergebnis der Unfähigkeit, zwischen *Purusha* – reinem Bewusstsein und *Sattva* – reiner Intelligenz zu unterscheiden, obwohl sie eindeutig anders sind." Dies ist die Ursache unseres Sturzes in die Unwissenheit, in die dunkle Nacht, in die Welt, in die Materie… diese Unfähigkeit ist die Ursache für den Verlust des Kontaktes zu uns selbst, die Ursache dafür, dass wir zu Opfern unserer eigenen Vorstellungen und Projektionen werden.

Das kannst du erkennen. Selbst deine größte Idee unterscheidet sich noch von dir – du kannst zuschauen, wie sie in dir wie ein Gegenstand auftaucht. Noch die großartigste Vorstellung bleibt in deinem Inneren ein „Ding", du selbst bist meilenweit von ihm entfernt – wie ein Wächter auf dem Berg, der dort unten eine Vorstellung sieht. Identifiziere dich niemals mit einem Inhalt deines Geistes.

Wenn du *Samyama* auf das Interesse am Selbst richtest, gelangst du zur Kenntnis von *Purusha*, die sich von der Kenntnis anderer Dinge unterscheidet – *Svartha Samyamat*

Purusha Gyanam. Patanjali sagt hier: Das Interesse am Selbst führt zu absoluter Erkenntnis – *Svartha.* Wende dich mit aller Leidenschaft deinem Selbst zu. Versuche dieses Interesse an deinem Selbst auszuschöpfen, versuche zu sehen, wo dein wirkliches Selbst ist. Versuche dich unabhängig von anderen zu sehen!

Aber du darfst nun nicht meinen, dass die Menschen, die außerhalb von dir sind, die anderen sind. Sie sind zwar die anderen, aber sogar dein eigener Körper ist ‚der andere'. Er wird eines Tages zur Erde zurückkehren, er ist Teil der Erde. Dein Atem ist ebenfalls „der andere", auch er wird zurückkehren. Du bekommst ihn nur vorübergehend. Du hast ihn dir ausgeliehen, du wirst ihn zurückgeben müssen..

Aber eines hast du dir von niemandem ausgeliehen, nämlich dein Zeugesein, dein *Sakshin Bhaw,* deine Bewusstheit. Dein Intellekt wird sich auflösen, dein Argumentieren wird ein Ende finden. All diese Dinge sind wie Wolkenformationen am Himmel: Sie ballen sich zusammen und lösen sich wieder auf, nur der Himmel bleibt. Du wirst bleiben als ein riesiger Raum. Dieser riesige Raum ist *Purusha* – der innere Himmel, das ist *Purusha.* Wie aber kommt es zu dieser tiefen Einsicht? Indem du *Samyama* auf dein Interesse am Selbst richtest. Bring deine Konzentration, deine meditative Kontemplation und deine Ekstase, führe die ganze Energie dieser drei in deine Hinwendung zum innersten Selbst: wende dich total nach innen. Bring dein ganzes Bewusstsein zum Brennpunkt der Frage: Wer bin ich?

Unterscheide zwischen den Objekten. Es zeigt sich Hunger … das ist ein Objekt. Dann bist du wieder satt, du hast gut gegessen und ein gewisses Wohlgefühl stellt sich ein, auch das ist wieder ein Objekt. Der Morgen kommt, auch das ist ein Objekt. Der Abend kommt, auch ein Objekt. Du bleibst der, der du bist, mit oder ohne Hunger. Ob Leben oder Tod, Elend oder Glück – du bleibst ein und derselbe Zuschauer.

Die Tendenz unseres Verstandes ist jedoch eine ganz andere: Er verfängt sich in den Objekten, er identifiziert sich damit. Ertappe ihn so oft du kannst auf frischer Tat, wieder und wieder auf frischer Tat und lass los, was immer es ist. Plötzlich wirst du eine gewisse Kühle spüren – alle Erregung ist weg. Sobald du erkennst, dass du nur eine leere Leinwand vor dir hast und sonst nichts, fragst du dich: „Wozu eigentlich die ganze Aufregung? Wofür?" Die ganze Welt ist eine Leinwand und alles, was du darauf siehst, sind deine eigenen darauf projizierten Wünsche. Deine ganze Welt ist eine Fantasie.

Und vergiss nicht: Jeder Einzelne hat seine eigene Welt, denn jeder hat andere Fantasien. Wahrheit gibt es nur eine; Fantasien gibt es so viele, wie es Köpfe gibt. Wenn du in einer Fantasie lebst, kannst du dem anderen Menschen nicht begegnen, kannst du nicht mit ihm kommunizieren. Er wiederum steckt in seiner Fantasie. Genau das spielt sich ab: Sobald die Leute sich aufeinander beziehen wollen, können sie es nicht. Irgendwie laufen sie aneinander vorbei. Liebespaare, Ehefrauen, Freunde und Freundinnen, Ehemänner – alle laufen sie aneinander vorbei, verfehlen sich ständig. Und dann zerbrechen sie sich den Kopf, warum sie nicht kommunizieren können. Sie wollten etwas Bestimmtes sagen, aber der andere versteht etwas anderes.

Und ständig sagen sie: „So hab ich's doch gar nicht gemeint!" Aber der andere hört ständig etwas anderes. Was geschieht da? Der andere lebt in seiner Fantasiewelt, du lebst in deiner eigenen Fantasiewelt. Er projiziert einen ganz anderen Film auf dieselbe Leinwand als den, den du darauf projizierst. Auf ein- und dieselbe Leinwand! Das ist es, warum eine Beziehung in so viel Angst und Seelenqualen führt. Alleine fühlt man sich gut und glücklich, sobald man sich mit jemandem zusammentut, befindet man sich in einer Hölle. Wenn Sartre sagt: „Der andere ist die Hölle!“, dann sagt er das aus Erfahrung. Aber nicht der andere ist die Hölle, sondern es stoßen einfach zwei Traumwelten zusammen.

Wirkliche Kommunikation beginnt dort, wo die Fantasiewelt aufhört. Dann stehen sich zwei Wesen von Angesicht zu Angesicht gegenüber – und siehe da: Sie sind gar nicht zwei! Ohne Fantasiewelt gibt es keine Dualität mehr.

Von da ergeben sich intuitives
Hören, Berühren, Sehen, Schmecken und Riechen.

Wenn du ein Mondmensch bist, ein weiblicher Mensch – ob Mann oder Frau, das ist nicht so wichtig –, wenn du vom Mondzentrum her funktionierst, wirst du viele Dinge hören können, die andere nicht hören und du wirst viele Dinge sehen, die andere nicht sehen können. Du wirst „das zweite Gesicht“ haben, Verborgenes wahrnehmen können. Das Reich des Verborgenen wird dir dann nicht mehr so verborgen bleiben; das Geheimnisvolle wird sich erschließen. Diese Wahrnehmung geht jedoch nicht über die Sinne hinaus, sie ist lediglich eine verfeinerte Sinneswahrnehmung.

Mit *Prathiba* gehst du über die Sinne hinaus. Im Yoga ist klar, dass du in deinem Innen allwissend bist – dass Allwissenheit dein eigentliches Wesen ist. Yoga geht sogar weiter: Du glaubst durch die Augen zu sehen. Yoga sagt, dass du durch die Augen nicht siehst, sondern vielmehr von ihnen geblendet wirst. Sobald du aus deinem Körper heraustreten kannst, ist dies als ob du eine Tür aufmachen und unter den freien Himmel treten würdest. Dann wirst du sehen, dass du dich getäuscht hast. Die kleine Öffnung hat dir nur eine sehr begrenzte Sicht gestattet. Jetzt, unter dem offenen Himmel, kannst du das Ganze sehen, in einer umfassenden, unmittelbaren Sicht – alles auf einmal.

Jetzt ist dein Sichtfeld nicht mehr linear und deine Sicht nicht mehr beschränkt, es ist kein Fenster mehr da. Du stehst unter dem freien Himmel und kannst alles sehen.

Dies ist die Sichtweise des Yoga: Der Körper ermöglicht dir lediglich begrenzte Wahrnehmungen. Durch die Ohren kannst du hören, durch die Augen kannst du sehen, durch die Zunge kannst du schmecken, durch die Nase kannst du riechen ... es sind kleine Öffnungen, hinter denen du dich verbirgst. Yoga sagt: „Komm heraus, heraus ins Freie, geh weiter! Lös dich von diesen Öffnungen und du wirst alles erkennen – du wirst allwissend, allmächtig, allgegenwärtig sein." Dies heißt *Prathiba.* Daraus ergibt sich ein Hören jenseits der Sinne, ein Hören, jenseits des Intellektes und auch jenseits der Intuition. Und dies gilt genauso für dein Tasten, Schmecken und Riechen.

Denke daran – dass einer, der angekommen ist, zum ersten Mal das Leben zur Gänze lebt. In den Upanishaden heißt es: *Ten tyakten bhunjitha* – nur wer entsagt hat, versteht zu schwelgen! Dies ist paradox: Nur diejenigen, die entsagt haben, sind in der Lage zu erkennen, zu erfahren, zu genießen und zu schwelgen. Deine Beschränkung auf den Körper lässt dich verarmen! Indem du über den Körper hinaus gelangst, wirst du reicher. Wer angekommen ist, wird nicht ärmer – er wird unvorstellbar reich. Er wird ein Gott.

Aber Patanjali vergisst keinen Augenblick, dich immer wieder daran zu erinnern, er will es dir geradezu einhämmern, dass auch die Kräfte des unmittelbaren Hörens, Sehens, Schmeckens, Riechens und Berührens, Kräfte im außen sind und dass sie zu Hindernissen werden, wenn du nach innen gehen willst. Alle Kräfte werden zu Hindernissen, sobald man sich nach innen wendet.

Dies sind Kräfte, wenn der Verstand nach außen gerichtet ist, aber sie sind Hindernisse auf dem Weg zum Samadhi.

Derjenige, der nach außen geht, geht nach außen durch den Mond zur Sonne in die Welt. Derjenige, der nach innen geht, dessen Energie wandert von der Sonne zum Mond und vom Mond zum Jenseitigen. Bestimmung und Ziel sind ganz verschieden – sie sind einander diametral entgegengesetzt. So kann es vorkommen, dass du anfängst, ein erstes Licht von *Prathiba* wahrzunehmen und dermaßen kraftvoll zu werden, von Macht erfüllt zu sein, ja Macht zu sein – und dass du genau in diesem Moment wieder zurückfällst. Macht korrumpiert – man kann fallen. Sie kann einem so zu Kopf steigen, das Ego kann sich so aufblasen, dass du nicht mehr vom hohen Ross deiner Macht herunter kommen möchtest! Jetzt möchtest du Wunder vollbringen und andere Torheiten.

Alle Wundertäter sind im Grunde töricht – gleichgültig, was immer sie sagen. Sie mögen sagen, dass sie ihre Wunderkräfte nur einsetzen, um anderen zu helfen. Sie helfen niemandem, sie schaden sich einfach selber und schaden auch anderen. Wenn sie sich mit derlei Dingen abgeben, fallen sie wieder aus dem Jenseits heraus. Und dann wird aus der ganzen Sache nur ein Trick.

Wer zum Höchsten und Letzten vordringen möchte, der wird alles verlieren. Wenn du offen für den *Samadhi* bist – den letztmöglichen Frieden, die letztmögliche Stille, die letztmögliche Wahrheit – dann lässt du dich von keinerlei Kräften einfangen, weder von psychologischen noch von parapsychologischen, geistigen und intuitiven, ganz gleich von welchen.

Spiritualität bedeutet also: Ständig über Erfahrungen hinauszugehen.

11. Kapitel

Die Meisterschaft über die fünf Elemente

Nach Patanjali gibt es im Menschen fünf Energie-Körper. Den ersten Körper nennt er *Annamaya Kosha* – den Nahrungskörper oder Erdkörper; er muss ständig durch Nahrung erhalten werden. Die Nahrung kommt von der Erde. Wenn du keine Nahrung mehr zu dir nimmst, wird dein *Annamaya Kosha* dahinsiechen. Also muss man genau darauf achten, was man zu sich nimmt, denn daraus besteht man und das wird einen auf tausenderlei Art und Weise beeinflussen. Denn letzten Endes ist Nahrung nicht einfach nur Nahrung: Sie wird zu Blut, Knochen, zum Mark deiner Knochen. Sie kreist in deinem Dasein und beeinflusst dich andauernd. Eine reine Nahrung erzeugt einen reinen *Annamaya Kosha*, den reinen Nahrungskörper

Wenn der erste Körper rein und leicht ist, dann ist es einfach, in den zweiten Körper einzutreten; andernfalls wird das schwierig werden – du bist überladen. Habt ihr das nicht auch schon beobachtet? Dass euch, wenn ihr zu viel und zu schwer gegessen habt, sofort eine Schläfrigkeit überkommt, eine Art Lethargie? Am liebsten würde man sich schlafen legen; die Aufmerksamkeit lässt nach.

Darum spielt das Fasten in allen spirituellen Traditionen eine so große Rolle. Fasten ist eine Wissenschaft und man sollte damit nicht spaßen.

Man sollte es sehr sorgfältig angehen und verstehen, wie der *Annamaya Kosha* funktioniert – nur dann! Und es sollte unter einer erfahrenen Leitung getan werden, beaufsichtigt von jemandem, der alle Phasen seines *Annamaya Kosha* kennt, der ihn bereits hinter sich gelassen hat und ihn wie von außen betrachten kann. Andernfalls kann das Fasten gefährlich werden.

Den zweiten Körper nennt Patanjali *Pranamaya Kosha* – dessen Struktur besteht aus elektromagnetischen Feldern, womit z. B. die Akupunktur arbeitet. Dieser zweite Körper ist feinstofflicher als der erste. Menschen, die anfangen, vom ersten zum zweiten Körper überzugehen, werden zu Energiefeldern – ungemein anziehend, magnetisch, hypnotisch. Wer sich ihnen nähert, wird sich belebt und aufgeladen fühlen.

Nähert man sich einem Menschen, der nur auf der Ebene seines Nahrungskörpers lebt, wird man sich ausgelaugt fühlen. Oft genug begegnet man Leuten, die in einem das Gefühl des Ausgesaugt-Werdens entstehen lassen. Wenn sie wieder fort sind, fühlt man sich leer und völlig erschöpft, so als hätte dir jemand die Energie geraubt. Der erste Körper ist sehr bedürftig, sehr grobstofflich. Wer allzu sehr für den ersten Körper lebt, so wie die körperorientierten Leute, der wird sich niedergedrückt, verspannt, gelangweilt und schläfrig fühlen, energielos, immer auf seiner untersten Energiestufe. Es wird keinerlei Energie für sein inneres Wachstum übrig sein.

Der zweite Körper, *Pranamaya Kosha*, verleiht einem eine neue Freiheit, gibt einem mehr Raum. Der zweite Körper ist subtiler als der erste und wird deswegen nicht von den Grenzen des physischen Körpers beschränkt. Er ist zugleich im physischen Körper wie um ihn herum. Er umhüllt dich wie ein subtiles Klima, eine Energie-Aura.

Das ist der Grund, warum Yoga so viel Wert auf das richtige Atmen legt. Der *Pranamaya Kosha* besteht aus einer feinstofflichen Energie, die durch das Atmen in dein Inneres gelangt. Wenn du richtig atmest, bleibt dein *Pranamaya Kosha* gesund, heil und lebendig. Du wirst immer fähig sein, den Augenblick wahrzunehmen und auf ihn einzugehen. Lethargie bleibt dir fremd. Du erlebst eine überströmende Energie.

Tai-Chi arbeitet mit dem *Pranamaya Kosha. Pranayama* arbeitet mit dem *Pranamaya Kosha.* Wenn du natürlich zu atmen verstehst, wirst du in deinen zweiten Körper hinein wachsen. Der zweite Körper ist stärker als der erste, der zweite Körper lebt länger als der erste.

Man muss verstehen, was es mit dem natürlichen Atmen auf sich hat. Beobachtet kleine Kinder: Sie atmen natürlich. Darum sind kleine Kinder so voller Energie. Die Eltern sind erschöpft, aber die Kleinen werden nicht müde! Woher nehmen sie diese Energie? Sie kommt aus dem *Pranamaya Kosha.* Jedes Kind atmet natürlich und nimmt so selbstverständlich mehr *Prana*, mehr *Chi* auf und speichert es in seinem Bauch. Der Bauch ist sein Speicher, seine Vorratskammer. Beobachtet ein Kind: So wird richtig geatmet. Wenn ein Kind atmet, ist seine Brust überhaupt nicht beteiligt. Sein Bauch hebt und senkt sich: Es atmet sozusagen aus dem Bauch. Alle Kleinkinder haben ein Bäuchlein – das Bäuchlein kommt von ihrer Atmung und dem Energiespeicher. So wie sie atmen, ist es richtig; erinnere dich daran, nicht zu sehr deine Brust einzusetzen. Ab und zu ist das in Ordnung – in Notfällen: Du rennst um dein Leben – dann kannst du deine Brust einsetzen. Es ist ein Mittel für Notfälle; dann kannst du flaches, schnelles Atmen einsetzen und rennen. Aber normalerweise sollte die Brust nicht eingesetzt werden. Die Brustatmung ist eher für Notfälle gedacht; unter Stress ist es sehr schwer natürlich zu atmen. Wer natürlich atmet, bleibt so ruhig und still, dass er nicht rennen, nicht kämpfen kann und sich auch nicht schützen kann. Wer ständig aus der Brust heraus atmet, der wird geistig verspannt sein und Angst haben. Die Brustatmung ist für angstbesetzte Situationen. Wer sie zur Gewohnheit gemacht hat, wird ständig ängstlich und verspannt, auf der Flucht sein. Es ist zwar kein Feind da, aber du wirst dir einbilden, der Feind wäre da. Auf die Art entsteht Paranoia.

Beobachte ein Kleinkind – das ist die natürliche Art zu atmen. Atme auch so. Lass deinen Bauch beim Einatmen anschwellen, lass deinen Bauch beim Ausatmen sinken. Und lass es so rhythmisch geschehen, dass es praktisch zu einem Lied, zu einem Tanz in deiner Energie wird – mit Gleichmaß, mit Harmonie ... und du wirst dich entspannt und voller Leben fühlen, du kannst es kaum glauben, so voller Vitalität zu sein.

Danach kommt der dritte Körper, *Manomaya Kosha* – der Mentalkörper. Der dritte ist größer als der zweite, feinstofflicher als der zweite, höher als der zweite. Tiere haben zwar den zweiten, aber nicht den dritten Körper. Tiere sind so vital! ... Seht nur, wie ein Löwe geht: Welche Schönheit, welche Anmut, welche Großartigkeit! Seht, wie ein Reh läuft – welch eine Schwerelosigkeit, welch eine Energie, was für ein großartiges Energiephänomen!

Aber die Energie des Menschen steigt höher! *Manomaya Kosha*: Das englische Wort für Mensch kommt aus der

Sanskritwurzel *man*. Das Hindiwort für Mensch ist *Manushya* und kommt ebenfalls aus der Wurzel *man*, die sich im englischen Mind wiederholt. Erst durch die spontane mentale Energie unterscheiden wir uns wirklich von den Tieren; aber diese Spontaneität fehlt euch mehr oder weniger. Statt dessen bestimmt euch ein durch Konditionierung eingeschliffener Mechanismus.

Ihr lebt durch Nachahmung: die Spontaneität der mentalen Energie fehlt. Erst wenn ihr anfangt, spontan auf die Anforderungen eures Lebens zu antworten, wenn ihr Verantwortung für euer Leben übernehmt, beginnt sich *Manomaya Kosha* zu entfalten. Normalerweise hat man, wenn man ein Hindu oder ein Moslem oder ein Christ ist, eine übernommene Vorstellungswelt, man denkt nicht aus sich heraus. Mag sein, dass Jesus eine ungeheure Explosion des *Manomaya Kosha* erfahren hat und dass Menschen anfingen, ihn einfach nachzuahmen. Aber Nachahmung kann in euch kein Wachstum auslösen. Nachahmung wird euch im Wege stehen.

Vermeide jedes Nachahmen, versuche statt dessen zu verstehen. Werde zusehends lebendiger, authentischer, spontaner. Selbst auf die Gefahr hin, dass du vielleicht in die Irre gehen könntest – dann geh in die Irre! Jedes Wachstum ist ausgeschlossen, wenn du eine zu große Angst davor hast, dich zu irren. Irren ist gut. Fehler sind nicht zu vermeiden. Leute, die zu viel Angst haben, Fehler zu machen, wachsen auch nicht. Sie stagnieren – zu ängstlich, um sich zu bewegen. Sie sind nicht lebendig.

Der Geist wächst, wenn ihr euch dem Leben stellt, ihm auf eure eigene Weise begegnet, wenn ihr versucht, seine Herausforderungen aus eurer eigenen Energie heraus zu meistern. Macht euch nicht von einem Rat abhängig. Nehmt die Zügel eures Lebens in eure eigenen Hände; das meine ich, wenn ich euch auffordere „eure eigene Sache“ zu machen. Sicher, es ist leichter und bequemer anderen zu folgen, sich an die Routine, die Tradition, sich an eine Heilige Schrift zu halten. Das ist ganz einfach, denn alle anderen machen es so: Du brauchst nur ein lebloser Teil der Herde zu werden, mit der Masse mitzulaufen ganz gleich, wohin sie auch rennt. Es ist ja nicht deine Verantwortung! Aber dein Mentalkörper, dein *Manomaya Kosha*, wird furchtbar, ja entsetzlich leiden: Er wird sich nicht entfalten. Du wirst ohne einen eigenen Geist dastehen und damit wirst du dir etwas sehr, sehr Schönes entgehen lassen – und zudem etwas, das dir als Brücke zu weiterem Wachstum dient.

Höher und umfassender als *Manomaya Kosha* ist dann *Vigyanamaya Kosha* – der Körper der Intuition. Hier bedarf es keiner Begründungen mehr, es geht über die Vernunft hinaus. Jetzt ist alles sehr feinstofflich geworden, es ein Verstehen auf Anhieb, es geschieht eine unmittelbare Einsicht in die Natur der Dinge. Jetzt braucht man sich nicht erst den Kopf über etwas zu zerbrechen. Die Zypresse im Hof – du schaust sie lediglich an. Du denkst nicht über sie nach! Für die Intuition gibt es kein „über“. Du bist offen, empfänglich und die Wirklichkeit offenbart dir ihre Natur. Du projizierst nicht. Du suchst nicht nach irgendwelchen Argumenten, irgendwelchen Lösungen… nichts dergleichen. Du suchst noch nicht einmal. Du bist lediglich und die Wirklichkeit offenbart sich – es ist eine Offenbarung. Der Intuitivkörper führt dich zu weit entlegenen Horizonten.

Dann der fünfte Körper, *Anandamaya Kosha* – der Körper der Glückseligkeit. Das führt jetzt weit über alles bisherige hinaus. Er besteht aus reiner Glückseligkeit. Selbst Intuition liegt nun hinter dir.

Diese fünf Körper sind nur Hüllen, vergiss es nicht! Hinter diesen fünf liegt deine Wirklichkeit. Es sind Felder, die dich umgeben. Das erste ist noch grobstofflich: Damit bewegst du dich noch im Rahmen deines physischen Körpers. Das zweite ist weiter, das dritte noch weiter, das vierte immer noch weiter, das fünfte ist geradezu riesig – aber nach wie vor sind es Hüllen. Alle sind begrenzt. Wenn alle Hüllen fallen gelassen sind und du nackt da stehst in deiner Wirklichkeit, dann bist du unendlich.

Yoga sagt: Du bist Gott – *Aham Brahmasmi* – du bist das wirkliche Brahman! Jetzt bist du die höchste Wirklichkeit selbst; jetzt sind alle Barrieren gefallen.

Versuche zu verstehen: Diese Saatkörner bilden kreisförmige Energiefelder um dich. Die Schale des ersten Saatkornes ist hart. Aus ihr herauszukommen ist schwer. Die Leute bleiben in ihrem physischen Körper eingesperrt und meinen, ihr physisches Leben wäre alles, was das Leben zu geben hat. Lass dich nicht darauf ein. Der physische Körper ist nur eine Vorstufe zum zweiten Körper. Dieser Energiekörper ist ebenfalls nur eine Vorstufe zum Mentalkörper. Dieser wiederum ist nur eine Vorstufe zum Intuitivkörper und dieser eine Vorstufe zum Körper der Glückseligkeit. Vom Körper der Glückseligkeit aus kannst du springen – jetzt gibt es keine Stufen mehr ... du springst in die Tiefe deines Seins, dieses ist Unendlichkeit, Zeitlosigkeit.

Dies sind die fünf Körper. Entsprechend zu diesen fünf Körpern gibt es im Yoga noch das System der fünf *Bhutas*, der fünf Elemente: Erde, Feuer, Wasser, Luft und Äther.

Das Element Erde ist das Materielle, das Grobstoffliche.

Für dich ist das der Körper, außerhalb von dir ist das der Körper von allem. Die Sterne bestehen aus „Erde" – alles Existierende besteht aus „Erde". Erde entspricht deiner Außenschale, dem *Annamaya Kosha*, dem Nahrungskörper. Feuer entspricht deinem zweiten Körper, dem *Pranamaya Kosha*, er hat die Eigenschaft des Feuers. Als drittes kommt Wasser; das entspricht dem dritten, dem *Manomaya Kosha*.

Er hat die Eigenschaft von Wasser. Beobachte deine Gedanken – sie fließen wie ein Fluss, immer weiter und weiter. Das vierte Element ist Luft, nahezu unsichtbar. Man kann sie nicht sehen, aber sie ist da – man kann sie nur spüren. Das entspricht dem Intuitivkörper, *Vigyanamaya Kosha*. Und schließlich ist da noch *Akasha*, Äther. Dieser ist jenseits des Spürbaren, noch feinstofflicher als Luft, bloßer Raum – Seligkeit.

Aber du bist noch reiner als reiner Raum, feinstofflicher als reiner Raum. Deine Wirklichkeit ist so, als wäre sie nicht. Darum spricht Buddha vom *Anatta* – vom Nichtselbst. Dein Selbst ist wie ein Nichtselbst, dein Dasein ist wie ein Nichtsein. Warum Nichtsein? Weil es frei von allen grobstofflichen Elementen ist. Es ist reines Sein, über das sich nichts mehr sagen lässt, auf das keine Beschreibung mehr zutrifft.

Nun noch das dritte System. Indem du all diese Systeme präsent hast, wird es für dich leichter sein, die Sutras zu verstehen, die wir anschließend besprechen wollen. Drittens gibt es also noch die sieben *Chakras*. Das Wort „Zentrum" allein vermag die Bedeutung von *Chakra* nicht wirklich zu erfassen. Wenn wir von einem „Zentrum" sprechen, meinen wir damit eher etwas Statisches. Das Wort *Chakra* steht jedoch für etwas Dynamisches. Der genaue Wortsinn von *Chakra* ist „Rad" – das sich drehende Rad. Ein *Chakra* ist also ein dynamisches Zentrum, es ist wie ein Wirbel – dem Auge eines Hurrikans vergleichbar. Es ist dynamisch und erzeugt um sich herum ein sich drehendes Energiefeld.

Es gibt sieben *Chakras*. Das erste und das letzte haben eine Art Brückenfunktion; die übrigen fünf entsprechen den fünf *Mahabhutas*, den großen Elementen und den fünf Saatkorn-Schichten. Das erste *Chakra* – *Mooladhara* – ist eine Brücke zwischen dir und dem Grobstofflichsten, der *Prakriti*, der Natur. Das *Sahasrara*, das siebte *Chakra*, ist ebenfalls eine Brücke: Zwischen dir und dem Höchsten, dem Letztendlichen. Diese beiden sind Brücken. Die restlichen fünf Zentren entsprechen den fünf Elementen und den fünf Körpern.

Dies ist der Gesamtrahmen des Patanjali-Yoga-Systems. Vergiss nicht, dass es als ein Werkzeug zu benutzen und nicht als Dogma zu diskutieren ist. Wir haben es hier nicht mit der Doktrin irgendeiner Theologie zu tun. Es handelt sich einfach um eine nützliche Landkarte.

Zunächst ein paar Hinweise. Das erste *Chakra* ist das Sexzentrum – *Mooladhara*. Es verbindet dich mit der Natur, es verbindet dich mit der Vergangenheit, es verbindet dich mit der Zukunft. Du bist aus dem Liebesspiel zweier Menschen hervorgegangen. Das Liebesspiel deiner Eltern hat zu deiner Geburt geführt. Du bist durch dein Sexzentrum mit deinen Eltern verwandt und mit den Eltern deiner Eltern und so weiter und so fort. Du bist durch dein Sexzentrum mit der gesamten Vergangenheit verwandt; der rote Faden zieht sich durch das Sexzentrum. Und wenn du einem Kind das Leben schenkst, bindet dich das an die Zukunft. Erst durch den Sex wirst du Teil der Zeit.

Sobald du den Sex hinter dir lässt, wirst du Teil der Ewigkeit. Dann plötzlich existiert nur noch die Gegenwart. Du bist die Gegenwart, aber wenn du dich durch dein Sexzentrum erlebst, bist du auch Vergangenheit: Du wirst dieselbe Augenfarbe haben wie deine Mutter oder dein Vater und dein Körper wird aus den Atomen und Zellen von Abermillionen Generationen bestehen. Deine ganze Struktur, deine Bio-Struktur, ist Teil eines langen Kontinuums. Du bist Glied einer riesigen Kette.

Sex ist die riesige Kette. Er ist die ganze Kette der Welt – *Samsara.* Er ist dein Bindeglied zu anderen. Sobald du sexuell fühlst, wandern die Gedanken zum anderen. Sobald du nicht sexuell fühlst, denkst du auch nicht mehr an den anderen. Ein Mensch, der die Sexenergie transzendiert hat, hat den anderen transzendiert. Er lebt in der Gesellschaft, aber er gehört ihr nicht mehr. Er mag mitten unter Leuten gehen, aber er geht allein. Einer, der sexuell ist, mag oben auf dem Mount Everest sitzen, aber er wird an den anderen denken. Er mag zur Meditation auf den Mond geschickt werden, aber er wird über den anderen meditieren.

Sex ist die Brücke zu den anderen. Sobald der Sex verschwindet, ist die Kette gebrochen. Zum ersten Male wirst du zu einem Individuum. Die Leute mögen noch so vom Sex besessen sein, aber sie werden nie glücklich damit. Er ist zweischneidig: Er verbindet dich mit anderen, erlaubt dir aber nicht Individuum zu sein. Er gestattet dir nicht, du selbst zu sein. Er zwingt dich in ein bestimmtes Verhaltensmuster hinein – in Abhängigkeiten, ja Sklaverei. Wenn du nicht weißt, wie du ihn transzendieren kannst, bleibt dir keine andere Möglichkeit, als die Energie zu nutzen.

Menschen, die auf der Ebene des ersten Zentrums, des

Mooladhara leben, leben in einer sehr törichten Weise: Sie erzeugen ständig neue Energie, dann sind sie übervoll damit und geben sie einfach ab. Sie essen, sie arbeiten, sie schlafen, sie tun alles mögliche, um Energie zu erzeugen. Dann sagen sie: „Was soll ich damit anfangen? Ich halte so viel Energie einfach nicht aus!“ So wird sie einfach nach außen abgegeben. Es scheint ein Teufelskreis zu sein. Wenn sie abgegeben wird, fühlen sich die Leute wieder leer. Also füllen sie neuen Treibstoff nach, mit erneutem Essen, erneutem Arbeiten und wenn die Energie wieder da ist, können sie es wieder „nicht aushalten“, wie sie sagen. Irgendwo muss sie freigesetzt werden. Und Sex ist nur ein Energieablassen. Ein Teufelskreis aus Ansammeln von Energie, Abstoßen von Energie, Ansammeln von Energie, Abstoßen von Energie… geradezu absurd.

Solange du nicht weißt, dass du auch höhere Zentren in dir hast, die diese Energie aufnehmen und kreativ einsetzen können, wirst du im endlos sich wiederholenden sexuellen Kreislauf feststecken. Daher pochen alle Religionen in irgendeiner Form auf Sexualkontrolle. Dies kann jedoch repressiv sein und gefährlich werden. Wenn sich keine neuen Zentren öffnen und du deine Energie immerzu nur verdammst, verurteilst, zwingst, unterdrückst, dann sitzt du auf einem Vulkan, der eines Tages explodieren wird, du wirst zu einem Neurotiker werden und möglicherweise im Wahnsinn enden. Aber es gibt Zentren, die diese Energie aufnehmen können; höhere Möglichkeiten, höhere Daseinsformen werden sich dir offenbaren.

Wir haben davon gesprochen, dass das zweite Zentrum, nahe dem Sexzentrum, das *Hara* ist, das Zentrum des Todes. Das ist der Grund, warum die Menschen Angst davor haben, über den Sex hinaus zu gehen. Kaum geht die Energie über den Sex hinaus, berührt sie das *Hara*-Zentrum und man bekommt Angst. So lässt sich auch verstehen, warum die Menschen davor Angst haben, sich tief auf Liebe einzulassen: Wenn man tief in die Liebe hineingeht, schlägt das Sexzentrum solche Wellen, dass die Wellen ins *Hara*-Zentrum eindringen, es entsteht Angst.

Folge deinen Energien, gehe in dieses zweite Zentrum und lass dich darauf ein. Sobald du im *Hara*-Zentrum gestorben bist, verschwindet der Tod. Dann wirst du dir zum ersten Male einer neuen Welt, einer neuen Dimension bewusst. Dann kannst du erkennen, dass über dem *Hara*-Zentrum noch ein höheres Zentrum liegt, das Nabelzentrum. Und das Nabelzentrum wird zu einer Wiederauferstehung, denn es ist jenes Zentrum, das am meisten Energie gespeichert hat. Es ist das eigentliche Vorratsbecken deiner Energie. Sobald du weißt, dass du vom Sexzentrum zum *Hara* weitergegangen bist, wirst du auch wissen, wie du weiter nach innen gehen kannst. Du hast die erste Tür geöffnet. Jetzt kannst du nicht ruhen, ehe du alle Türen geöffnet hast. Jetzt kannst du dich nicht mehr in der Vorhalle aufhalten, du hast den Palast betreten. Jetzt kannst du eine Tür nach der anderen öffnen.

Genau in der Mitte liegt das Zentrum des Herzens, zwischen dem unteren und dem oberen Bereich: Zuunterst das Sexzentrum, dann das *Hara*, dann der Nabel und danach das Herzzentrum. Drei Zentren befinden sich unterhalb von ihm, drei Zentren oberhalb. Das Herz liegt genau in der Mitte. Nach dem Herzzentrum kommt das Zentrum in der Kehle, danach das Zentrum des „dritten Auges" und schließlich das *Sahasrara*.

Wenn du die Herzenergie erreicht hast, bist du für die höchsten Möglichkeiten offen. Unterhalb des Herzens bleibst du Mensch; jenseits des Herzens wirst du zum Göttlichen. „Herz“ heißt Liebe empfinden. Herz heißt Liebe aufnehmen, zu Liebe werden. Kehle heißt Ausdruck, Kommunikation, heißt sich mitteilen, Liebe an andere weitergeben. Und wenn du anderen deine Liebe gibst, tritt auch das Dritte Auge in Kraft. Wenn du einmal angefangen hast zu geben, kommst du höher und höher. Jemand, der immer nur nimmt, gerät tiefer und tiefer. Ein Geizhals zu sein ist das Schlimmste, was einem Menschen passieren kann. Mit anderen zu teilen ist die höchste Möglichkeit, die ein Mensch verwirklichen kann.

Fünf Körper, fünf *Mahabhutas* und fünf Zentren plus zwei Brücken. Dies ist der Rahmen, die Landkarte. Auf diesem Hintergrund geschieht die gesamte Anstrengung des Yogi, *Samyama* in jeden Winkel und in jede Ecke zu bringen – so geschieht Erleuchtung, von Licht erfüllt.

Die Kraft mit jener Bewusstseinsform in Verbindung
zu treten,
die außerhalb des Mentalkörpers (Manomaya Sharir) liegt
und deswegen unvorstellbar ist, wird Mahavideha genannt.
Durch diese Kraft löst sich die Verhüllung des Lichtes auf.

Sobald du über den Mentalkörper hinaus bist, wird dir erstmals bewusst, dass du nicht dein Verstand, sondern der Zeuge bist. Innerhalb des Verstandes bleibst du mit ihm identifiziert. Sobald du deine Gedanken, Vorstellungen und Ideen als bloße Objekte erkannt hast – wie Wolken, die durch dein Bewusstsein ziehen –, bist du in einem Abstand zu ihnen – augenblicklich. Jetzt bist du jenseits vom Körper. *Mahavideha* heißt: Einer, der jenseits vom Körper ist, einer, der auf keinen Körper mehr beschränkt ist, einer, der weiß, dass er nicht sein Körper ist, weder grobstofflich noch feinstofflich, einer, der weiß, dass er unendlich ist, ohne Grenzen.

Dieser Augenblick, da man sich selbst als das Unendliche erkennt – dies ist der Augenblick: Durch diese Kraft löst sich die Verhüllung des Lichtes auf. Dann fallen die Hüllen, die bisher dein Licht verbargen. Du bist wie ein Licht, das von lauter Hüllen verdeckt wird. Nach und nach muss jede dieser Hüllen fallen. Entsprechend mehr Licht dringt durch.

Ist *Manomaya Kosha*, der Mentalkörper, erst einmal losgelassen, wirst du zu Meditation, wirst du zum Nicht-Verstand. Bei der ganzen Anstrengung hier geht es darum, wie man über den *Manomaya Kosha* hinaus gelangen, wie man sich bewusst machen kann: „Ich bin nicht der Denkprozess". Richtet man *Samyama* auf die grobstoffliche, auf die bleibende oder feinstoffliche, alles durchdringende Form der fünf Elemente – der *Panchabhutas*, so erreicht man Meisterschaft über sie.

Dies ist eines der machtvollsten Sutras von Patanjali und für die Naturwissenschaft der Zukunft von größter Bedeutung. Eines schönen Tages wird die Naturwissenschaft die Bedeutung dieses Sutra entdecken. Sie befindet sich bereits auf dem Wege dahin. Es besagt, dass alle Elemente auf dieser Welt, die *Panchabhutas*, aus dem Nichts kommen und wieder ins Nichts zurückkehren, um sich auszuruhen. Alles kommt aus dem Nichts und kehrt, wenn es erschöpft ist, wieder ins Nichts zurück und ruht sich aus.

Heute stimmen die Wissenschaftler, insbesondere die

Physiker, dem zu, dass die Materie aus dem Nichts kommt. Je tiefer sie in die Materie vordringen, desto mehr müssen sie erkennen, dass es so etwas wie Materie gar nicht gibt. Je tiefer sie gehen, desto ungreifbarer wird die Materie – und schließlich schlüpft sie ihnen ganz durch die Finger. Nichts bleibt, nur Leere, nur reiner Raum.

Aus dem reinen Raum wird alles geboren. Es ist unlogisch, aber die Wirklichkeit ist jenseits der Logik. Die moderne Naturwissenschaft versteht dies: Wenn man auf die herkömmliche Logik beharrt, kann man nicht in die Wirklichkeit eintreten. Wer in die Wirklichkeit kommen will, der muss seine Logik aufgeben. Und natürlich, wenn man vor der Wahl steht zwischen Logik und Wirklichkeit, wie kann man sich da für die Logik entscheiden? Man muss die Logik aufgeben.

Vor wenigen Jahrzehnten kamen Naturwissenschaftler zu der Erkenntnis, dass die Quanten sich völlig unlogisch verhalten, einem Zen-Meister ähnlich: Nicht nachvollziehbar, absurd! Manchmal müssen sie als Wellen und manchmal als Teilchen beschrieben werden. Bis dahin galt stillschweigend die Regel, dass etwas nur das eine oder das andere sein könne. Ein und dasselbe kann nicht beides zugleich sein, Teilchen und eine Welle? Das heißt, dass etwas sowohl ein Punkt wie eine Linie zugleich sein kann, zur gleichen Zeit!

Heute ist von „schwarzen Löchern" die Rede. Schwarze Löcher sind Löcher eines enormen Nichts. Ich muss es deshalb ein „enormes" Nichts nennen, weil dieses Nichts nicht nur eine Abwesenheit darstellt, sondern voll ist von Energie, aber Energie des Nichts. Da ist nichts zu finden, aber es ist Energie da. Heute heißt es also, dass es schwarze Löcher gibt, parallel zu den Sternen. Sterne sind positiv und parallel zu jedem Stern existiert ein schwarzes Loch. Ein Stern existiert, ein schwarzes Loch existiert nicht. Und jeder Stern wird, wenn er ausgebrannt und erschöpft ist, zu einem schwarzen Loch. Und jedes schwarze Loch wird, wenn es sich ausgeruht hat, zu einem Stern.

Materie, Nichtmaterie wechseln ständig. Stoff wird zu Nichtstoff, Nichtstoff wird zu Stoff. Leben wird zu Tod, Tod wird zu Leben. Liebe wird zu Hass, Hass wird zu Liebe. Polare Gegensätze, die sich immerzu abwechseln. Das Sutra lautet: Richtet man *Samyama* auf die grobstoffliche, auf die bleibende oder feinstoffliche, alles durchdringende Form der fünf Elemente – der *Panchabhutas*, so erreicht man Meisterschaft über sie.

Patanjali sagt damit: Wenn du es dahin gebracht hast, dein wahres Wesen des Zeugeseins zu erkennen und du *Samyama* auf was auch immer richtest, kannst du es zum Vorschein oder Verschwinden bringen. Du kannst Dingen dazu verhelfen sich zu materialisieren – denn sie kommen aus dem Nichts; und du kannst Dingen dazu verhelfen, sich zu entmaterialisieren.

Für alles, was geschieht, lassen sich Mittel und Wege finden, es geschehen zu machen. Geschieht es bereits, verstößt man damit nicht gegen die Wirklichkeit. Dann braucht man nur zu wissen, wie man es geschehen machen kann. Wenn Materie zu Nichtmaterie, Nichtmaterie zu Materie wird, wenn sich Dinge in ihr Gegenteil verwandeln, Dinge sich ins Nichts auflösen und Dinge aus dem Nichts auftauchen – wenn all dies schon geschieht: Dann, so sagt Patanjali, lassen sich auch Mittel und Wege finden, durch die man sie geschehen lassen kann. Und dies, so sagt er, ist der Weg: Wenn deine Erkenntnis bis zum Kern deines Wesens vorgedrungen bist, jenseits der fünf Schalen deines Saatkorns, dann bist du in der Lage, Dinge zu materialisieren oder Dinge zu entmaterialisieren.

Hieraus ergeben sich die übernatürlichen Fähigkeiten,
die Vollkommenheit des Körpers und
die Unverletzbarkeit in den körperlichen Eigenschaften.

Und dann kommen die acht *Siddhis*, die acht Kräfte der Yogis. Die erste ist *Anima*, dann *Laghima* und *Garima* usw. ... Diese acht Kräfte des Yogi sind so beschaffen, dass er seinen Körper verschwinden lassen oder seinen Körper ganz klein machen kann – so winzig, dass er unsichtbar wird, oder so riesengroß, wie er nur möchte. Es steht in seiner Macht, seinen Körper klein oder groß werden oder ganz verschwinden, oder an mehreren Orten gleichzeitig erscheinen zu lassen. Dies alles erscheint einfach unwahrscheinlich, aber so unmöglich erscheinende Dinge können nach und nach möglich werden.

Patanjali sagt: Wer über alle fünf Körper hinaus gelangt ist, der ist auch über alle fünf Elemente hinaus. Jetzt ist er in einem Zustand, wo er alles kontrollieren kann, was er möchte. Schon der Gedanke, winzig klein werden zu wollen, genügt, um es zu werden. Wenn du groß werden willst, wirst du groß; wenn du verschwinden willst, kannst du verschwinden. Dies bedeutet nicht, dass Yogis dies auch tun sollten. Von den Buddhas ist dergleichen nichts bekannt. Von Patanjali selbst ist dergleichen auch nichts bekannt. Wenn Patanjali darüber spricht, dann nur, um alle Möglichkeiten aufzuzeigen.

Wieso überhaupt sollte auch einer, der zu seiner höchsten Existenz gefunden hat, sich winzig klein machen wollen? Wozu? Er kann nicht so töricht sein. Wozu denn? Wozu sollte er so groß wie eine Elefant werden wollen? Welchen Sinn sollte das haben? Und warum sollte er verschwinden wollen? Es kann nicht sein Interesse sein, Leute zu amüsieren, sie zum Staunen zu bringen. Er ist kein Gaukler. Ihm ist nicht am Applaus der Menge gelegen. Wozu denn?

Tatsächlich verschwindet im selben Augenblick, da ein Mensch den höchsten Gipfel seines Seins erreicht, alles Wünschen. *Siddhis* stellen sich ein, wenn das Begehren verschwindet. Das ist das Dilemma: Solche Kräfte gewinnt man erst, wenn man keinen Gebrauch mehr von ihnen machen mag. Ja, sie tauchen erst dann auf, wenn der, der sie sonst so gerne gehabt hätte, gar nicht mehr da ist.

Dieser Teil der Yoga-Sutras von Patanjali soll dir bewusst machen, dass solche Dinge zwar möglich sind, aber nie eingesetzt werden, weil das Subjekt, das mit Hilfe dieser Kräfte jederzeit und gerne auf einen Egotrip gehen möchte, einfach nicht mehr da ist. Wunderbare Kräfte geschehen dir, wenn du daran nicht interessiert bist. Das ist die Logik der Existenz. Solange du Wünsche hegst, bleibst du kraftlos; wenn du aufhörst zu begehren, zu wünschen, wirst du unendlich mächtig.

Schönheit, Anmut, Stärke und diamantene Härte
machen den vollkommenen Körper aus.

Patanjali spricht hier nicht vom materiellen Körper. Dieser Körper kann zwar schön, aber niemals vollkommen schön sein. Der zweite Körper kann schöner sein als der erste, der dritte noch schöner, denn sie nähern sich dem Kern immer mehr: Die Schönheit geht vom Kern aus. Je weiter entfernt von ihm, desto begrenzter ist sie. Der vierte Körper ist noch schöner. Der fünfte ist fast zu neunundneunzig Prozent vollkommen.

Das, was dein Wesen ausmacht, dein wirkliches Selbst, besteht aus Schönheit, Anmut, Stärke und diamantener Härte: Die Härte des Diamanten und gleichzeitig die Zartheit der Lotusblüte. Dein wirkliches Selbst ist wunderschön, aber nicht zerbrechlich – sondern stark. Alle Gegensätze kommen in ihm zusammen ... so als wäre die Lotusblüte aus Diamanten und der Diamant aus Lotusblüten gemacht. Denn hier transzendieren und vereinigen sich Mann und Frau. Denn hier verschmelzen Sonne und Mond und transzendieren.

Der alte Begriff für Yoga ist *Hatha*. Dieses Wort *Hatha* hat eine tiefe Bedeutung: *Ha* steht für Sonne, *tha* für den Mond und *Hatha* bedeutet die Vereinigung von Sonne und Mond. Diese Vereinigung von Sonne und Mond ist Yoga – *unio mystica*. Den Hatha-Yogis zufolge gibt es im menschlichen Körper drei Energie-Kanäle. Einer ist als *Pingala* bekannt, der rechte Kanal, welcher mit der linken Hirnhälfte verbunden ist – der Sonnenkanal. Dann gibt es einen zweiten Kanal namens *Ida*, der linke Kanal, verbunden mit der rechten Hirnhälfte – der Mondkanal. Und schließlich gibt es den mittleren, den dritten Kanal – *Sushumna*; der zentrale, der ausgleichende, der sowohl aus Sonne wie Mond besteht, aus beiden zugleich.

Gewöhnlich fließt deine Energie entweder durch *Pingala* oder durch *Ida*. Erst die Energie eines Yogi fließt durch *Sushumna*. Dann wird sie *Kundalini* genannt – dann fließt sie durch den mittleren Kanal. Diese Kanäle liegen in deiner Wirbelsäule. Sobald die Energie durch den mittleren Kanal fließt, wirst du ausgewogen. Dann bist du weder ein Mann noch eine Frau, weder hart noch weich. Alle Gegensätze sind in *Sushumna* aufgehoben. Das *Sahasrara-Chakra* ist der höchste Punkt, die Vollendung des *Sushumna*. Wenn du auf der untersten Ebene deines Wesens lebst, also im *Mooladhara*, im Sexzentrum, dann fließt deine Energie entweder durch *Ida* oder durch *Pingala*, den Sonnen- oder den Mondkanal und du bleibst gespalten. Und dann suchst du ständig nach dem anderen, du sehnst dich ständig nach dem anderen. So wie du bist, fühlst du dich unvollständig, bist du auf den anderen angewiesen.

Sobald deine eigenen Energien in dir verschmelzen und ein großer Orgasmus stattfindet – ein kosmischer Orgasmus, bei dem *Ida* und *Pingala* sich im *Sushumna* vereinigen – bist du in Entzückung, auf ewig in Freude. Dann lebst du in andauernder Exstase. Dann steigst du nie wieder nach unten, dann bist du nie wieder auf einer niedrigen Ebene. Du bleibst in deinem hohen Zustand. Diese innere Höhe wird zu deinem innersten Kern, deinem eigentlichen Wesen.

Ich möchte noch einmal daran erinnern, dass diese Systeme als Orientierungshilfen zu verstehen sind. Es gibt Narren, die sogar versucht haben, durch Sezieren des toten menschlichen Körpers *Ida*, *Pingala* und *Sushumna* zu finden. Natürlich konnten sie nichts finden. Yoga ist nicht in diesem oberflächlichen Sinne eine Wissenschaft. Die Yogawissenschaft ist eine große Allegorie. Sie verweist auf etwas Bestimmtes, das du finden wirst, wenn du nach innen gehst. Wenn man eine Leiche seziert, ist absolut nichts von all dem zu finden. Keine Autopsie wird euch diese Dinge belegen. In der Yogawissenschaft geht es um den lebendigen Körper. Die von ihr benutzten Wörter sind lediglich Hinweise – verliere dich nicht in äußerliche Festlegungen und Ideologisierung. Bleibe offen – folge dem Fingerzeig und erforsche dich selbst.

12. Kapitel

Die Meisterschaft über die Sinne

Patanjalis Fähigkeit, das Unaussprechliche zum Ausdruck zu bringen ist einmalig – er ist unübertroffen. Er hat die innere Welt des Bewusstseins so genau vermessen wie nur irgend möglich; er hat geradezu Unmögliches geleistet. Jeder Schritt, jede Entwicklungsstufe, jedes *Chakra* – wie dies alles zusammenhängt und wie man alles bis hinauf zum *Sahasrara* transzendiert, ja sogar darüber hinaus.

Mit jedem *Chakra* findet eine ganz bestimmte Integration statt. Im *Chakra* des Sexzentrums, dem einfachsten und allernatürlichsten, findet die Integration zwischen dem Äußeren und dem Inneren statt. Natürlich nur für Augenblicke. In der sexuellen Vereinigung werden Frau und Mann für einen winzigen Augenblick – für den Bruchteil einer Sekunde – eins: das Äußere und das Innere begegnen und vermischen sich miteinander, lösen sich ineinander auf. Das ist das Schöne am Sex, am Orgasmus – dass sich zwei komplementäre Energien vereinen und ein Ganzes werden. Aber es ist nur ein Augenblick, denn die Begegnung spielt sich auf der grobstofflichsten Ebene ab. Der Körper kann nur an die Oberflächen rühren, aber er kann nicht wirklich den anderen erreichen.

Das erste *Chakra* gibt dir eine gewisse Einswerdung. Das ist der Grund, warum sich alle so nach Sex sehnen. Er ist natürlich, ist wohltuend und gut; aber wenn du da Halt machst, dann bleibst du in der Eingangshalle eines Palastes stehen. Die Eingangshalle ist gut, sie führt dich in den Palast, aber sie ist nicht der Ort, wo man sich wohnlich einrichtet, wo man für immer Halt macht … es entgeht dir die Seligkeit, die auf den höheren Stufen von Integration in den anderen *Chakras* auf dich wartet. Und verglichen mit deren Seligkeit, Beglückung und Freude, bedeuten die Schönheit und der Genuss des Sex nicht viel. Er gibt dir lediglich einen flüchtigen Vorgeschmack.

Das zweite *Chakra* ist das *Hara*. Im *Hara* vereinigen sich Leben und Tod. Wenn du zum zweiten *Chakra* kommst, gelangst du zu einem höheren Orgasmus der Einswerdung. Das Leben vereint sich mit dem Tod, die Sonne mit dem Mond. Und die Vereinigung findet innen statt, also kann die Vereinigung von längerer Dauer und stabiler sein, denn du bist auf niemanden mehr angewiesen. Nun wirst du eins mit deiner eigenen inneren Frau oder mit deinem eigenen inneren Mann.

Das dritte *Chakra* ist auf der Höhe des Nabels. Dort vereinigen sich das Positive und das Negative – der positive elektrische Pol mit dem negativen elektrischen Pol. Deren Verschmelzung steht sogar noch über der von Leben und Tod, denn *Prana* oder nenne es auch Bioenergie, geht tiefer als Leben und Tod. Prana ist umfassender, unabhängig von Leben und Tod. Leben und Tod verdanken ihre Existenz der Bioenergie. Diese Verschmelzung der Bioenergie im dritten *Chakra* gewährt dir eine noch höhere Erfahrung der Einswerdung, Reife und Harmonie.

Danach kommt das Herz. Im Herz-*Chakra* begegnen sich das Untere und das Höhere. Im Herz-*Chakra* findet die Vereinigung von *Prakriti* und *Purusha* statt, des Sexuellen und des Spirituellen, des Weltlichen und des Jenseitigen. Du kannst auch sagen: Von Himmel und Erde. Diese Energie steht noch höher, weil dir nun zum ersten Mal etwas Jenseitiges bewusst wird – du kannst die Sonne am Horizont aufgehen sehen. Noch bist du in der Erde verwurzelt, aber deine Äste ragen bereits in den Himmel. In dir begegnet sich beides. Darum hält das Herz-*Chakra* die höchste und sublimste Erfahrung für dich bereit, die du normalerweise machen kannst – die Erfahrung der Liebe. Die Erfahrung der Liebe ist die Begegnung von Himmel und Erde; so ist die Liebe irdisch und andererseits himmlisch.

Gewöhnlich kommen die Menschen nicht über das Herz-*Chakra* hinaus. Schon das Herz-*Chakra* zu erreichen scheint schwer, fast unmöglich zu sein. Die Menschen bleiben üblicherweise beim Sex-*Chakra* stehen. Wenn sie im Yoga, Karate, Aikido, Tai-Chi und Ähnlichem ein tiefgreifendes Training durchleben, kommen sie bis zum zweiten *Chakra*, dem *Hara*. Falls sie in die tieferen Methoden des Atmens, des *Pranayama* eingeführt werden, kommen sie bis zum Nabel-*Chakra*. Wenn du trainiert wirst, über die Erde und über den Körper hinaus zu schauen und so tief und so fein zu sehen, dass du nicht mehr am Grobstofflichen klebst und die ersten Strahlen des Feinstofflichen in dich eindringen … nur so und nicht anders gelangst du ins Herz-*Chakra*.

Nach dem Herz-*Chakra* das *Vishuddi-Chakra* mit dem Sitz in der Kehle. Auch hier kommt es zu einer weiteren Verschmelzung, auf noch höherer, noch feinerer Ebene. Dieses *Chakra* ist das Zentrum für Empfangen und Geben.

Wenn das Kind geboren wird, empfängt es durch das Hals-Zentrum: Über dieses Zentrum strömt das Leben in das Kind, indem es Luft holt, atmet; danach saugt es Milch von der Mutter. Das Leben des Säuglings organisiert sich aus dem Zentrum der Kehle, aber noch ist die Kraft dieses Zentrums einseitig aktiv. Das Kind nimmt nur – es kann noch nicht geben. Seine Liebe ist passiv. Wenn du nach Liebe verlangst, bleibst du unerwachsen, kindisch. Solange du nicht reifst und Liebe geben kannst, bist du nicht erwachsen geworden. Jeder verlangt nach Liebe, fordert Liebe und beinahe niemand gibt. Das ist das Elend in der ganzen Welt. Und jeder der Liebe fordert, denkt, dass er Liebe gibt und glaubt, dass er ein Gebender ist.

Ich habe in Tausende Menschen hinein geschaut – alle hungerten und dürsteten sie nach Liebe, aber keiner versuchte in irgendeiner Weise zu geben. Alle glaubten, sie würden geben und nichts bekommen. Sobald du gibst, bekommst du auch – natürlicherweise. Es ist noch nie anders gewesen. Im selben Augenblick, da du gibst, überschüttet dich Liebe.

Alle schöpferischen Menschen sind Gebende. Ganz gleich, ob sie für euch ein Lied singen oder einen Tanz tanzen oder ein Gedicht schreiben oder ein Bild malen oder eine Geschichte erzählen. Bei all dem ist das *Chakra* in der Kehle als ein Zentrum des Gebens wirksam. Die Begegnung von Empfangen und Geben findet in der Kehle statt. Die Fähigkeit zu empfangen und zu geben ist einer der größten Entwicklungsschritte überhaupt.

Es gibt Leute, die nur nehmen können. Sie bleiben unglücklich. Durch Nehmen allein wird man sich nie erfüllt fühlen. Erfüllt wirst du, wenn du gibst. Ja, eigentlich besitzt du nur das, was du zu geben vermagst. Was du nicht zu geben vermagst, glaubst du nur zu besitzen, es besitzt dich.

Wenn du dein Geld nicht teilen kannst, bist du nicht dessen Herr. Das Geld beherrscht dich. Wenn du es teilen kannst, bist du auch dessen Herr. Dies mag wie ein Paradox klingen, aber lass es mich wiederholen: Dein Besitz ist nur das, was du gibst. Im selben Moment, da du gibst, genau in diesem Augenblick bist du zu einem wirklichen Besitzer geworden, du bist bereichert.

Geizige Menschen sind die elendesten und ärmsten Menschen auf der Welt – ärmer als die Armen. Sie können nicht geben, sie sitzen fest. Sie horten immer nur. Ihr Horten wird zum Ballast ihres Daseins, es macht sie nicht frei. Eigentlich kann man durch Besitz freier werden. Aber seht euch die Geizhälse an. Sie haben viel, aber sie sind bedrückt. Sie sind nicht frei. Selbst Bettler sind freier als sie. Was ist mit ihnen passiert? Sie haben ihr Kehl-*Chakra* nur dazu benutzt, zu bekommen. Euer Eigentum entsteht erst in dem Augenblick, da ihr fähig geworden seid, es herzugeben. Diese neue Synthese findet im Kehl-*Chakra* statt: Dass du sowohl annehmen als auch geben kannst. Es gibt Leute, die von einem Extrem ins andere fallen. Erst sind sie unfähig zu geben, sie können nur entgegen nehmen; dann wechseln sie und gehen in das andere Extrem – jetzt können sie zwar geben, aber nichts mehr annehmen. Ein reifer Mensch kann geben und gleichzeitig Geschenke annehmen.

Danach kommt das *Chakra* des Dritten Auges. Im Dritten Auge kommen *Ida* und *Pingala*, die Energien der rechten und linken Gehirnhälfte zusammen. Es liegt genau zwischen beiden Augen. Das linke Auge steht für die rechte, das rechte Auge steht für die linke Hirnhälfte, das dritte Auge aber liegt genau dazwischen. Diese Verschmelzung beider Gehirnhälften im „Dritten Auge“ stellt eine ganz hohe Synthese dar. Bis zu diesem Punkt waren Menschen in der Lage, alles zu beschreiben. So konnte Ramakrishna bis zum Dritten Auge hinauf alles beschreiben. Aber jedes Mal, wenn er dazu ansetzte, über die letztendliche, die allerhöchste Synthese zu sprechen, die im *Sahasrara* stattfindet, verfiel er in Schweigen, in *Samadhi*. Er ertrank darin, es war einfach zu viel. Es war wie eine Flut; es trug ihn hinaus ins Meer.

In der letzten Synthese verschmelzen wiederum Objekt und Subjekt, das Äußere und das Innere. Äußeres und Inneres verschmelzen zwar auch im sexuellen Orgasmus, aber nur vorübergehend. Im *Sahasrara* verschmelzen sie auf Dauer. Darum sage ich: Die Reise führt vom Sex zum *Samadhi*. Sex ist zu neunundneunzig Prozent Sex, zu einem Prozent *Sahasrara*. *Samadhi* ist zu neunundneunzig Prozent *Sahasrara*, zu einem Prozent Sex. Beides hängt zusammen; tiefe Energieströme bilden die Brücke. Wenn du also den Sex genossen hast, mach ihn nicht zu deinem Heim. Sex ist nur ein kurzes Aufleuchten des *Sahasrara*. Das *Sahasrara* wird dir eine tausendfache Seligkeit, einen millionenfachen Segen bescheren. Da verschmelzen das Außen und das Innen, da begegnen sich Ich und Du, Mann und Frau, Yin und Yang und diese Begegnung ist unwiderruflich.

Das ist Yoga: Das Wort Yoga bedeutet: aus Zweien wird Eines. Im Christentum sprechen Mystiker von der *unio mystica*. Das ist die genaue Bedeutung von Yoga: *Unio mystica*, die geheimnisvolle Vereinigung. Im *Sahasrara* treffen sich Alpha und Omega, der Anfang und das Ende. Der Anfang ist das Sexzentrum, Alpha; *Samadhi* ist dein Omega. Und bevor Alpha und Omega sich nicht vereint haben, bevor du nicht zu dieser höchsten Vereinigung gelangt bist, bleibst du im Unglück, du bleibst unerfüllt, denn *Samadhi* ist deine Bestimmung. Nur auf diesem höchsten Gipfel geschieht Erfüllung.

Indem Samyama auf die Empfänglichkeit und wahre Natur der Sinnesorgane gerichtet wird, auf deren alles durchdringende Kraft und deren Funktionen, entsteht Meisterschaft über die Sinnesorgane.

Als erstes gilt es Folgendes zu verstehen: Du hast zwar Sinne, aber du hast deine Feinfühligkeit verloren. Deine Sinne sind nahezu abgestumpft, tot. Es gibt sie zwar noch, aber in ihnen fließt keine Energie, sie sind keine lebendigen Organe deines Seins. Etwas ist in dir abgestorben, kalt geworden und blockiert. Das ist der gesamten Menschheit aufgrund Jahrtausende langer Unterdrückung widerfahren. Jahrtausende gesellschaftlicher Konditionierungen und Ideologien, die gegen den Körper sind, haben dich zu einem Krüppel werden lassen. Du lebst nur dem Namen nach.

Das erste, was es also zu tun gilt, ist: Deine Sinne sollten zu wahrem Leben erwachen und feinfühlig werden. Nur dann können sie wahrhaft gelenkt werden. Du siehst zwar, siehst aber nicht in die Tiefe. Du siehst von allem nur die Oberfläche. Du berührst zwar, aber deine Berührung hat keine Wärme, es strömt nichts von ihr aus und zurück. Genauso mit dem Hören: Die Vögel singen und singen und du hörst es nicht und sagst aber: „Ja, sicher ich höre sie!" und das stimmt ja auch – du hörst tatsächlich. Aber es kommt nie im innersten Kern deines Wesens an. Es kommt nicht in dich hinein getanzt, es ruft in deinem Inneren kein Aufblühen hervor, keine Entfaltung.

Diese Sinne sind wieder zum Leben zu erwecken. Für Yoga ist euer Körper ein Tempel. Ihr lebt im Körper: Er ist ein so herrliches Lebewesen, so komplex und so feingesponnen, so geheimnisvoll – er öffnet euch unzählige Dimensionen. Lass deine Sinne lebendiger werden, lass sie strömen wie einen Bach, einen Wildbach. Das kann man spüren! Wenn durch deine Hand ein Energiestrom geht, wirst du ein Prickeln empfinden, wirst du spüren, wie da etwas die Hand durchströmt und Kontakt will, verbunden sein will.

Wenn du eine Frau oder einen Mann liebst und du ihre Hand in die deine nimmst, und in deiner Hand nichts strömt, dann wird diese Liebe zu nichts führen. Wenn deine Hand nicht vor Energie bebt und pocht und sich keine Energie in deine Frau oder deinen Mann ergießt, dann ist diese Liebe von Anfang an ein nahezu tot geborenes Kind.

Nur eine pulsierende Liebe kann zu einer Quelle der Seligkeit, der Freude, des Entzückens werden. Aber dazu brauchst du erst einmal pulsierende Sinne.

Manchmal hast du einen solchen Lichtblick; jeder kennt das aus seiner Kindheit. Schau zu, wie ein Kind hinter einem Schmetterling her rennt. Es pulsiert ... so als könnte es jeden Moment aus seinem Körper schlüpfen. Schau einem Kind zu, wenn es eine Rose betrachtet. Achte auf seine Augen – dieses Strahlen, dieses Licht, das in seine Augen kommt – es pulsiert. Seine Augen tanzen geradezu auf den Blütenblättern der Blume.

Das ist der Weg zu sein: Sei wie ein Fluss. Und nur dann ist Meisterschaft über die Sinne möglich. Deine Augen sehen, deine Ohren hören, deine Nase riecht, deine Zunge schmeckt, deine Hände berühren, deine Füße nehmen

Kontakt zur Erde auf – das sind die Kräfte der Sinne, mit denen sie wahrnehmen. Aber sie müssen voller Kraft sein. Ansonsten wirst du nicht einmal fähig sein, zu spüren, was Energie ist.

Was geschieht wirklich, wenn du eine Blume anschaust!? Die Blume ist zwar da – aber fühlst du dabei auch deine Augen? Du siehst die Blume, aber bist du dir auch der Kraft deiner Augen bewusst? Sie ist da – du siehst ja die Blume mit Hilfe deiner Augen! Und sind deine Augen nicht noch wunderbarer als jede Blume? Ihre Schönheit entsteht aus der Kraft deiner Augen – aber hast du dir jemals die Kraft deiner Augen bewusst gemacht, sie gefühlt? Ohne dem sind sie nahezu stumpf und passiv, nichts weiter als Fenster – durchlässig. Sie richten sich nicht auf ihren Gegenstand. Und Kraft heißt aktiv sein. Mit Kraft ist gemeint, dass deine Augen sich den Blumen zuwenden und sie fast berühren, dass deine Ohren sich dem Gezwitscher der Vögel zuwenden und es fast berühren, dass deine Hände sich mit aller Energie, die in dir steckt, sich dem geliebten Menschen zuwenden, ganz auf ihn ausgerichtet und ihn berühren. Oder dein Körper, dein ganzer Körper liegt im Gras, verschmilzt mit ihm, spricht mit ihm. Oder du schwimmst im Fluss, flüsterst mit ihm und lauscht seinem Geflüster. Verbunden, in tiefer Gemeinschaft – aber all dies geschieht, wenn dir die Kreativität deiner Sinne bewusst ist.

Das erste also, was ich dir ans Herz legen möchte: Wenn du siehst, dann sieh wirklich – werde ganz Auge. Vergiss alles andere. Lass deine ganze Energie durch die Augen strömen. Und eure Augen werden wie durch eine innere Dusche gebadet, gereinigt sein und du wirst sehen, dass diese Bäume hier nicht mehr dieselben sind. Ihr Grün ist grüner, lebendiger geworden, so als hätte man Staub entfernt. Aber der Staub lag nicht auf den Bäumen, er lag auf deinen Augen. Jetzt wirst du zum ersten Mal sehen, zum ersten Male wirklich hören.

So wirst du das wahre Wesen deiner Sinne erkennen können. Es ist göttlich. Dein Körper beherbergt das Göttliche. Meditation führt zur Meisterschaft. In deinem bewussten Sehen wirst du zunächst die Rosenblüte sehen; nach und nach wirst du das Auge sehen können, das sieht – und so bist du zum Meister deines Auges geworden. Jetzt wirst du mit all seinen Energien ein Sehen erleben, von dem du vorher keinerlei Ahnung haben konntest. Die Kräfte deiner Augen sind nicht so begrenzt wie du meinst. Sie können sehr viel mehr sehen – Dinge, die du noch nie gesehen hast. Sie können Geheimnisse durchdringen, von denen du nicht einmal geträumt hast. Aber du bist nicht der Meister deiner Augen, du benutzt sie bewusstlos, nichts ahnend, was da möglich wäre.

Wenn du dein Auge beim Sehen zu sehen vermagst, entdeckst du, wie sich gleich hinter deinen Augen eine enorme Energie verbirgt. Das ist *Tanmatra*, die Energie des Auges. Hinter dem Ohr siehst du eine riesige Ansammlung von Energie: *Tanmatra* des Ohres. Hinter deinen Geschlechtsorganen siehst du eine riesige Ansammlung von Energie – *Tanmatra* der Sexualität. Und so weiter und so fort. Überall hinter deinen Sinnen befindet sich ein Vorrat an Energie – ungenutzt. Sobald dir dies bewusst wird, kannst du diese Energie in deine Augen einströmen lassen, und dann wirst du Visionen haben, wie sie ab und zu nur Dichter und Maler haben. Dann wirst du Klänge vernehmen, wie sie ab und zu nur Musiker hören. Und dann wirst du Dinge auf eine Art und Weise berühren, wie es nur in seltenen Augenblicken Liebende kennen. Kurz, du wirst lebendig werden, du wirst strömen.

Normalerweise wurdet ihr in eurer Kindheit dazu angehalten, eure Sinne zu unterdrücken, sie nicht wirklich zu erkunden. Aber da wart ihr machtlos. Nach und nach wird euch im Namen der Liebe der Trick beigebracht, euch selbst zu verleugnen. Eure Wildheit wurde im Namen der Konformität in die dunkle Seite eurer Seele verdrängt, so seid ihr zu einem Wohnzimmer geworden, in dem man sich mit anderen Leuten treffen kann. Eure wilde Seite, eure wirkliche Existenz lernt ihr zu vergessen.

Väter und Mütter sind nicht verantwortlich, denn auch sie wurden so erzogen. Aber wenn du dies verstehst und trotzdem nichts daran änderst, dann bist du verantwortlich. Hier bei mir wirst du verantwortlich, denn hier beginnst du zu sehen. Jetzt weißt du, wie du deine Sinne zerstört hast, jetzt weißt du aber auch, wie du sie wieder zum Leben erwecken kannst.

Löse die Blockaden. Beginne wieder zu strömen. Nimm wieder Verbindung mit deinem Sein auf. Nimm wieder Verbindung zu deinen Sinnen auf. Du bist wie eine durchgeschnittene Telefonleitung. Alles sieht völlig gebrauchsfertig aus, das Telefon steht da, aber die Leitung ist nicht verbunden. Deine Augen sind da, deine Hände sind da, deine Ohren sind da, aber die Verbindung ist unterbrochen. Schließ die Sinne wieder an.

Wenn die Leitung unterbrochen werden kann, kann man sie auch wieder anschließen. Andere haben sie unterbrochen, weil man mit ihnen dasselbe gemacht hat, du aber kannst die Verbindung wieder herstellen.

All meine Meditationen helfen dir, deine Energie zum Strömen zu bringen. Darum spreche ich von „dynamischen Meditationen". In den Meditationen der Tradition geht es primär um das Still-Sitzen – nichts tun. Ich gebe dir aktive Methoden. Sobald in dir die Energie wieder ins Strömen kommt, kannst du still sitzen, jetzt erst ist es möglich. Aber im Moment musst du erstmal lebendig werden.

Dies führt zu unmittelbarer Erkenntnis,
ohne Einsatz des Körpers,
und zur Meisterschaft über Pradhana (Prakriti),
der materiellen Welt.

Sobald ihr die *Tanmatras*, eure feinstofflichen Sinnesenergien sehen könnt, befähigt euch dies zu einer Erkenntnis ohne eure grobstofflichen Werkzeuge. Wenn ihr wisst, dass hinter dem Auge ein Vorrat von Energie angesammelt ist, könnt ihr die Augen schließen und diese Energie unmittelbar nutzen. Dann werdet ihr sehen können, ohne die Augen zu öffnen. Nichts anderes ist Telepathie, Hellsichtigkeit, Hellhörigkeit.

Das also wird im Yoga *Tanmatra* genannt. Normalerweise muss sich eure Energie der Hand bedienen, um etwas aufzuheben. Probiert es aus: Ihr setzt genau diese Energie durch die Hand ein. Aber wenn ihr direkten Zugang zu dieser Energie habt, braucht ihr die Hand nicht einzusetzen. Die Energie kann den betreffenden Gegenstand direkt bewegen. Dasselbe gilt auch für Telepathie – wobei ihr anderer Leute Gedanken hören oder lesen oder weit entfernte Szenen sehen könnt. Sobald ihr die *Tanmatra* kennt, die feinstoffliche Energie, deren sich eure Augen bedienen, könnt ihr auf die Augen verzichten. Sobald ihr wisst, dass es nicht wirklich das Sinnesorgan ist, das da in Funktion tritt, sondern seine Energie, seid ihr befreit von dem betreffenden Sinnesorgan.

Ihr klammert euch so sehr an eure Sinne, so als wäret ihr selber diese Sinne, als könntet ihr ohne sie nicht leben, als wäre euer ganzes Leben auf sie beschränkt. Aber ihr seid nicht auf sie beschränkt. Ihr könnt auch ohne sie auskommen und trotzdem weiter leben und zwar auf einer höheren Ebene. Es ist nicht leicht … es ist so, als versuchte man ein Saatkorn zu überzeugen: „Stirb, und bald wird eine herrliche Pflanze geboren werden!“ Wie kann es das glauben? Dann wird es doch tot sein! Und kein Saatkorn hat je mitbekommen, dass durch seinen Tod ein neuer Spross zustande kommt, ein neues Leben erwacht! Wie also soll man das glauben können? Oder wenn ihr ganz dicht an ein Ei herangeht und den Vogel darin überreden wollt: „Komm raus!“… Nur, wie soll der Vogel glauben, dass er ohne das Ei eine Lebensmöglichkeit hat? Oder wenn ihr ein Kind im Mutterschoß ansprechen könntet und sagt: „Komm raus, hab keine Angst“, aber es weiß nichts von einer Außenwelt! Es hat bisher nur im Mutterschoß gelebt, mehr kennt es nicht. Und genauso verhält es sich auch hier: Umgeben von unseren Sinnen leben wir in einer Art Beschränktheit, einer Zwangsjacke. Man muss schon ein wenig waghalsig, mutig sein. So wie es jetzt ist, geschieht nichts – wo immer du bist und was immer du bist. Also riskiere etwas, wage dich ins Unbekannte, probiere eine neue Art zu leben.

Patanjali sagt: Dies führt zu unmittelbarer Erkenntnis, ohne Einsatz des Körpers und zur Meisterschaft über *Pradhana* (*Prakriti*), der materiellen Welt. Bis jetzt hat dich die materielle Welt im Griff gehabt. Sobald du erkennst, dass du vollkommen unabhängig von der materiellen Welt bist, wirst du zu einem Meister. Die Welt besitzt dich nicht mehr, du besitzt sie. Nur die, die sich freimachen, werden wirkliche Meister.

Erst wenn einem der Unterschied zwischen
Sattva und Purusha bewusst geworden ist,
entfaltet sich Meisterschaft und Erkenntnis
über alle Zustände der Existenz.

Dies ist die feinste Unterscheidung: Zwischen *Sattva* und *Purusha* – Intelligenz und reinem Bewusstsein – dem Zeugesein. Es ist sehr einfach, vom Körper Abstand zu nehmen. Der Körper ist so grob, dass du ihn fühlen kannst: das kannst nicht du sein, er ist deine Herberge. Es ist leicht zu erkennen, dass du nicht deine Augen bist. Du musst eine Energie sein, die sich dahinter verbirgt, welche durch die Augen hindurch sieht. Wer sonst sollte durch die Augen sehen? Eine Brille kann nicht sehen: Dazu sind hinter der Brille Augen erforderlich. Deine Augen sind wie eine Brille, sie selbst können nicht sehen. Um sehen zu können, musst du dich dahinter befinden.

Aber die feinste Identifikation ist die Identifikation mit deiner Intelligenz: Deine Denkkraft, dein intellektuelles Fassungsvermögen, dein Vermögen, zu verstehen – das ist das Subtilste. Es ist sehr schwierig, auch diese Identifikation zu verlassen. Aber genau dies ist möglich.

Nach und nach, Schritt für Schritt. Mach dir zunächst klar, dass du nicht dein Körper bist. Lass diese Einsicht ganz tief in dich einsinken, sich kristallisieren. Realisiere danach, dass du nicht deine Sinne bist. Lass auch diese Einsicht wachsen und sich kristallisieren. Jetzt wird dir klar, dass du nicht die *Tanmatras* bist, die Energiespeicher hinter den Sinnen. Lass auch diese Einsicht wachsen und sich kristallisieren. Und so wirst du realisieren, dass deine Intelligenz ebenfalls ein Energiespeicher ist. Sie ist der gemeinsame Speicher, in den deine Augen, deine Ohren, deine Hände ihre Energie einfließen lassen. Alle Sinne sind wie Flüsse und die Intelligenz ist das Zentralbecken, in dem sie alle ihre Information zusammentragen und einmünden.

Zunächst musst du also sehen, dass du weder das Auge bist, noch die Energie, die hinter dem Auge liegt. Dann wirst du sehen, dass sich jedes Sinnesorgan in deinen Geist ergießt. Du bist auch nicht dieser Geist. Du bist derjenige, der sieht, wie sich alles in ihn ergießt. Du stehst nur am Ufer, während alle Flüsse sich ins Meer ergießen. Du bist der Beobachter, der Zeuge.

Dies bedeutet *Purusha* – Zeuge sein, reines Bewusstsein – das höchste Sehen, das sich im Yoga offenbart.

13. Kapitel

Der letzte Angriff des Ego

Die weltlichen Mächte sind schal, du wirst nicht glücklich damit. Tatsächlich bringt jede weltliche Errungenschaft nur noch mehr Begierden hervor. Statt dich zu befriedigen, macht sie dich erst recht verrückt. Welcher weltlichen Macht du auch immer habhaft werden kannst, du setzt sie ein, um damit neue Begierden anzufachen.

So viel Geld du auch zusammenraffst, du investierst es, um noch mehr Geld zu haben. Und wenn mehr Geld kommt, investierst du es für noch mehr Geld. So geht es immer weiter: Nur Mittel und Mittel und noch mehr Mittel und nie ist das Ende abzusehen. Selbst der Dümmste kommt früher oder später dahinter, dass er in einen Teufelskreis geraten ist und dass es keinen Ausweg zu geben scheint – außer es bleiben zu lassen. Für einen intelligenten Menschen – für einen, der über sein Leben nachdenkt und es verstehen will – liegt das auf der Hand.

Weltlichen Dingen nicht zu verfallen ist letztlich nicht so schwer; aber wenn es um die inneren Kräfte geht, so nah deinem Sein und so voller grenzenloser Befriedigung, ist es sehr schwer, sich davon frei zu machen. Wer ihnen verfällt, der hat wieder eine Welt erschaffen und wird weit von der endgültigen Befreiung entfernt bleiben. Alles, was du besitzt, das besitzt dich. Deswegen hat das Loslassen total zu sein. Was aufgegeben werden kann, ist aufzugeben. Übrig bleibt nur das, was nicht aufgegeben werden kann – dein nacktes Wesen.

Wenn man diesen Kräften nicht verfällt,
ist die Saat jeder Bindung vernichtet.
Dann geschieht Kaivalya – die Befreiung.

Spirituelle Kräfte zu haben ist sehr befriedigend, genugtuend und daran hat das Ego eine so subtile, so reine Freude, man findet keinen Stachel in ihnen. Nie enttäuschen sie dich! Vom Reich der weltlichen Dinge bist du eine Enttäuschung nach der anderen gewohnt – ja eigentlich nur Enttäuschung. Es ist ein Wunder, wie die Leute es fertigbringen, dies zu übersehen. Es ist ein Wunder, wie die Leute sich ständig darüber hinweg täuschen können und immer noch glauben, dass es irgendwo eine Hoffnung gibt. Die äußere Welt ist hoffnungslos. Du kannst dir ein noch so großes Haus hinsetzen oder noch so viel Macht in der Politik, der Wirtschaft, der Gesellschaft erreichen, der Tod wird dir alles wieder wegnehmen – um dies zu verstehen braucht man nicht viel Intelligenz. Die inneren Kräfte dagegen kann der Tod nicht wegnehmen – sie liegen außerhalb seiner Reichweite. Und sie lassen einen nie im Stich.

Das sind deine Kräfte, deine ureigenen, aufgeblühten Anlagen. In diesem Sutra verlangt Patanjali nahezu etwas Unmögliches: Auch diesen höchsten Kräften ist zu entsagen. Andernfalls fängt man wiederum an, in einer neuen Welt der Illusionen zu leben – es ist wieder die Macht! Aber deine Sehnsucht gilt in Wirklichkeit nicht dem Ego. Es geht dir um das Ganze und das Ganze ist nur jenem möglich, der alle Formen egoistischer Trips hinter sich gelassen hat.

Man kann dies deshalb so schwer nachvollziehen, weil wir gewohnt sind, nutzlosem Müll zu verfallen. Ihr sammelt immerzu, in der Hoffnung, was auch immer ihr da sammelt, könne euch Erfüllung bringen. Ihr sammelt und sammelt – Wissen, Geld, Macht, Ruhm, egal, Hauptsache, es wird mehr. Euer ganzes Leben besteht aus Anhäufen, es wird zu einer leblosen Schwere – ohne Geheimnis und Staunen. Das ist es, was ihr getan habt: Staub sammeln und es für Gold halten.

Wertloses erhält unermesslichen Wert, wenn es durch das Ego gesehen wird. Das Ego ist ein großer Fälscher und Betrüger. Es belügt dich ständig und gaukelt dir etwas vor – Illusionen, Träume, Projektionen. Beobachte es! Es ist äußerst geschickt. Es kennt viele Schleichwege und ist sehr gerissen. Wenn du es auf dem einen Weg ertappst, sucht es sich einen anderen. Wenn du es auf einem Weg stoppst, findet es einen anderen und zwar auf eine solche Weise, dass du nicht einmal zu denken vermagst, dass dieser Weg ebenfalls ein subtiler Weg des Egos ist.

Beobachte: Du bist ein weltlich gesinnter Mensch; dann eines Tages fühlst du die Frustration. Eines Tages fühlt sie jeder, das ist nichts Besonderes. Dann wirst du nach und nach religiös und du beginnst damit, dich wichtig zu fühlen. Schließlich wirst du „religiös"! Du schaust auf die anderen herab, sie sind „Sünder", eben „weltliche Menschen", du aber bist religiös, du entsagst der Welt.

Sei vorsichtig! Jetzt ist das Ego durch ein anderes Türchen eingedrungen. Es geht nicht darum, sich von der Wirklichkeit, sondern vom Ego zu verabschieden. Man muss also sehr, sehr wach sein, um nicht erneut auf die Fallstricke des Ego hereinzufallen. Es kann nicht unterdrückt werden, denk dran! Im Feuer deines Verstehens, deines Zeugeseins wird es sich auflösen.

Es gibt viele Fallstricke des Ego: du kannst demütig werden, du kannst einfach werden – es wird sich hinter deiner Einfachheit verstecken. Du kannst dich also ständig selber betrügen. Du kannst Rationalisierungen finden; an der Oberfläche sehen sie vernünftig aus und wirken geradezu wie Beweise, aber schau genauer hin. Nur du kannst dies für dich tun. Die ganze Welt mag es sehen können, aber solange du es nicht selber gesehen hast, nützt es nichts. Darum haben euch so viele Meister aufgefordert: „Geh in dich, erkenne dich selbst!" – aber das tut ihr nie. Ihr redet zwar davon, ihr lest Bücher darüber, ihr anerkennt die Idee. Aber ihr geht nie wirklich in euch, weil ihr da drinnen nichts anderes als Dunkelheit, Wunden und Disharmonien findet.

Buddha, Jesus, Krishna – sie alle haben gelehrt: „Geht in euch und ihr werdet unendlich selig, in Ewigkeit selig!" Ihr aber öffnet die Tür und geht in einen Albtraum. Dieser Albtraum ist euer eigenes Werk – durch eure Verdrängungen. An der Oberfläche seid ihr einfach; tief drinnen seid ihr höchst kompliziert. Nach außen zeigt ihr das Gesicht eines harmlosen Menschen; tief drinnen seid ihr hässlich.

All dies Verdrängte ist der Grund, warum ihr nicht nach innen sehen könnt und euch ständig mit irgendetwas ablenken müsst – Radio, Fernsehen, Zeitunglesen, Freunde besuchen. Hauptsache, irgendwie die Zeit totschlagen, bis man schlafen geht. Kaum macht man die Augen wieder auf, beginnt die Unruhe von Neuem.

Vor wem und vor was lauft ihr davon? Ihr weicht euch selbst aus. Gib dir den Raum, dein Wesen zu sehen; dann plötzlich wirst du gewahr, dass es keine Bindung an Dinge gibt. Das letzte Loslassen steht an, wenn du zu den *Siddhis*, den Wunderkräften, gelangt bist, wenn du Dinge fertigbringst, die wie Wunder wirken. Wenn du denen verfällst, bist du jedoch wieder in der Welt des Ego angekommen. Hüte dich! Es ist der letzte Angriff des Ego. Lass dich nicht einfangen. Das Ego wirft sein letztes Netz nach dir aus.

Patanjali sagt: Wenn man diesen Kräften nicht verfällt, ist die Saat jeder Bindung vernichtet. Die Saat der Bindung ist Verhaftung. Und der Samen der Befreiung heißt Liebe. Und wie sehr sie sich ähneln! In Wirklichkeit aber sind sie sich diametral entgegengesetzt: Verhaftet sein bedeutet lieblos zu sein. Liebe hingegen kennt Verhaftung nicht. Worin besteht der Unterschied?

Du liebst eine Frau oder einen Mann und schon bindest du dich. Warum fühlst du diese Bindung? Verhaftung heißt nichts weiter, als dass du auch morgen diese Frau bei dir haben möchtest. Du möchtest, dass diese Frau dir auch morgen und auch übermorgen noch gehören soll. Was nur ein Beweis ist, dass du diese Frau nicht einmal heute zu lieben vermocht hast. Andernfalls käme der Gedanke an morgen gar nicht erst auf. Wen kümmert ansonsten das Morgen? Wer weiß schon, was morgen ist? Das Morgen kommt nie. An das kann nur derjenige denken, der das Heute nicht lebt.

Du hast diese Frau am heutigen Tag nicht geliebt, also wartest du darauf, dass das Morgen kommt – dann wirst du lieben können! Deine Liebe ist unfertig, unvollendet, deswegen das Morgen. Aufgrund dieser unfertigen Liebe entsteht die Bindung. Das ist natürlich, logisch. Du malst ein Bild, aber es ist noch nicht fertig; also möchtest du die

Leinwand auch morgen noch haben, um es fertig zu malen.

Es gibt ein grundlegendes Lebensgesetz: Das Leben will alles zu Ende führen. Die Knospe will zur Blüte werden; das Saatkorn will zum Spross werden. Alles drängt zur Vollendung. Und so wird aus allem, was ihr unvollendet lasst, ein innerer Wunsch, der sagt: „Erobere diese Frau! Du hast sie noch nicht geliebt. Du hast ihr Wesen noch nicht tief genug erforscht, vieles ist dir noch verborgen geblieben. Du hast erst begonnen, was es zu vollenden gilt – da will noch so manches Lied des Daseins gesungen und so mancher Tanz getanzt werden!"

So kommt es zur Bindung: Das Morgen wird nötig, das Übermorgen wird nötig, die Zukunft wird nötig. Und wer tatsächlich nicht in der Gegenwart zu leben vermag, braucht eben noch ein zukünftiges Leben und so versprechen die Leute einander: „Wir wollen uns auch im kommenden Leben wieder finden und heiraten!" Dies beweist lediglich, dass die Leute unfähig geworden sind, zu leben. Der heutige Tag ist sich selbst genug.

Wenn du deine Liebe in diesem Augenblick zur Erfüllung kommen lässt, wenn du mit ganzem Herzen geliebt hast – dich der Liebe restlos hingegeben und dich in ihr aufgelöst hast, wenn du nichts zurückgehalten hast – dann kommt der Gedanke an morgen niemals auf, er kann gar nicht erst aufkommen. Er kommt immer nur dann auf, wenn etwas unerfüllt ist; nur dann sehnt man sich nach der Zukunft. Wenn du deine Frau heute rückhaltlos geliebt hast und der Tod kommt, wirst du dies akzeptieren. Oder wenn sich die Frau in einen anderen verliebt, wirst du einfach Adieu sagen – traurig zwar, aber dir ist nicht elend zumute. Traurigkeit hat ihre eigene Schönheit; Elend dagegen ist abstoßend. Trauer – nicht aufgrund einer Bindung. Trauer, weil deine Liebe nach wie vor da ist, in dir steigt und steigt und der Mensch, der dies hätte verstehen können, geht. Du bist traurig, aber erfüllt. Ohne jeden Vorwurf und ohne Groll.

Wenn du rückhaltlos geliebt hast, kommt es gar nicht erst soweit, dass die Frau oder der Mann fortgehen könnte. Wenn du rückhaltlos geliebt hast, ist das unmöglich. Denn so geliebt zu haben befriedigt zutiefst. Man kann nicht einmal an jemanden anderen denken, nicht von anderen träumen. Der Traum kommt aus der Unzufriedenheit mit diesem Partner. An andere Frauen denkt man nur dann, wenn die Beziehung zur eigenen Frau nicht erfüllend war. An andere Männer oder Frauen denkt man nur darum, weil man sich restlos hingeben möchte, dies aber in dieser Beziehung nicht geschehen ist. Also wandern die Gedanken, die Träume und Projektionen.

Es gibt Leute, die sich in Tiere verlieben. Wie armselig! Ich sage nicht, liebe keine Tiere. Ich sage aber, mache die Tiere nicht zum Ersatz für deine Liebe zu Menschen. Du solltest Menschen so tief lieben, dass deine Liebe überzufließen beginnt und deswegen auch die Tiere erreicht. Das ist etwas ganz anderes: Dann erreicht sie auch die Bäume, die Felsen ... einfach, weil du ständig überfließt. Du wirst zu einer unerschöpflichen Quelle der Liebe ... nichts vermag deine Liebe festzuhalten.

Je gebundener du wirst, desto mehr bist du entwürdigt; je geringer die Bindung, desto höher steigst du, schwingst du dich empor. Und schließlich kommt der Augenblick, in dem dir spirituelle Kräfte zuwachsen. Vergiss nicht: Binde dich nicht an sie, denn sie sind wirklich wunderbar, sehr befriedigend und deswegen äußerst verführerisch. Du wirst sie dir zu eigen machen wollen. Viele Leute haben sich schon um Yoga bemüht nicht etwa um des Yoga willen, nicht um *Kaivalya*, der Befreiung willen, sondern lediglich wegen dieser *Vibhutis* oder *Siddhis*.

Sie studieren Yoga, sie gehen zu den Meistern – weil sie Wunder wirken wollen. Dies ist die letzte Möglichkeit, wieder in eine Bindung zu geraten. Kommst du hier darüber hinaus, ist der Samen jeder Bindung verbrannt. Dann erfolgt *Kaivalya* – die Befreiung. Dann bist du restlos frei – Freiheit, absolute Freiheit! An nichts gebunden und voller Liebe schüttest du deine Liebe über die gesamte Existenz aus – du gereichst der ganzen Existenz und dir selbst zum Segen.

Aber man muss auf Schritt und Tritt aufpassen. Der Verstand ist sehr raffiniert. Und du magst dir einreden: „Ja, lass die Wunder nur kommen, ich werde mich von ihnen nicht einfangen lassen!" Schau nochmal hin. Du wirst irgendwo in dir einen Wunsch entdecken: „Lass sie doch kommen, dann werden wir ja sehen. Aber erst sollen sie mal kommen".

Wer kümmert sich schon um *Kaivalya*, Befreiung? Befreiung scheint kein wirkliches Ziel zu sein. Einfach ungebunden, frei sein?! Wozu?

Sei wach! Der Mind ist sehr gierig; das Ego ist nichts als Habenwollen. Je reifer man innerlich wird, desto mehr Dinge passieren ganz von alleine. Nicht, weil man nach ihnen gesucht hätte oder auf sie aus gewesen wäre – sie sind Folgeerscheinungen. Jedes *Chakra* hat seine eigenen Kräfte. Sobald du durch die *Chakras* hindurch gehst, werden ihre Kräfte verfügbar. Es ist also gut, wach zu sein und zu wissen, wohin die Reise führt.

Der Yogi sollte jede Bindung an Einladungen seitens überirdischer Wesen,
die über verschiedene Ebenen herrschen, vermeiden,
auch jeglichen Stolz darüber.
Denn dadurch würde die Möglichkeit des Übels wieder aufleben.

Wenn sich diese Kräfte einstellen, kann es sein, dass man Einladungen von höheren, überirdischen Wesen bekommt. Ihr habt vielleicht von den Theosophen gehört oder gelesen. Ihre ganze Arbeit drehte sich um diese überirdischen Mächte, die sie „die Meister" nannten. Es gibt diese überirdischen Mächte, die mit Menschen kommunizieren und je höher ihr steigt, desto offener werdet ihr für sie, desto empfänglicher seid ihr. Dann bekommt ihr viele Einladungen, viele Botschaften.

Patanjali sagt: Denk daran, wenn du zum Vehikel höherer Ebenen wirst, dann bilde dir nichts darauf ein, dann halte dich nicht für einen Auserwählten, für etwas Besonderes. Dies würde deinen Absturz verursachen. Wenn du soweit bist, erreichen dich augenblicklich Botschaften über Botschaften aus übersinnlichen Ebenen. Sie haben lange darauf gewartet, dass jemand für sie auf Empfang schalten würde. Wenn dies geschieht, versage dich ihnen nicht. Wenn dies geschieht, werde vollkommen offen.

Erstens: Öffne dein Herz, vertraue.

Und zweitens: Bilde dir nichts darauf ein. Sobald sich der Stolz meldet, verstummt das Lied. Sobald du dich überlegen fühlst, kommt das Lied ins Stocken. Das ist schon vielen so ergangen. Sie kamen mit der überirdischen Welt in Verbindung und dann stieg es ihnen zu Kopfe: Über kurz oder lang verloren sie die Verbindung, sie wurden wieder gewöhnlich. Wann immer es dir also so ergeht, dann ist das Erste, bleibe offen! Und das Zweite: Lasse es dir nicht zu Kopfe steigen! Nimm es einfach wie es ist, mach keine Schau daraus.

Und sollte es dir aufgedrängt werden, dann bitte die betreffenden Mächte darum, zum bloßen Schatten gemacht zu werden, auf dass dir selbst verborgen bleibe, was durch dich geschieht. Denn wenn du es mitbekommst, hast du kaum Chancen, nicht abzustürzen. Dann mag das Ego sich breit machen – Ich kann dies tun, ich kann jenes tun! – und du beginnst abzurutschen.

14. Kapitel

Alleinsein – die Freiheit jenseits aller Dualität

Jetzt stellt Patanjali die uralte Frage: Was ist Zeit? Er stellt sie erst ganz am Ende des *Vibhuti Pada*; denn zu verstehen, was Zeit ist, ist das größte Wunder. Zu wissen, was Zeit ist, bedeutet zu wissen, was Leben ist. Zu wissen, was Zeit ist, bedeutet zu verstehen, was Wahrheit ist.

Ehe wir auf die Sutras eingehen, gibt es zunächst vieles zu verstehen; es wird uns als Einleitung zu den Sutras dienen.

Was wir gemeinhin Zeit nennen, ist nicht die wirkliche Zeit, sondern die chronologische Zeit. Man sollte sich also an folgende Unterscheidungen erinnern: Die chronologische, die psychologische und die wirkliche Zeit.

Die chronologische Zeit ist die Uhrzeit. Sie dient einem praktischen Zweck, sie ist nicht real. Sie ist eine Konstruktion, die auf einer gesellschaftlichen Konvention beruht. Dieser Vereinbarung nach hat der Tag vierundzwanzig Stunden. Es ist absolut willkürlich zu sagen, die Erde drehe sich binnen vierundzwanzig Stunden einmal um die eigene Achse. Wir sind es gewesen, die diese Umdrehung in vierundzwanzig Stunden eingeteilt haben. Dann haben wir beschlossen, eine Stunde in sechzig Minuten zu unterteilen. Es gibt keinen zwingenden Grund, sie so zu unterteilen. Eine andere Zivilisation hätte eine andere Einteilung vornehmen können. Wir könnten eine Stunde auch in hundert Minuten einteilen und niemand kann uns daran hindern. Dann haben wir jede Minute in sechzig Sekunden eingeteilt. Das ist genauso willkürlich und ist einfach nur nützlich. Das ist die Uhrzeit; sie wird einfach gebraucht; ohne sie würde das gesellschaftliche Leben nicht funktionieren können.

Je komplexer eine Gesellschaft wird, desto mehr ist sie von der chronologischen Zeit besessen. Die Menschen der Naturvölker brauchen keine Armbanduhr. Was sollen sie damit? Ein zivilisierter Mensch aber kann ohne Armbanduhr nicht leben. Es ist praktisch unmöglich, in einer zivilisierten Gesellschaft ohne Uhr zu leben; die gesamte Gesellschaft richtet sich nach der Uhr, gelegentlich sogar bis ins Lächerliche. Sobald sich euer ganzes Denken nur noch an der Uhr ausrichtet, vergesst ihr, dass sie nur einem praktischen Zweck dient und nicht die wirkliche Zeit ist.

Tiefer als diese chronologische Zeit führt die psychologische Zeit. Ihr habt in eurem Inneren eine Uhr, eine biologische Uhr. Die Frauen nehmen sie mehr wahr als die Männer: Alle achtundzwanzig Tage setzt die Menstruation ein. Der Körper funktioniert wie eine innere Uhr, eine biologische Uhr.

Wenn ihr einmal darauf achtet, werdet ihr sehen, dass sich jeden Tag zu seiner Zeit der Hunger meldet. Wenn ihr wohlauf und gesund seid, dann halten sich eure Bedürfnisse an ein bestimmtes Muster und dieses Muster wiederholt sich. Es wird immer nur dann unterbrochen, wenn es einem nicht gut geht; ansonsten funktioniert der Körper sehr sanft in einem gewohnten Muster. Und einer, der sich dieses Musters bewusst ist, wird lebendiger leben als jemand, der nach der Uhr lebt; er ist der Wirklichkeit näher.

Die chronologische Zeit ist festgelegt. Sie muss deshalb

festgelegt sein, weil die Gesellschaft auf sie angewiesen ist; die psychologische Zeit ist fließend, sie ist nicht so starr, denn jeder Mensch hat seine eigene Psychologie, seinen eigenen Kopf. Hast du es beobachtet? Wenn man froh ist, vergeht die Zeit wie im Fluge. Die Uhr hat nichts mit dir zu tun, sie hat ihr eigenes Tempo: Alle sechzig Sekunden rückt sie eine Minute vor und alle sechzig Minuten eine Stunde. Dies setzt sich einfach fort, gleichgültig, ob du froh oder traurig bist. Wenn du traurig bist, lebst du in einer anderen Zeit als wenn du froh bist.

Wenn plötzlich der oder die Geliebte kommt, unerwartet anklopft, bleibt die Zeit geradezu stehen. Stunden werden vergehen – ihr mögt gar nichts Besonderes tun, einfach nur die Hände halten, dasitzen und auf den Mond schauen – Stunden werden vergehen und euch wird es scheinen, als wären es nur Minuten gewesen. Die Zeit vergeht sehr sehr schnell, wenn du glücklich bist. Wenn du unglücklich bist – es ist jemand gestorben, jemand, den du geliebt hast und nun ist er tot – dann kriecht die Zeit geradezu, vergeht ganz, ganz langsam. Die chronologische Zeit ist Geschichte und die psychologische Zeit ist Mythos. Das ist der Unterschied zwischen Geschichte und Mythos. Im Westen schreibt man Geschichte, im Osten Mythen.

Die chronologische Zeit ist der nach außen gerichtete Geist, die psychologische Zeit ist der nach innen gerichtete Geist und die wirkliche Zeit ist Nicht-Geist. Die wirkliche Zeit ist kein Prozess, sondern eine Gleichzeitigkeit.

Zukunft, Vergangenheit und Gegenwart sind nicht drei von einander getrennte Formen; deswegen brauchen sie auch nicht miteinander verbunden zu werden. Die wirkliche Zeit ist das ewige Jetzt, ist Ewigkeit. Es ist nicht so, dass die Zeit an dir vorbei ginge. Wohin sollte sie gehen? Sie würde ein weiteres Medium brauchen, um hindurch gehen zu können und wohin würde sie gehen und woher würde sie kommen? Sie ist da – oder vielmehr: Sie ist hier. Zeit ist. Sie ist kein Prozess.

Wenn man Samyama auf den gegenwärtigen,
auf den vergangenen und auf den zukünftigen
Augenblick richtet,
entsteht ein Wissen, das aus der Bewusstheit der
letzten und höchsten Wirklichkeit kommt.

Wenn du dein *Samadhi*-Bewusstsein auf den Verlauf der Zeit richtest – also auf den gegenwärtigen Augenblick, auf den vergangenen Augenblick und auf den kommenden Augenblick – leuchtet, im Lichte deines *Samadhi*, blitzartig die letztendliche Wirklichkeit auf.

Denn sobald du im *Samadhi* hinschaust, gibt es keinen Unterschied mehr zwischen Gegenwart, Zukunft und Vergangenheit, sie lösen sich auf. Die Unterscheidung passt nicht mehr. Plötzlich wirst du der Ewigkeit gewahr. Dann wird Zeit zur Gleichzeitigkeit. Dann geht nichts vorbei, trifft nichts ein; alles ist, es ist. Sobald du die Zeit mit den Augen des *Samadhi* siehst, verschwindet sie. Aber dies ist das letzte Wunder; danach kommt nur noch *Kaivalya*, die Befreiung.

Wenn die Zeit verschwindet, verschwindet alles. Denn die ganze Welt von Begierde, von Ehrgeiz, von Antrieb beruht lediglich auf einem irrigen Zeitbegriff. Die Zeit wird durch Begehren erzeugt – die Zeit als Abfolge von Vergangenheit, Gegenwart und Zukunft. Dies gehört zu den größten Erkenntnissen der Weisen im Osten: Dass die Zeit, als

Ablauf gesehen, in Wirklichkeit nur die Projektion der Begierde ist. Nur weil du etwas begehrst, konstruierst du die Zukunft. Und nur weil du festhältst, erfindest du die Vergangenheit. Weil du das, was dir gar nicht mehr bevorsteht, nicht lassen kannst und dich an es klammern möchtest, erzeugst du die Erinnerungen. Und weil du das, was noch gar nicht eingetreten ist, auf deine Weise herbeisehnst, erzeugst du die Zukunft. Zukunft und Vergangenheit sind mentale Zustände und nicht Bestandteile der Zeit. Zeit ist ewig. Sie ist nicht unterteilt. Sie ist eins, ein Ganzes.

Wer erkannt hat, was der Augenblick und der Ablauf der Zeit ist, wird des Höchsten gewahr. Sich der Zeit bewusst werden heißt also, sich der letzten Dinge bewusst werden. Warum? Weil das Höchste als wirkliche Zeit existiert. Sobald du das Höchste erkennst, entsteht in dir eine völlig andere Art des Wissens.

Im Augenblick organisiert sich dein Erkennen über das Äußere. Jemand kommt, du schaust auf die Kleidung und denkst: „Aha, eine Frau!" oder „Ein Mann!" Du siehst einen Baum und sagst: „Aha, eine Kiefer!", weil du die passende Beschreibung kennst. Aber dies sind alles nur äußere Merkmale. Wenn die Zeit verschwindet und Ewigkeit dich umgibt, wenn die Zeit kein Ablauf mehr ist, sondern ein Meer von Energie – ewiges Jetzt –, dann gewinnst du Einblick in alles und du kannst es ohne äußerliche Definitionen erkennen.

Die höchste Erkenntnis,
geboren aus dem Gewahrwerden der Wirklichkeit,
steht über allem. Sie beinhaltet das gleichzeitige Erkennen
aller Dinge,

erstreckt sich auf sämtliche Objekte und Abläufe
in Vergangenheit, Gegenwart und Zukunft
und ist jenseits weltlichen Geschehens.

Das Sehen des Auges hat nur eine beschränkte Reichweite; deswegen wirkt das Leben wie ein Ablauf. Du sitzt z. B. unter einem Baum und die Straße ist leer und plötzlich taucht von links ein Mann auf, er geht zur rechten Seite hinüber und verschwindet wieder, nachdem er eine Weile gelaufen ist. Im Baum oben sitzt auch jemand. Lange bevor du den Mann sehen konntest, war er bereits im Sichtfeld des Mannes über dir gewesen. Wenn der Mann für dich verschwindet, verschwindet er nicht für denjenigen, der im Baum sitzt. Aber nach einer Weile verschwindet der Mann auch für diesen Beobachter. Aber da ist noch jemand in einem Hubschrauber: Dessen Sicht reicht noch weiter, der Mann geht immer noch – lange bevor du ihn auf der Straße sehen konntest und noch lange, nachdem er für dich entschwunden war.

Genauso verhält es sich mit allem: Je höher man steigt, desto näher kommt man dem *Sahasrara* – du erklimmst den Baum des Lebens. Das *Sahasrara* ist der höchste und letzte Punkt, von dem aus du sehen kannst. Es gibt keine Höhe darüber hinaus. Vom *Sahasrara* aus siehst du alles – alles bewegt sich fortwährend weiter und weiter. Nichts steht still und nichts verschwindet. Das ist sehr schwer zu verstehen – so schwer wie die Erklärung der Physiker zum winzigsten Element, jenem Quantum oder Teilchen, das sowohl als Welle als auch als Partikel, sowohl als Punkt als auch als Linie zu beschreiben ist. Die höchste Erkenntnis transzendiert alle Dualitäten, alle Gegensätze von Sein und

Werden, von Festem und Beweglichem, von Welle und Teilchen, von Leben und Tod, von Vergangenheit und Zukunft, kurz alle Dualitäten, alle Gegensätze. Sie transzendiert alle Gegenstände des Wissens.

Für dieses Bewusstsein gebraucht man das Wort „allwissend" – alles existiert für es gleichzeitig. Dies ist sehr schwer zu verstehen, nahezu unmöglich zu begreifen. Es bedeutet: Wenn dich ein Mensch der höchsten Erkenntnis anschaut, sieht er, wie du noch im Mutterleib bist und gleichzeitig, wie du gerade zur Welt kommst und gleichzeitig wie du dann als Kind immer älter wirst, wie du ein junger Mann wirst und nun eine Frau findest, sie liebst und wie dann deine Kinder geboren werden und du alt wirst und stirbst und die Leute dich in Trauer zu Grabe tragen … alles gleichzeitig. Das Ganze hat er in dieser Totalität vor Augen. Schwer zu verstehen, wie soll das gehen? Soeben kommt ein Kind zur Welt: Wie kann es im selben Moment sterben? Entweder ist es ein Säugling oder ein junger Mensch oder ein alter Mensch, entweder im Mutterleib oder im Sarg, entweder in der Wiege oder im Grab. Aber das ist unsere Aufteilung, weil wir nur mit begrenzten Augen sehen.

Normaler Weise sehen wir alles in einem allmählichen Ablauf, als Karma: Ein Kind wird zum Jugendlichen, ein junger Mann wird alt – ganz langsam, so wie auf der Leinwand das Filmgeschehen in Zeitlupe abläuft. Auf die Art sehen wir es. Aber das letzte und höchste Erkennen ist allumfassend und absolut: In einem einzigen Augenblick ist alles offenbar. Normalerweise gehen wir mit einer winzigen Taschenlampe durch die finstere Nacht. Während im Schein der Lampe ein Baum aufleuchtet, liegen andere

Bäume im Dunkel verborgen. Wenn der Lichtkegel auf andere Bäume fällt, taucht der erste Baum ins Dunkel zurück. Du kannst immer nur ein kurzes Stück des Weges sehen. Jenes letzte Erkennen dagegen ist wie ein Blitz: Plötzlich erfasst du den ganzen Wald mit einem einzigen Blick. Aber dies alles ist nur symbolisch gemeint. Es handelt sich um feine Andeutungen. In Wirklichkeit kann nichts gesagt werden.

Chronologische Zeit ist Politik, Geschichte, Ökonomie, Geld, Dinge, Intellekt, Marktwirtschaft, Wall Street.

Psychologische Zeit ist Traum, Mythos, Dichtung, Liebe, Kunst, Intuition, Malerei, Tanz, Theater.

Wirkliche Zeit ist Existenz und Meditation.

Authentisch sein ist die vorrangige Eigenschaft des Suchers – nicht von der Wahrheit abzuweichen, in keiner Weise zu betrügen. Wenn du andere betrügst, wirst du am Ende von deinen eigenen Betrügereien eingeholt. Wenn du eine Lüge allzu oft wiederholst, kommt sie dir fast schon wie Wahrheit vor. Wenn andere dir deine Lügen abnehmen, beginnst du selbst daran zu glauben. Glaube ist ansteckend. Nur so konnten wir in das Elend geraten, in dem wir uns befinden.

Die erste Lüge, die wir als Wahrheit übernommen haben, lautet: „Ich bin ein Körper." Daran glaubt jeder. Ihr werdet in eine Kultur hinein geboren, die daran glaubt, dass wir Körper sind. Jeder reagiert als Körper; niemand antwortet als Seele. Erinnere dich an den Unterschied zwischen Reaktion und Antwort. Eine Reaktion ist mechanisch. Eine Antwort geschieht hellwach, aufmerksam und bewusst. Wenn sich auf einen Knopfdruck hin der Ventilator in Gang setzt, ist das eine Reaktion. Wenn du auf den Knopf drückst, überlegt der Ventilator nicht: „Soll ich oder soll ich nicht?“ Wenn du das Licht anschaltest, geht der Strom nicht auf dich ein, es geschieht mechanisch. Zwischen deinem Knopfdruck und dem Fließen des Stroms ist keinerlei Abstand. Es gibt keine Sekunde des Überlegens, keinen Augenblick von Aufmerksamkeit und Bewusstheit.

Wenn du immer nur reagierst – irgendwer beleidigt dich und du wirst wütend; irgendwer sagt etwas und du wirst traurig; irgendwer sagt etwas und du wirst sehr glücklich – wenn alles nur Reaktion ist, ein Reagieren auf Knopfdruck, dann wirst du langsam dem Glauben verfallen, Körper zu sein. Dein Körper ist ein Mechanismus. Er ist nicht du. Du lebst zwar in ihm, er ist dein Dach überm Kopf, aber du bist nicht er. Du bist absolut etwas anderes.

Dies ist die erste von unseren verkrüppelnden Lebenslügen. Dann gibt es noch eine weitere Lüge: „Ich bin mein Verstand.“ Und diese geht natürlich tiefer als die erste, denn der Verstand steht dir näher als der Körper. Ständig denkst du Gedanken, träumst du Träume – sie kommen dir so nah, sie umgeben dich, es ist als ob sie dein Sein ausmachten. Du beginnst ihnen zu glauben – du wirst zu deinem Verstand. Aber der Verstand ist ebenfalls Reaktion.

Zu einer Seele wirst du erst in dem Augenblick, da du zu antworten beginnst. Antworten bedeutet, dass du nicht mehr mechanisch reagierst. Du betrachtest, du meditierst, du gestattest deinem Bewusstsein den nötigen Raum, um eine Entscheidung zu treffen. Du bist der entscheidende Faktor. Jemand beleidigt dich: Bei einer Reaktion ist der andere der entscheidende Faktor. Es kommt zur Reaktion, er hat dich manipuliert. In der Antwort bist du der entscheidende Faktor: Jemand beleidigt dich – dies steht nicht im

Vordergrund, es ist zweitrangig. Du denkst darüber nach, ob du dies oder jenes tun solltest. Du bist nicht überwältigt, du bleibst unberührt, im Abstand. Du bleibst der Beobachter.

Vergiss nicht: Je mehr du dich in Lügen verstrickst – mögen sie dir anfangs auch noch so profitabel erscheinen – am Ende wirst du sehen, dass sie dein ganzes Dasein vergiftet haben. Sei authentisch. Wenn du authentisch bist, entdeckst du früher oder später, dass du nicht der Körper bist. Denn Authentizität kann sich auf Dauer nichts vormachen. Es wird langsam Tag, die Augen nehmen immer mehr wahr und plötzlich kannst du erkennen: Gewiss, du befindest dich im Körper, aber du bist nicht der Körper. Wenn eine Hand gebrochen ist, bist nicht du gebrochen. Wenn du ein gebrochenes Bein hast, bist nicht du gebrochen. Wenn Kopfschmerzen da sind, dann weißt du, was Kopfschmerzen sind, aber du bist sie nicht. Wenn du Hunger verspürst, weißt du vom Hunger, aber nicht du bist hungrig. So wird nach und nach die grundlegende Lüge unterlaufen. Dann kannst du tiefer gehen und deine Gedanken sehen, sehen, wie Träume durch dein Bewusstsein ziehen.

Dann kannst du unterscheiden – was Patanjali *Viveka* nennt – dann kannst du unterscheiden, was die Wolke ist und was der Himmel. Gedanken sind wie Wolken, die den leeren Raum durchziehen. Dieser leere Raum ist der wirkliche Himmel, nicht die Wolken – die kommen und gehen. Nicht die Gedanken, sondern der leere Raum ist die Wirklichkeit, in welcher diese Gedanken auftauchen und verschwinden.

Jetzt muss ich von einem Prinzip sprechen, welches aus der Sicht des Yoga dein Sein grundlegend bestimmt. Genau wie die Physiker denken, dass alles Energie ist, ist in der Yogawissenschaft die Grundqualität der Existenz Ton, Schwingung. Diese wiederum ist eine Manifestation der Stille. Aus der Stille kommen wir und in die Stille lösen wir uns wieder auf. Stille, Raum, Nichts, Nichtsein – das ist der innerste Kern, ist die Nabe des Rades. Erst wenn du zu dieser Stille findest, zu diesem Raum, wo nichts mehr übrig ist außer dem reinen Sein, kann Befreiung stattfinden. Dies ist der Bezugsrahmen der Yogawissenschaft.

Yoga unterscheidet dein Sein in vier Schichten. Ich spreche zu dir – das ist die äußere Schicht; Yoga nennt sie *Vaikhari*, was Reifung bedeutet, Erblühen. Aber bevor ich zu dir spreche, bevor ich etwas äußere, macht es sich in mir als Gefühl, als Erfahrung bemerkbar. Das ist die innere Schicht. Yoga nennt sie *Madhyama*, das Mittlere. Aber ehe etwas innerlich erfahrbar wird, ist es bereits in Saatform vorhanden. Dies ist nicht so ohne weiteres wahrnehmbar, außer in tiefer Meditation: du bist so ruhig geworden, dass du selbst die Regungen innerhalb eines Saatkorns, das erst noch sprießen muss, zu empfangen vermagst. Es ist sehr feinstofflich. Yoga nennt diese dritte Schicht *Pashyanti*. Dieses Wort bedeutet: Zurückblicken, auf den Ursprung blicken. Und jenseits davon liegt dein ursprüngliches Sein, aus welchem alles entspringt. Das wird *Para* genannt, das Transzendente, das Jenseitige.

Wenn du nun mit einem Mantra arbeitest und in einem Rhythmus *„Om, Om, Om“* wiederholst, muss es anfangs laut ausgesprochen werden – *Vaikhari*. Danach nur innerlich: *„Om, Om, Om“* – nichts dringt nach außen – *Madhyama*. Danach muss selbst das noch unterbleiben; jetzt wiederholt es sich ganz von alleine.

Du hast dich so sehr darauf eingestimmt, dass du es nicht mehr zu artikulieren brauchst und es geht weiter und weiter, von sich aus: „*Om, Om, Om*". Jetzt bist du eher zum Zuhörer denn zum Sprecher geworden. Du kannst zuhören und zuschauen und siehst: Jetzt ist daraus *Pashyanti* geworden – du blickst zum Ursprung zurück; jetzt wenden sich deine Augen der Quelle zu. Und dann, nach und nach löst sich auch das *Om* ins Formlose auf: Plötzlich ist nur noch Leere da und sonst nichts. Es ist kein „*Om, Om, Om*" mehr zu hören – es ist überhaupt nichts zu hören. Weder gibt es da etwas zu hören, noch ist da jemand, der hört: Alles hat sich aufgelöst.

Wenn du allzu sehr Dingen anhaftest, wirst du auf der Ebene von *Vaikhari* bleiben. Wenn du zu sehr am eigenen Körper haftest, wirst du auf der Ebene von *Madhyama* bleiben. Wenn du zu sehr an deinem Geist haftest, wirst du auf der Ebene von *Pashyanti* bleiben. Aber wenn du nirgends mehr anhaftest, ist nur novh *Para*, das Transzendente, Jenseitige. Das ist Befreiung.

Frei werden heißt, nach Hause zurückkommen. Wir haben uns weit davon entfernt. Aus dem Nichts kommt das Saatkorn, aus dem Saatkorn ein Spross, dann ein großer Baum, schließlich Blüten und Früchte: Wie weit sich alles vom Ursprung entfernt hat! Aber die Frucht fällt zurück auf die Erde: Der Kreis schließt sich. Stille ist der Anfang, Stille ist das Ende. Aus dem reinen Raum kommen wir und in den reinen Raum gehen wir. Wenn sich der Kreis nicht schließt, dann ist dein Sein irgendwo stecken geblieben, dann bist du gewissermaßen festgefahren, du kommst nicht vom Fleck, hast keinen Antrieb, keine Energie und fühlst kein Leben mehr.

Durch Yoga kannst du dich so voller Energie fühlen, dass du das Rad des Lebens vollenden und wieder zum Anfang zurückfinden wirst. Das Ende ist nichts anderes als der Anfang. Das reine Bewusstsein ist der Anfang und das Ende.

Zu diesem reinen Bewusstsein führen viele Wege. Das Wesentliche aber ist nicht der Weg. Es kommt auf die Authentizität des Suchenden an. Lass mich dies mit Nachdruck betonen. Reisen kannst du auf jedem beliebigen Wege. Wenn du ehrlich und aufrichtig bist, wird sich deine Reise vollenden. Manche Wege mögen hart sein, andere mögen leichter sein, manche mögen von Grün gesäumt sein, manche mögen durch Wüsten führen, manche mögen ein herrliches Panorama bieten, manche mögen gar kein Panorama haben, all das ist unwesentlich. Aber wenn du aufrichtig bist, authentisch und wahrhaftig, dann offenbart sich jedem Weg die Vollendung.

Gleichgültig, welchen Weg du einschlägst, wenn du authentisch bist, führt jeder Weg zum Ziel. Und ebenso stimmt der Umkehrschluss: Gleichgültig, welchen Weg du einschlägst, – falls du nicht authentisch bist, wirst du nirgends ankommen. Nur deine Aufrichtigkeit führt nach Hause, sonst nichts. Alle Wege sind Nebensache. Die Hauptsache ist es, authentisch und wahrhaftig zu sein.

Die Identifikation mit dem Körper ist lediglich eine Gewohnheit. Ein Kind kommt zur Welt und weiß nicht, wer es ist. Die Eltern müssen ihm irgendeine Identität ermöglichen, andernfalls würde es sich in der Welt verlieren. Sie sagen ihm, wer es ist, obschon sie dies selbst nicht wissen. Sie müssen ein Etikett erfinden, sie geben ihm einen Namen, sie geben ihm einen Spiegel und sagen zu ihm: „Sieh, das hier ist dein Gesicht. Schau! Dies hier ist dein

Name, dein Heim, deine Kaste, deine Religion, dein Land". Diese Identifikationen geben dem Kind ein Gefühl davon, wer es ist – aber es weiß nicht wirklich, wer es ist. Die Identifikationen sind lediglich anerkannte Gewohnheiten. Selbst dann, wenn dir eines Tages klar wird, wie unsinnig es ist, dich für einen Inder, Hindu, Muslimen, Christen oder Chinesen zu halten, wirst du dich von dieser alten Gewohnheit nicht einfach lösen können.

Ein wahrer Rebell ist, wer die Tradition so tief und so umfassend aufgibt, dass er nicht einmal gegen sie sein kann. Er ist weder dafür noch dagegen; so frei ist er davon. Solange du noch gegen irgendetwas bist, bleibst du der Sache weiterhin negativ verhaftet.

So ist dein Leben normalerweise nichts weiter als ein Ablauf von Gewohnheiten. Wer sich dessen nicht bewusst, nicht wirklich bewusst wird, der hat kaum Chancen, aus dieser Mechanik auszusteigen. Manchmal kommt es vor, dass es einem gelingt, eine schlechte Gewohnheit in eine gute Gewohnheit umzuwandeln; dann freuen sich alle, sie sind zufrieden mit ihm. Nur Yoga gibt sich damit nicht zufrieden. Du kannst mit dem Rauchen aufhören und statt dessen anfangen ein Mantra zu wiederholen. Wenn du eines Tages dieses Mantrieren vergisst, wirst du dich unbehaglich fühlen, ähnlich wie du dich als Raucher immer gefühlt hast, wenn du mal einen Tag lang nicht geraucht hast. Es ist dieselbe Sucht nach der Routine dessen, was du sonst immer getan hast, mechanisch.

Du kannst aus einer schlechten Gewohnheit eine gute machen, aber Gewohnheit ist nach wie vor Gewohnheit. In den Augen der Gesellschaft mag so etwas gut sein, aber für dein inneres Wachstum ist es belanglos. Es geht um die

Gewohnheit als solche: Alle Gewohnheiten sind zu verlassen. Womit ich aber nicht dem Chaos das Wort rede; nicht ein völlig hektisches und willkürliches Leben ist die Überwindung des Alten, ganz und gar nicht! Lass dein Leben von Bewusstheit bestimmt sein.

Es ist durchaus möglich, pünktlich frühmorgens um fünf Uhr aufzustehen, rein gewohnheitsmäßig. Aber man kann auch aus Bewusstheit statt aus Gewohnheit aufstehen. Dies ist ein großer Unterschied, die Qualität ist nicht zu vergleichen. Wenn jemand rein gewohnheitsmäßig um fünf Uhr früh aufsteht, dann lebt er genauso mechanisch wie einer, der gewohnheitsmäßig um neun Uhr aufsteht. Beide sitzen im gleichen Boot und derjenige, der um fünf Uhr aufsteht, wird genauso dumpf sein wie derjenige, der um neun Uhr aufsteht.

Die Dumpfheit hängt nicht davon ab, wann man aufsteht. Die Dumpfheit ist eine Frage, ob man aus Gewohnheit oder Bewusstheit aufsteht. Wenn du mit Bewusstheit aufstehst, wirst du hellwach sein. Es mag vielleicht schon neun Uhr morgens sein, aber wenn du bewusst aufstehst wirst du sensibel sein, du wirst alles klarer sehen und alles wird seine Schönheit haben. Man braucht nur sehende Augen.

Befreiung wird erlangt,
wenn Purusha und Sattva gleichermaßen rein sind.

Im Yoga ist das Nicht-Manifeste ein Ganzes, im Vorgang der Manifestation entsteht Teilung. Ein Beispiel: Du schaust auf einen Rosenstrauch – die Blüten! Du schaust einfach und sagst kein Wort. Du siehst die Rose, ohne im Inneren auch nur ein einziges Wort zu bilden.

Diese Erfahrung ist ungeteilt, eins. Wenn du aber zu jemandem sagen möchtest wie schön diese Rosen sind, hast du allein durch diesen Satz auch etwas über Hässlichkeit gesagt: Dass diese Blumen „nicht hässlich" sind. Mit dem Schönen tritt das Hässliche auf den Plan. Wenn man dich fragt: „Was ist Schönheit?", kommst du zu ihrer Definition nicht ohne „Hässlichkeit" aus. Auf der Ebene von *Vaikhari* ist Dualität: die Nacht ist etwas anderes als der Tag, der Tod etwas anderes als das Leben, Schönheit etwas anderes als Hässlichkeit, Licht etwas anderes als Dunkel – da ist alles nach aristotelischer Art fein säuberlich voneinander getrennt, ohne Brücke. Auf der Ebene von *Madhyama*, da ist die Teilung zwar noch vorhanden, aber weniger scharf; Nacht und Tag treffen und vermischen sich, so wie am Abend oder am Morgen. Auf der Ebene von *Pashyanti* ist die Dualität nur noch in Saatform angelegt, sie ist noch nicht vollzogen. Man kann nicht wirklich erkennen, was etwas ist, alles ist undifferenziert. Noch weiter: Auf der Ebene von *Para* gibt es die Teilung sichtbar-unsichtbar nicht mehr.

Auf der Ebene der Manifestation unterscheidet Yoga zwischen *Purusha* und *Prakriti*. Prakriti bedeutet „Materie" – *Purusha* „Bewusstsein". Wenn ihr euch mit dem Körper-Mind identifiziert, also mit *Prakriti* – mit der Natur, mit der Materie, dann werden sowohl der Körper als auch dein Mind unrein. Dies darf man nicht moralisch missverstehen. Es bedeutet, dass durch deine Identifikation die natürlichen Energien des Körper-Mind verfremdet werden. Wenn du dich weder mit dem Körper noch mit dem Mind identifizierst, sind beide rein. Bei einem Buddha – einem Angekommenen – funktioniert der Mind in Reinheit, dessen Genius kommt ungetrübt zur Geltung.

Patanjali sagt: Befreiung wird erlangt, wenn *Purusha* und *Sattva* gleichermaßen rein sind. *Sattva* ist der höchste Punkt von *Prakriti*, von Natur, Materie. *Sattva* bedeutet „Intelligenz" und *Purusha* bedeutet „Bewusstheit". Weil sich Intelligenz und Bewusstheit sehr ähnlich sind, führt dies zu einer subtilen Verwechslung. Intelligenz und Bewusstheit ähneln sich dermaßen, dass du einen intelligenten Menschen so manches Mal auch für einen bewussten Menschen halten magst. Dies ist aber nicht so.

Aber wie zur Befreiung gelangen? Zunächst musst du zur Reinheit von *Sattva*, deiner Intelligenz finden. Geh also tiefer. *Vaikhari* ist manifestierte Intelligenz; *Madhyana* ist Intelligenz, die sich nur dir selber zeigt, nicht der Welt; *Pashyanti* ist Intelligenz in der Form eines Samens und *Para* ist Bewusstheit. Beende nach und nach deine Verhaftung: Beginne damit, deinen Körper als Instrument zu sehen, als ein Medium, als einen Wohnort und erinnere dich daran, sooft du nur kannst. Nach und nach wird sich diese Erinnerung festsetzen. Dann beginne mit dem Mind. Erinnere dich daran, dass du nicht der Mind bist. Diese Erinnerung wird dir helfen, dich von ihm zu trennen.

Sobald du vom Körper-Mind getrennt bist, wird dein *Sattva* rein sein. Dein *Purusha* ist ohnehin immer rein gewesen, auch wenn ihm deine Identifikation mit der Materie den Anschein von Unreinheit verliehen hat. Sobald beide Spiegel rein sind, spiegelt sich nichts darin. Wo zwei Spiegel einander gegenüber stehen, wird nichts gespiegelt, sie bleiben leer. Dieser Punkt der absoluten Leere ist die Befreiung. Befreit wird man nicht von der Welt; es ist die Befreiung von der Identifizierung. Sei nicht identifiziert, sei mit gar nichts identifiziert. Erinnere dich ständig daran, dass du der Zeuge bist. Verliere nie die Warte des Zeugeseins; dann wird eines Tages deine innere Bewusstheit aufgehen – so als gingen Tausende Sonnen auf – gleichzeitig.

Dies nennt Patanjali *Kaivalya* – Befreiung.

Das Wort *Kaivalya* will verstanden sein. In Indien haben verschiedene Meister verschiedene Wörter für das Höchste und Letzte benutzt. Mahavira spricht von *Moksha.* Richtig übersetzt heißt das: absolute Freiheit – keinerlei Fessel mehr, alle Gefängnismauern sind gefallen. Buddha hat das Wort *Nirvana* benutzt. *Nirvana* bedeutet: das Erlöschen des Ego. So, wie man eine Kerze löscht und die Flamme einfach verschwindet, genauso verschwindet die Flamme des Ego: Du bist plötzlich keine Wesenheit mehr. Der Tropfen hat sich im Meer aufgelöst; oder das Meer hat sich im Tropfen aufgelöst. Es bedeutet: Sich auflösen, verlöschen.

Patanjali benutzt das Wort *Kaivalya.* Das Wort bedeutet: absolutes Alleinsein. Du bist an einen Punkt gelangt, wo es den anderen nicht mehr gibt, nichts anderes mehr. Jetzt kann man nicht mehr von einem „Ich" sprechen, denn jedes Ich steht im Bezug zu einem Du und das Du ist verschwunden. *Kaivalya,* nur noch Alleinsein – aber verstehe: Dieses Alleinsein hat nichts mit deiner Einsamkeit zu tun. In der Einsamkeit ist „der andere" vorhanden, er wird gefühlt, als Abwesenheit empfunden. Darum ist Einsamkeit etwas so Trauriges.

Wer „einsam" ist, sagt damit, dass er das Bedürfnis nach jemandem anderen verspürt. Im Alleinsein ist das Bedürfnis nach einem anderen verschwunden. Du bist genug, du brauchst nichts, wünschst nichts, du musst nirgendwohin. Genau dies meint Patanjali, wenn er sagt: „Du bist nach Hause gekommen."

Das ist es, was Befreiung nach seiner Definition bedeutet; das ist sein *Nirvana* oder sein *Moksha*. Blitzhafte Ahnungen davon können auch dir geschehen.

Setz dich hin, werde ruhig, still und löse dich von den Dingen. Schließe die Augen, vergiss die Welt, nimm sie, auch wenn sie existiert, als Traum. Dann schau dir deine Vorstellungen an und sei dir im Klaren, dass sie vorüberziehende Wolken sind – du bist es nicht. Löse dich von ihnen und plötzlich sind sie fort. Sofort meldet sich der Gedanke: „Ich habe mich losgelöst!" Das ist *Prashyanti*.

Jetzt löse dich auch hiervon, denn sonst bleibst du da hängen. Lass davon ab und registriere auch diese Vorstellung einfach nur als Zeuge. Plötzlich explodierst du ins Nichts. Vielleicht nur für einen Sekundenbruchteil, aber jetzt hast du einen Geschmack von *Tao*, einen Geschmack von Yoga und *Tantra*, jetzt hast du einen Geschmack von der Wahrheit bekommen. Und wenn du ihn nur einmal gehabt hast, wird es von Mal zu Mal einfacher – erlaube es, werde dafür empfänglich, erreichbar.

Je mehr du auf diesem Wege weiter schreitest, desto klarer siehst du den Weg vor dir. Eines Tages gehst du dann nach innen und kommst nicht mehr zurück – *Kaivalya*. Das nennt Patanjali die absolute Befreiung – darum geht es. Im Osten hat man das Ziel sehr viel höher gesteckt als im Westen. Für Christen, Muslime und Juden ist der Himmel das Höchste der Gefühle; darüber gibt es nichts mehr.

Der Himmel ist ein Wunsch, der Wunsch nach dem Glück; die Hölle ist eine Angst, die Angst vor dem Unglück. Die Hölle ist der Inbegriff des Schmerzes; der Himmel ist der Inbegriff des Genusses. Aber sie sind nicht Freiheit.

Im Osten haben wir genauer gearbeitet, haben tiefer geschürft, sind der Wirklichkeit bis auf den Grund gegangen – bis dorthin, wo der Bohrer plötzlich ins Leere stößt und es nichts mehr zu bohren gibt.

Frei bist du, wenn du weder Schmerz noch Genuss empfindest. Frei bist du, wenn die Dualität wegfällt.

Frei bist du, wenn es weder Himmel noch Hölle gibt: *Kaivalya.* Dies ist absolute Reinheit.

15. Kapitel

Das ursprüngliche Gesicht

Der Mensch ist ziemlich verrückt – verrückt, weil er etwas sucht, was er schon hat. Verrückt, weil er nicht wahrnimmt, wer er ist; verrückt, weil er Hoffnungen und Wünsche hegt und sich am Ende enttäuscht fühlt. Die Enttäuschung kann nicht ausbleiben, weil du dich durch Suchen nicht selber finden kannst – du bist bereits da. Das Suchen muss aufhören; die Suche muss unterbleiben. Das ist das größte Problem, vor dem du stehst, dem du dich stellen musst.

Das Problem ist, dass du etwas hast und danach suchst. Wie kannst du es dann finden? Du bist zu sehr mit Suchen beschäftigt, als dass du das, was du längst schon hast, erkennen könntest. Bevor nicht alles Suchen aufhört, wirst du es nicht erkennen können. Das Suchen richtet deine Aufmerksamkeit auf irgendetwas in der Zukunft, während das, was du suchst, bereits hier ist – jetzt, genau in diesem Moment. Das, was du suchst, liegt im Suchenden selbst verborgen: Der Sucher ist das Gesuchte!

Sobald du deinen Sinn auf etwas Äußeres richtest, verfolgst du eine Absicht: Deine Aufmerksamkeit ist nicht mehr frei. Wer wie gebannt nach etwas sucht, hat ein eingeschränktes Bewusstsein, klammert alles andere aus, lässt nur noch seinen Wunsch, seine Hoffnung, seinen Traum gelten. Um das zu erkennen, was du bist, darfst du keinerlei Absicht haben; du brauchst Aufmerksamkeit, einfach nur

Wachheit, nirgendwohin wollend – uneingeengte Bewusstheit, Bewusstheit im Hier-Jetzt und nirgendwo anders.

Es ist aber so, als hätte man dich hypnotisiert und nun weißt du nicht, wie du da herauskommen könntest. Dein Lebensstil ist verrückt und krankhaft. Er erzeugt mehr Elend, als dass er dich glücklich machen würde. Deine ganze Lebensweise führt dich immer mehr, immer tiefer, immer näher zur Hölle. Das Paradies ist ein frommer Wunsch; die Hölle ist schon Realität. Du lebst in der Hölle und träumst vom Himmel.

Bei Licht besehen ist das Paradies eine Art Beruhigungsmittel. Es verleiht Hoffnung. Aber all deine Hoffnungen werden enttäuscht werden. Die Hoffnung auf das Paradies erzeugt lediglich die Hölle der Frustration. Vergiss das nicht, wenn du recht verstehen willst, worauf Patanjali im *Kaivalya Pada*, in seinem letzten Kapitel, hinaus will.

Worin besteht die Kunst der Befreiung? Die Kunst der Befreiung ist nichts anderes als eine Kunst der De-Hypnotisierung: Wie werde ich meine hypnotisierte Geistesverfassung los? Wie werde ich meine Konditionierungen los? Wie bekomme ich die Realität in den Blick, ohne dass sich irgendwelche Vorstellungen zwischen mir und das Wirkliche schieben? Wie kann ich einfach nur sehen, unverblendet von irgendwelchen Wünschen? Wie kann ich einfach nur sein – nicht mehr getrieben von irgendwelchen Motivationen? Genau darum geht es im Yoga. Dann plötzlich kommt das zum Vorschein, was in dir ist – und stets in dir gewesen ist, von Anfang an.

Das ganze Bestreben Patanjalis hat mit De-Hypnotisierung und De-Konditionierung zu tun – er möchte dir zeigen, wie du dich selbst befreien kannst. Aller Ballast, der dir aufgebürdet wurde, muss abgeworfen werden, damit du durch die Wolken in den offenen Himmel auftauchen kannst, damit du aus deiner engen, tunnelartigen Existenz aller organisierten Ideologien wieder herausfindest, zu deinem offenen Himmel zurückfindest.

Keine Religion wird dies gutheißen – vor allem nicht die organisierten Religionen. Sie schmücken ihre Tunnel aus. Sie reden den Leuten alles Mögliche ein, so als wäre ihr Weg der einzig denkbare Weg zu Gott. Keine organisierte Religion kann einen vollkommen freien Geist befürworten. Weswegen eine organisierte Religion auch niemals den Namen „Religion" verdient – sie ist Politik.

Erinnere dich ständig daran: Wo immer dein Geist eingeengt wird, gehe. Du bist frei, du stehst unter freiem Himmel, vollkommen nackt, in totaler Kommunion mit der Existenz. Nichts steht zwischen dir und der Existenz. Dies ist schon geschehen – auf natürlichem Wege und spontan im Augenblick der Geburt! Diese Kraft ist mit der Geburt gegeben – es ist lediglich eine Frage, sie jetzt zu beanspruchen. Es ist eine Frage, sich daran zu erinnern. Man muss nichts neu entdecken, sondern nur wieder entdecken.

Viele Leute kommen zu mir und wollen wissen: „Wenn es zum *Samadhi* kommt, wenn es zur Erleuchtung kommt – woran können wir erkennen, dass dem so ist?"

Dann sage ich zu ihnen: „Macht euch keine Gedanken. Ihr werdet es erkennen, denn ihr kennt es bereits. Ihr habt es nur vergessen. Sobald es wieder passiert, ist unmittelbar in eurem Bewusstsein die Gewissheit da und ihr werdet auf Anhieb wissen." *Samadhi* ist die Vollendung von Allem. Dieses Heranreifen geschieht völlig ungezwungen, natürlich und spontan. Es ergibt sich durch Bewusstheit und lässt sich weder durch Chemie, noch durch Physik, noch durch Klänge herbeiführen. Das Wachstum vollzieht sich in Bewusstheit, im Zeugesein. Plötzlich offenbart sich dir deine Existenz – das Wissen, wer du bist.

Nun gilt es ein paar Dinge bezüglich *Samadhi* zu verstehen. Erstens: Es ist kein Ziel, das erreicht werden muss; es ist kein Wunsch, der erfüllt werden kann. Es ist keine Erwartung, es ist keine Hoffnung; es liegt nicht in der Zukunft, sondern findet hier-jetzt statt.

Folglich ist Wunschlosigkeit die einzige Voraussetzung für *Samadhi* – sich nicht einmal *Samadhi* wünschen! Wenn du dir *Samadhi* wünschst, bleibst du gerade deswegen außerhalb des *Samadhi.* Es gilt, die Natur des Begehrens zu verstehen. In diesem Verstehen löst sich das Wünschen auf. Darum sage ich: Wenn deine Hoffnungen frustriert sind, bist du in einer wunderbaren Situation – nutze sie! Das ist der Augenblick, jetzt kannst du leichter in den *Samadhi* gehen.

Versuche zu erkennen, wie zerstörerisch Hoffnung ist. Sobald du hoffst, bekommst du Angst. Die Angst ist die Kehrseite der Medaille: Wer hofft, bekommt auch Angst. Es ist die Angst, ob die Hoffnung in Erfüllung gehen wird. Nun bist du zwischen Hoffnung und Angst gefangen.

Die Hoffnung liegt in der Zukunft, die Angst liegt ebenso in der Zukunft und du wirst zwischen Hoffnung und Angst hin und her gerissen. Manchmal hast du das Gefühl: „Ja, es wird in Erfüllung gehen!" und manchmal hast du das Gefühl: „Nein, das kann gar nicht gut gehen!" und wieder beschleicht dich die Angst. So verlierst du zwischen Angst und Hoffnung dein Sein. Auf diese Art und Weise bist du fragmentiert und schizophren.

Erkenne den springenden Punkt: Wer keine Hoffnung hat, der weckt auch keine Ängste – denn ohne Hoffnung kann auch keine Angst aufkommen. Hoffnung ist in dir die Schwelle zur Angst. Wer keine Hoffnung hat, der braucht auch keine Angst zu haben. Und wo weder Hoffnung noch Angst herrschen, da kann man sich selbst nicht ausweichen: Du bist einfach nur das, was du bist. Du bist hier-jetzt. Dieser Augenblick ist ungeheuer lebendig.

Die Transformation von einer Form in eine andere geschieht aufgrund des Überströmens der natürlichen Tendenzen und Potenziale.

Wer seine Energien unterdrückt – aus lauter Angst vor was auch immer, dessen Zustand wird alles andere als ein Überfließen sein. Patanjali zufolge findet jedoch Transformation nur aus dem Überfließen heraus statt. Das ist eines der wichtigsten Grundgesetze des Lebens.

Hast du beobachtet, dass immer dann, wenn du wenig Energie fühlst, Liebe und Kreativität versiegen? So wie der Mensch normalerweise lebt, ist er dermaßen blockiert und so voller verdrängter Probleme, dass die Energie nie den Punkt erreicht, von wo aus sie überfließen und einfach mit anderen geteilt werden möchte.

Dein *Sahasrara* – die Lotusblüte in der Krone des Kopfscheitels – wird erst blühen, sobald deine Energie ungebändigt höher und höher aufsteigt, vom *Mooladhara* bis zum *Sahasrara*. Jedes Zentrum, das von der überströmenden Energie berührt wird, öffnet und entfaltet sich.

Das siebente *Chakra* ist die Blüte des Menschseins: *Sahasrara dul kamal* – „der tausendblättrige Lotus" –, der nur dann aufblühen wird, wenn die Energie in dir überströmt. Deswegen: Verdränge nie und lass es nicht zu Blockaden kommen. Vermeide es, unbeweglich zu sein, vermeide es, zu Eis zu werden. Fließe! Lass deine Energien unentwegt strömen.

Hierin besteht der ganze Sinn und Zweck der Yogamethoden: Deine Blockaden aufzubrechen. Die Yogastellungen sind nichts als eine methodische Anleitung, wie du Blockaden aufbrechen kannst, die du in deinem Körper ständig erzeugst. Du kannst spüren, wo du blockiert bist. Wenn du dich Tag für Tag schweigend und mit geschlossenen Augen hinsetzt, wirst du spüren, wo sich dein Körper unbequem anfühlt, wo er verspannt ist. Es gibt spezifische *Asana*s, damit sich die betreffenden Körperbereiche entspannen können; diese *Asana*s werden die verhärtete Muskulatur lösen und die Energie zum Fließen bringen.

Eines steht fest: Ein unterdrückter Mensch wird niemals seine innere Reife erleben. Ein unterdrückter Mensch lebt mit einer eingeengten und aufgestauten Energie. Wenn jemand seine Energie nicht in die richtigen Bahnen lenkt, werden sie zerstörerisch und selbstmörderisch.

Wenn deine Energie z. B. nicht in Richtung Liebe fließt, wird Wut daraus, sie wird versauern, verbittern. Wann immer dir ein wütender Mensch begegnet, denk daran: Seine Energie hat Liebe verpasst. Irgendwie ist er auf den Holzweg geraten, deshalb ist er wütend. Er hat keine Wut auf dich, er hat einfach nur Wut und du bist nur ein Aufhänger. Er besteht aus Wut. Seine Energie ist blockiert und sein Leben kommt ihm sinnlos vor, ohne Bedeutung.

Die Vorgänge der natürlichen Kräfte werden nicht
durch äußere Ursachen bewirkt,
diese räumen nur Hindernisse aus dem Wege –
wie ein Bauer, der das Feld bewässert:
er entfernt die Hindernisse und das Wasser fließt ganz
von alleine.

Wenn du keinerlei Blockaden hast, wenn alle Hindernisse entfernt sind, wird alles auf ganz natürliche Weise erreicht. Es ist nicht eine Frage des Herstellens, es kommt nur darauf an, die Hindernisse aus dem Weg zu räumen. So als würde ein großer Stein auf einer Quelle liegen und sie verschließen. Sie sprudelt darunter, kann aber den Stein nicht beseitigen. Die Quelle muss nicht erst erzeugt werden, das Wasser ist bereits da; man braucht nur den Stein beiseite zu räumen und schon sprudelt es. Du brauchst die Quelle nur durch Einsicht freizulegen – du kannst alle Blockaden loswerden, die dir die Gesellschaft aufgezwungen hat.

Darum lege ich so großen Wert auf dynamische Methoden: Sie werden deine Blockaden auflösen. Wenn du wütend bist, dann schreie und brülle! Du brauchst niemanden anzuschreien oder anzubrüllen – ein Kissen reicht vollauf. Schlag auf das Kissen ein, trampele darauf herum, bring es um – du brauchst nicht erst jemanden umzubringen. Die bloße Vorstellung, dass du das Kissen umbringst, ist genug: Die Blockade ist aufgebrochen. Wenn du jemanden umbringen willst oder deine Wut an jemandem auslassen willst, kannst du dich nie total darauf einlassen – unmöglich; denn dabei wird der andere verletzt, verwundet werden und du bist ein Mensch: Du hast auch Mitgefühl und Liebe. Also bremst man sich.

Das ganze Bestreben des Yoga ist, die Hindernisse aus dem Weg zu räumen – *via negativa.* In Wirklichkeit braucht nichts getan zu werden, denn du hast bereits alles; es fließt nur nicht. Dir sind ein paar Steine in den Weg gelegt worden. Du bist abgelenkt worden.

Das ist wie mit einem Bauern, der ein Feld bewässert. Konntest du schon mal zuschauen, wie ein Bauer in traditioneller Weise sein Feld bewässert? In einem Kanal fließt Wasser; er entfernt etwas Erde und das Wasser fließt in den einen Abschnitt; wenn dieser Abschnitt bewässert ist, schließt er den Erdwall wieder und das Wasser hört auf, in die Richtung zu fließen. Dann öffnet er den Kanal woanders und das Wasser fließt dorthin.

Das Wasser ist da, es muss nur kanalisiert werden. Energie hast du, bist du: Sie muss nur in die richtigen Bahnen gelenkt werden, um zum *Sahasrara*, zum höchsten Gipfel, zum Höhepunkt deines Seins zu gelangen.

Die künstlich erzeugten Gedankensysteme
erwachsen allein aus der Egobezogenheit.

Wir alle haben künstlich erzeugte Gedankensysteme. Es ist eine Hypnose, in die wir von der Gesellschaft hineingezogen werden: „Ich bin ein Hindu, ich bin ein Muslime, ich bin ein Schwarzer, ich bin ein Weißer, ich bin dies oder das" – alle diese Vorstellungen sind konstruiert.

Was es aber zu erkennen und zu erfahren gilt ist das ursprüngliche Gesicht, das Gesicht, das nicht von uns Menschen gemacht ist. Als Kinder müssen wir uns erstmal in der Welt konstruierter Vorstellungen zurecht finden. Aber wenn man aufwacht und bewusst wird und damit beginnt, über das Leben nachzudenken und zu meditieren, dann ist es Zeit, sie nach und nach aufzugeben. Das Zentrum dieser Vorstellungswelt ist das Ego; diese künstliche Welt lässt sich nur dadurch aufrecht erhalten, indem man das Ego ständig stärkt.

Die Gedankenwelt lebt durch das Ego. Wenn du also beginnst, das Ego loszulassen, wird auch der künstliche Mind auseinander brechen. Oder: Wenn du damit beginnst, den künstlichen Mind aufzugeben, wird sich das Ego langsam auflösen. Und wenn du wirklich diesen Mühlstein loswerden willst, dann packe ihn von beiden Seiten zugleich. Verstärke nie das Ego, seine Wege sind sehr subtil.

Dein ursprüngliches Bewusstsein hat kein Ego – es weiß nichts von einem Ego, weil es eine Einschränkung ist. Das ursprüngliche Bewusstsein ist grenzenlos wie der Himmel.

Und was das Ego betrifft, ein Problem ist damit immer gegeben. Anfangs versucht man, andere zum Narren zu halten, aber nach und nach hält man sich selber zum Narren. Wer anfängt, andere von seiner Besonderheit zu überzeugen, wird am Ende selbst daran glauben.

Je mehr du andere zum Narren halten und ihnen beweisen willst, jemand Besonderes, Einmaliges, Außergewöhnliches zu sein – gleichgültig was –, je mehr es dir gelingt, es anderen zu beweisen, desto mehr wirst du dich damit selbst hinters Licht führen. Mach dir solche Vorgänge bewusst.

Niemand ist außergewöhnlich oder jeder ist außergewöhnlich. Niemand ist besonders, oder jeder ist besonders. Es gibt keinen Punkt, von dem aus man es in die eine oder andere Richtung beweisen könnte – es gibt auch keinerlei Notwendigkeit dazu.

Wenn du zum ursprünglichen Bewusstsein vorstoßen

möchtest – und nur darum geht es im Yoga, im Tantra und im Zen – dann musst du deine konstruierten Vorstellungen aufgeben, die Verstandeswelt, die deine Gesellschaft erschaffen und dir mitgegeben hat, die mentale Welt, die von Außen erzeugt und dir aufgezwungen worden ist. Lass sie nach und nach fallen.

Je wacher du bist, desto mehr werden sie sich auflösen. Wann immer du dich an deine künstlichen Vorstellungswelten gebunden fühlst, wann immer du sagst: „Ich bin ein Hindu und ich bin ein Inder!" oder „Ich bin britisch!", oder was auch immer, hat dich dein Ego eingefangen. Nein, lass dich nicht mehr von der Gesellschaft definieren! Dann wirst du auf das Undefinierbare stoßen – dein wirkliches, authentisches Wesen.

Obwohl die Aktivitäten der vielen konstruierten
Verstandeswelten variieren,
ist das eine Bewusstsein die Ursache des Bewusstseins
unzähliger Individuen.

Ganz gleich also, aus welchen wie auch immer konstruierten Vorstellungswelten du kommst, Tatsache ist, dass sie alle in dem einen ursprünglichen Bewusstsein, welches sich hinter ihnen verbirgt, gründen. Wer bist du ursprünglich? Wer, bevor dich deine Gesellschaft korrumpiert und verseucht hat, wer, bevor sie auf den Plan getreten ist und deine Wildheit zerstört hat?

Im Zen heißt es: „Finde dein ursprüngliches Gesicht, das du hattest, bevor du geboren wurdest und das du wieder haben wirst, wenn du stirbst – dein ursprüngliches Gesicht, unangetastet von der Gesellschaft." Das ist deine Natur, deine Seele, dein Wesen. Indem du dein ursprüngliches Gesicht findest, wirst du wiedergeboren sein, wirst du ein *Dwij* werden, ein „Zweimalgeborener". Du wirst ein wirklicher Brahmane werden, ein Wissender. Dann wird dir wieder alles offenbar sein, so wie es zur Zeit deiner Geburt offenbar war, denn du wirst erneut geboren sein. Dieses Mal mit einem riesigen Unterschied: Du wirst wach sein. Das erste Mal ist es dir entgangen; diesmal entgeht es dir nicht.

Beim ersten Mal geschah es naturhaft; diesmal wird es dir mit deiner Wachheit, Bewusstheit geschehen. Du wirst dir dessen bewusst sein. Du wirst dich selbst wiedergeboren sehen, noch einmal geboren aus deiner Vergangenheit, aus den Nebeln und der Verwirrung, aus deinen Gedanken, Vorurteilen, aus deinen Vorstellungswelten, aus dem Ego und allen Konditionierungen, noch einmal geboren jungfräulich und rein. Dann wirst du wieder die Kraft sehen, die du bist und das Sein, das du bist.

16. Kapitel

Das Ende des Verlangens

Das ursprüngliche Bewusstsein ist das Hauptanliegen des Yoga. Was bedeutet ursprüngliches Bewusstsein? Es ist das Bewusstsein, das du nicht nur vor der Geburt in dieses Leben, sondern vor all deinen Geburten in die Welt der Wünsche, vor der Beschränkung auf Gedanken, Begierden, Instinkte, Körper und Verstand, schon ewig kennst – unberührt von allem; ein ursprünglicher Himmel, unbewölkt – das ist das ursprüngliche Bewusstsein.

Über dieses ursprüngliche Bewusstsein haben sich Schichten um Schichten von Denk- und Wahrnehmungswelten gelegt. Ein Mensch ist wie eine Zwiebel, die man Schicht um Schicht schälen kann. Kaum ist die eine Schicht abgeschält, ist schon die nächste da. In jedem einzelnen Leben ist es zur Bildung eines ganz bestimmten Geistes gekommen und so haben wir wegen all dieser Schichten den Kontakt zum ursprünglichen Bewusstsein völlig verloren. Aber wenn wir die Zwiebel beharrlich weiter schälen, kommt der Augenblick, da man nur noch Leere in seinen Händen hält, die Zwiebel ist verschwunden.

Sobald alle Denk- und Wahrnehmungswelten verschwinden, zeigt sich das ursprüngliche Bewusstsein. Es noch als Bewusstsein zu bezeichnen ist nicht ganz richtig. Aber wie soll man es anders ausdrücken?

Es ist ein „Nicht-Bewusstsein“. Wenn sich all deine angesammelten Denkmuster aufgelöst haben, ist es in seiner uranfänglichen Reinheit da. Du bist es bereits. Du magst es vergessen haben, du magst dich im Dschungel deiner geistigen Prägungen verirrt haben, aber tief darunter, verborgen hinter all diesen Schichten, lebst du in deinem ursprünglichen Bewusstsein. In seltenen Augenblicken stößt du zu ihm vor. Im Tiefschlaf, wenn sogar die Träume aufgehört haben, im traumlosen Schlaf, tauchst du immer wieder kurz in deinen ursprünglichen Geist ein. Darum fühlst du dich morgens so frisch.

Wenn du die ganze Nacht hindurch geträumt hast, fühlst du dich wie erschlagen, müder als am Abend zuvor. Du hast kein Erfrischungsbad in deinem inneren Ganges, im Strom deines reinen Bewusstseins nehmen dürfen. Du hast nicht zu ihm gefunden, nicht in ihm baden können. So fühlst du dich am Morgen müde, verquält, verspannt, verwirrt, gespalten. Dir fehlt die Harmonie, die uns in einem tiefen Schlaf geschenkt wird. Dabei rührt sie gar nicht vom Tiefschlaf her, vielmehr ist der Tiefschlaf nur ein Tor zum ursprünglichen Geist.

Darum sagt Patanjali, *Samadhi* sei wie ein Tiefschlaf, bis auf den einen Unterschied: Im *Samadhi* taucht man in den gleichen ursprünglichen Geist wie im Tiefschlaf, aber man ist dabei völlig bewusst; im Tiefschlaf dagegen fällt man unbewusst in ihn hinein, ohne zu wissen, wohin man geht, ohne den Weg zu kennen, dem man folgt. Wer voll bewusst, mit wachen Sinnen zum ursprünglichen Bewusstsein vordringen will, der muss erst lernen, wie man seine Erfahrungen verlernt, wie man beständig der Vergangenheit gegenüber stirbt, wie man das Klammern daran auflöst. Jeder Augenblick, den du gelebt hast – verabschiede dich von ihm! Sei wach und sorge dafür, dass er sich nicht festsetzt, trenn dich von ihm. Er gehört nicht mehr zu dir – er ist vorbei und vorbei für immer. Mach einen Punkt und schlüpfe aus ihm heraus, so wie eine Schlange aus ihrer alten Haut schlüpft und nicht mehr zurück schaut. Soeben war diese Haut noch Teil ihres Körpers, nun aber nicht mehr. Lass die Vergangenheit hinter dir, sodass du in der Gegenwart bleiben kannst. Wenn du in der Gegenwart bleiben kannst, fällst du aus deinem ursprünglichen Bewusstsein nicht mehr heraus. Denn es kennt weder Vergangenheit noch Zukunft.

Der Mind verstellt uns den Weg in das Innere. Jedesmal, wenn du nach innen gehst, stößt du wieder und wieder auf irgendein Gedankenfragment, auf einen Wunsch, auf eine Absicht, einen Traum, auf etwas Zukünftiges oder Vergangenes. Denk daran: Die Zukunft ist nichts als eine Projektion der Vergangenheit. Zukunft heißt, Vergangenes noch einmal einladen, in etwas veränderter Form, etwas besser. Aus der Vergangenheit sind dir Momente des Glücks und des Unglücks bekannt, der Genüsse und der Schmerzen, der Dornen und der Rosen. Deine Zukunft ist nichts als die Rosen minus die Dornen, minus die Schmerzen – immer nur Genüsse und Genüsse und Genüsse. Du kämmst deine Vergangenheit immer wieder durch und alles, was du gut findest oder schön, das projizierst du als Zukunft.

Sobald du weißt, wie du aus der Vergangenheit aussteigen kannst, verschwindet auch die Zukunft. Die Vergangenheit zeugt die Zukunft. Die Vergangenheit ist die Mutter der Zukunft. Wenn keine Vergangenheit und keine Zukunft da ist, dann ist das, was ist. Dann gilt: Was ist, ist!

Plötzlich bist du jenseits von Zeit.

Dies also bedeutet ursprüngliches Bewusstsein: Kein Gedankensplitter, keine Wolke in Sicht, kein Staub um dich herum – einfach reiner Raum.

Nur das ursprüngliche Bewusstsein,
geboren aus Meditation, ist frei von Wünschen.

Nun, geboren aus Meditation ist die wörtliche Übersetzung von *Tatra Dhyana Jam*, aber es fehlt darin etwas. Sanskrit ist eine sehr poetische Sprache. Wenn man richtig übersetzt, wenn man den Sinn übersetzt und nicht nur am Buchstaben klebt, dann würde ich übersetzen: „aus Meditation wiedergeboren"; nicht einfach nur geboren. Das ursprüngliche Bewusstsein wird nicht geboren. Es ist, es wird nur wiedergeboren; es wird wiedererkannt, wiederentdeckt. Dein eigenes Wesen ist zeitlos da. Man kann das gar nicht genug betonen: Es ist bereits da; du gewinnst es nur zurück. Da wird nichts Neues geboren. Das ursprüngliche Bewusstsein ist weder neu noch alt; es ist ewig – immer und immer und immer.

Tatra Dhyana Jam Anasayam. Anasayam bedeutet: Ohne alle Motivation, ohne jede Unterstützung und ohne jeden Grund. Das ursprüngliche Bewusstsein ist jenseits aller Motivation. *Anasayam* bedeutet wörtlich: ohne jegliche Stütze. Für das ursprüngliche Bewusstsein gibt es keinen Grund. Es existiert in sich, es hat keine äußere Stütze. Stelle dir Folgendes vor: Du sitzt auf der Erde und sie wird von irgendwelchen magnetischen Kräften im Planetensystem gehalten und dieses Planetensystem wiederum hat seinen Halt in irgendeiner anderen Magnetkraft aus irgendeiner Supersonne. Aber das Ganze kann keinerlei Stütze haben, wo sollte diese auch herkommen? Das Ganze kann nirgendwo eine Stütze für sich haben.

Wie gelangt man zu diesem ursprünglichen Ganzen? Hier nun gilt es, eines der wichtigsten Rätsel zu verstehen: Das ursprüngliche Bewusstsein ist frei von Wünschen und der Weg zu ihm besteht darin, wunschlos zu werden.

Das gibt dem denkenden Intellekt Rätsel auf: Was kommt zuerst? Müssen wir erst unsere Wünsche aufgeben, um zum ursprünglichen Bewusstsein zu gelangen? Aber wie soll das gehen? Wie kann man denn, da die Wünsche erst verschwinden, wenn man bereits beim ursprünglichen Bewusstsein angelangt ist, seine Wünsche schon vorher aufgeben? Oder aber, wenn man erst zum ursprünglichen Bewusstsein gelangen muss und die Wünsche dann von sich aus wegfallen, als Folge davon, dann müssen wir das ursprüngliche Bewusstsein erlangen, während die Wünsche noch da sind; aber man kann ja offenbar nicht zu ihm gelangen, ohne dass vorher alle Wünsche verschwunden sind. Das ist doch paradox!

Dieses Paradox liegt nur darin, dass dein Intellekt alles aufspaltet. In Wirklichkeit nämlich sind das ursprüngliche Bewusstsein und deine Wunschlosigkeit nicht zweierlei, sondern ein und dieselbe Erscheinung, nur verschieden ausgedrückt. Energetisch gesehen sind sie eins – nenn es Wunschlosigkeit oder nenn es ursprüngliches Bewusstsein, es ist nicht zweierlei; es geschieht gleichzeitig.

Man kann nur dann absolut wunschlos sein, wenn man seinen Ursprung erlangt hat. Aber man kann zu neunundneunzig Prozent wunschlos werden und genau das ist der Weg. Du beginnst damit, deine Wünsche zu verstehen. Durch Verstehen lösen sich viele von ihnen einfach auf, denn sie sind nur dumm. Sie haben dir außer Frustration nichts gebracht. Sie haben dir Tür und Tor zur Hölle geöffnet und sonst nichts – mehr Qual, mehr Angst, mehr Schmerz und Unerträglichkeit. Sieh sie dir einfach nur an – sie werden sich auflösen. Zuerst werden all die Wünsche verfliegen, die dir Enttäuschung eingebracht haben. Und das wird deinen Blick schärfen. Dann wirst du erkennen, dass selbst die Wünsche, von denen du bisher immer gedacht hattest, sie würden dir Genuss bereiten, dir ebenfalls keinen Genuss beschert haben – denn alles, was genussvoll scheint, wird am Ende, bei Licht besehen, sauer und bitter.

Neunundneunzig Prozent aller Wünsche werden sich durch Einsicht auflösen – dann geschieht ein Letztes. Es geschieht gleichzeitig: Die Wünsche verfliegen hundertprozentig und das ursprüngliche Bewusstsein offenbart sich in einem einzigen Augenblick – nicht als Ursache und nicht als Wirkung, sondern gleichzeitig.

Die Karmas eines Yogi sind weder rein noch unrein,
aber die Karmas der anderen sind dreifach:
rein, unrein und gemischt.

In der Tradition des Westens gibt es im Grunde nur zwei Kategorien: Rein und unrein, das Heilige und das Sündige, das Göttliche und das Teuflische, Paradies und Hölle, Schwarz und Weiß. Man folgt immer noch der aristotelischen Logik und man ist sich bislang noch nicht bewusst geworden, dass es etwas gibt, was darüber hinaus geht. Ein Sutra wie dieses zu verstehen fällt der westlichen Denkweise deshalb so schwer, weil sie von der Dualität bestimmt wird.

Was immer gewöhnliche Menschen tun – und mit gewöhnlich meine ich Menschen, die noch nicht zum innersten Kern ihres Wesens gelangt sind; Menschen, die sich in all ihrem Tun und Lassen nach ihren Vorstellungen, Gedanken, Ideologien und heiligen Schriften richten – was immer gewöhnliche Menschen tun, sie handeln entweder rein oder unrein oder sie handeln gemischt. Ihr Verhalten ist nicht spontan, nicht ursprünglich. Sie reagieren, sie handeln nicht. Ihr Verhalten sind Reaktionen, es ist kein Überfließen von Energie. Sie sind nicht offen für diesen Augenblick.

Der Zen-Meister Lin-chi wurde einmal gefragt: „Wenn jemand kommt und dich angreift, was wirst du tun?“ Er zuckte die Achseln und sagte: „Lass ihn kommen und ich werde sehen. Ich kann mich nicht darauf vorbereiten. Ich weiß es nicht. Ich mag lachen oder ich mag weinen oder ich mag dem Kerl an die Kehle springen und ihn umbringen oder es kümmert mich überhaupt nicht. Ich weiß es nicht. Lass den Mann kommen. Der Augenblick wird entscheiden, nicht ich. Das Ganze wird entscheiden, nicht ich. Wie kann ich da sagen, was ich tun werde?“

Ein Erleuchteter lebt nicht aus dem Verstand. Er steckt in keinem Rahmen. Er mischt sich einfach nicht ein – das ist alles. Denn es gibt niemanden, der sich einmischen könnte. Ein Verstand mischt sich ein; er jedoch ist kein Verstand mehr. Er wird nicht versuchen, etwas zu unternehmen, von dem er denkt, dass es gut ist und wird auch nicht versuchen, etwas zu vermeiden, was er für schlecht hält. Er wird überhaupt nichts „wollen“. Er begibt sich einfach in die Hände der Existenz und lässt die Dinge geschehen. Und hinterher interpretiert er auch nicht, ob das Geschehene gut oder schlecht war. Nein, ein Erleuchteter schaut nie zurück, wertet nie, schaut nie nach vorn, plant nie. Was immer der Augenblick bringt … er erlaubt dem Augenblick zu entscheiden. In diesem Augenblick kommt alles zusammen: Die ganze Existenz ist an ihm beteiligt, also kann man nie im Voraus wissen, was geschehen wird.

Lin-chi antwortete: „Wenn jemand mich angreift? Man kann nie wissen … Es kommt ganz darauf an. Mein Angreifer mag Gautama der Buddha sein und wenn er mich angreift, werde ich vor Freude lachen. Vielleicht würde ich ihm die Füße berühren, weil er mich aus Mitgefühl angreift, mich armen Lin-chi. Aber es hängt ganz vom Augenblick ab, von so vielen unvorhersagbaren Dingen."

Aus diesen dreifachen Karmas entstehen Wünsche,
wenn die Umstände für deren Erfüllung günstig sind.

Du wirst bewusster leben müssen. Gewohnheiten kann man nicht einfach fallen lassen. Es gibt nur zwei Wege sie aufzugeben: Einmal, indem man die Gewohnheit gegen eine Ersatzgewohnheit auswechselt – aber dann hätte man nur das eine Problem mit einem anderen ausgetauscht und das würde nicht viel helfen; oder aber, indem man bewusster wird. Wann immer du eine Gewohnheit wiederholst, mach es dir bewusst! Selbst wenn du der Gewohnheit nachgeben musst, dann gib ihr nach, aber tue es von der Warte des Zeugen aus, wach, bewusst!

Diese Bewusstheit wird dich von deiner Gewohnheit trennen und so wird ihr die Energie, die du dieser Gewohnheit ständig unbewusst schenkst, entzogen. Nach und nach wird die Gewohnheit schrumpfen; sie wird kein Wasser mehr bekommen, ihre Versorgung wird abgeschnitten sein. Nach und nach wird sie verschwinden.

Versuche nie, eine Gewohnheit gegen eine andere auszuwechseln, denn alle Gewohnheiten sind schlecht. Selbst gute Gewohnheiten sind schlecht, weil es Gewohnheiten sind. Versuche nicht, aus unreinen Gewohnheiten reine Gewohnheiten zu machen. Es ist gut für die Gesellschaft, wenn du deine schlechten Gewohnheiten durch gute Gewohnheiten ersetzt. Wenn du, statt jeden Tag in die Kneipe zu gehen, nun jeden Tag in die Kirche gehst, findet die Gesellschaft das gut. Aber was dich betrifft, es bringt dich keinen Schritt weiter.

So lautet die Frage: „Wie schaffe ich es bewusst zu werden, wie vermag ich nicht mehr unbewusst sein? Wo soll ich anfangen?“ Versuche gar nicht erst, gegen eine tiefsitzende Angewohnheit zu kämpfen – du wirst unterliegen. Beginne bei ganz neutralen Angewohnheiten.

Zum Beispiel du gehst spazieren: Mach dir bewusst, dass du jetzt spazieren gehst. Das ist etwas Neutrales. Daran sind keine Erwartungen geknüpft. Du schaust auf die Bäume – schau einfach auf die Bäume und sei wach. Schau nicht mit verschleierten Augen, lass alles Denken. Schau einfach nur die Bäume an und sei es für Augenblicke! Schau einfach! Schau zu den Sternen.

Wenn du Schwimmen gehst, achte auf das innere Gefühl, das sich beim Schwimmen in deinem Körper ausdehnt … Achte auf dein Inneres. Fühle es! Du nimmst ein Sonnenbad; spüre, wie dir nach einer Weile warm wird – die Wärme, die Ruhe, die Entspannung. Achte beim Einschlafen darauf, wie du dich fühlst – dein Inneres, dein Äußeres, mache dir die Kühle des Bettzeugs bewusst, das Dunkel des

Zimmers, die Stille oder den Lärm draußen. Plötzlich bellt ein Hund ... neutrale Dinge. Auf sie richte dein Bewusstsein zuerst. Und dann geh schrittweise weiter.

Fang mit den neutralen an, dann die guten und danach die schlechten Gewohnheiten. Denk vor allem daran, dass man sich jede Gewohnheit bewusst machen muss. Sobald dir dein ganzes Geflecht von Gewohnheiten bewusst geworden ist, hast du deinen gesamten Mind vor dir. Jeden Tag kann nun die Veränderung geschehen: Plötzlich bist du im Nicht-Denken, im No-Mind. Wenn du dir alle Gewohnheiten deines Lebens bewusst gemacht hast und sie dir nicht mehr unbewusst unterlaufen und du ihnen nicht mehr unbewusst Vorschub leistest, kann jetzt jederzeit, sobald die richtige Situation eintritt – bei hundert Grad! – plötzlich eine Verschiebung stattfinden, du wirst dich in der Leere wiederfinden. Das ist dann das ursprüngliche Bewusstsein, es ist weder rein noch unrein.

Was immer du tust, es bleibt wie ein Saatkorn in dir. Und sobald sich ein bestimmter Umstand einstellt, der hilfreich sein kann, sprießt das Saatkorn. Manchmal schleppen wir solche Saatkörner über viele Leben mit uns. Vielleicht bist du einfach noch nicht auf den richtigen Umstand, das richtige Klima gestoßen, aber sobald es soweit ist, kann es zu höchst komplexen Schwierigkeiten kommen.

Plötzlich begegnet dir auf der Straße ein Mann und du fühlst dich ungeheuer abgestoßen – dabei ist dir der Mann noch nie im Leben begegnet! Du hast weder an ihn gedacht noch von ihm gehört, einfach ein Fremder! Aber du fühlst dich urplötzlich abgestoßen; oder aber du fühlst dich angezogen. Plötzlich bist du dir sicher, ihn schon irgendwo mal getroffen zu haben. Plötzlich siehst du dich von einer Welle der Liebe zu diesem Fremden erfasst, so als wäret ihr euch seit eh und je ganz nah gewesen.

Ein Saatkorn aus irgendeinem anderen Leben wurde weitergetragen – ein passender Anlass und dieses Saatkorn beginnt zu sprießen. Oder du fühlst dich plötzlich unglücklich, ohne jeden Grund und du fragst dich: „Warum bin ich nur so unglücklich? Warum?" Es scheint dafür keinerlei ersichtlichen Grund zu geben. Vielleicht hast du nur ein Saatkorn für dieses Unglück in dir getragen und nun ist sein Augenblick da.

Ein Mensch des ursprünglichen Geistes ruht in sich. Was immer passiert, er beobachtet es, aber es gibt in ihm keine Saatkörner aus der Vergangenheit mehr. Er handelt nicht aus seiner Vergangenheit heraus, er antwortet nur, seine Antwort kommt aus dem Nichts. Manchmal handelst auch du so, aber äußerst selten. Und wann immer du so handelst, überkommt dich eine großartige Erfüllung und Zufriedenheit. Hin und wieder geschieht das.

Wann immer etwas aus deinem ursprünglichen Geist heraus geschieht, fühlst du dich selig. Seligkeit ist eine Begleiterscheinung deines Nichtseins.

Und dieser Vorgang ist ohne Anfang,
da das Verlangen zu leben ewig ist.

Yoga sagt hier etwas Ungeheuerliches: Die Welt hat nie angefangen. Das Wünschen hat keinen Anfang, weil der Wunsch zu leben ewig ist. Es ist von jeher da gewesen. Yoga glaubt nicht an einen Schöpfungsakt: Da hat kein Gott eines schönen Tages die Welt erschaffen, nein, das Verlangen zu leben ist seit jeher schon da gewesen. Es gab keinen Anfang dieses Verlangens, aber es gibt dessen Ende. Dies gilt es zu verstehen. Es ist völlig unlogisch, aber wenn du verstehst, wirst du sehen können, worum es hier geht.

Das Verlangen hat keinen Anfang, wohl aber ein Ende. Die Wunschlosigkeit hat einen Anfang, aber kein Ende – und so schließt sich der Kreis. Wenn du bewusst wirst, endet das Verlangen und es beginnt die Wunschlosigkeit.

„Die Welt hat keinen Anfang", haben wir seit jeher im Osten gesagt, „es hat sie seit eh und je gegeben, aber sie hat ein Ende." Für einen Buddha geht sie zu Ende; dann ist sie einfach nicht mehr da. Sie löst sich einem Traum ähnlich einfach auf. Diese Nicht-Welt – *Nirvana, Kaivalya, Moksha* – hat einen Anfang, aber kein Ende.

Was eben noch Verlangen war, wird zur Wunsch-Leere. Es ist jedoch dieselbe Energie. Diese Wunschlosigkeit hat kein Ende. Hat ein Mensch erst zu ihr gefunden, ist er frei und kehrt nie mehr zurück. Er kann sich nicht mehr zurückentwickeln, es gibt keinen Rückweg mehr. Höher und höher steigen wir, bis das Allerhöchste erreicht ist. Von da aus gibt es keine Möglichkeit mehr, zurückzufallen.

Versuche dir dein Wünschen bewusst zu machen, denn daraus bestand dein bisheriges Leben. Lass dich nicht mehr davon einfangen. Versuche es zu verstehen. Versuche, es nicht zu bekämpfen, denn damit verfängst du dich wieder in ihm, nur anders. Versuche es einfach nur zu sehen: Wie es dich packt, wie es in dich fährt und dich absolut unbewusst macht. Beobachte das Wünschen. Es hält dich ständig zum Narren, es führt dich ständig in die Irre. Es führt dich in Illusionen, in Träume hinein.

Sei wach! Vor jedem Schritt, den du tust, schau hin, sei hellwach! Und nach und nach wirst du sehen, wie sich die

Wünsche auflösen und wie die Energie, die in deine Wünsche eingebunden ist, freigesetzt wird.

Wünsche gibt es zu Millionen … wenn die Energie all dieser Wünsche frei wird, wirst du zu einer riesigen Energieflut, sie wird emporstreben, höher und höher und eines Tages beginnt dein *Sahasrara* überzuströmen – du wirst zu einem Lotus, zu einem tausendblättrigen Lotus.

17. Kapitel

Der höchste Zustand menschlicher Evolution

Avidya, die Unwissenheit bezüglich deines eigenen Wesens ist die Ursache deiner Welt. Sobald sich diese Unwissenheit auflöst, löst sich auch deine Welt auf – nicht die gegenständliche Wirklichkeit, sondern die Welt deiner Wünsche; nicht die Wirklichkeit um dich herum, sondern die Welt, die du ständig von innen her erzeugst: die Welt deiner Träume, Illusionen und Projektionen.

Das will verstanden sein. Diese Unwissenheit ist nicht einfach mit einem mangelnden Wissen um etwas zu vergleichen. Wie immer gelehrt du sein magst, durch Gelehrtsein verschwindet diese Unwissenheit bezüglich deiner selbst nicht. Tatsächlich ist Wissen nur ein Deckmantel der Unwissenheit. Unwissenheit lässt sich nicht durch Wissen zerstreuen. Im Gegenteil: Auf diese Art und Weise wird sie nur zugedeckt. Der Drang, Wissen zu sammeln, Wissen anzuhäufen, dient auch dem Zweck, die eigene Unwissenheit zu verbergen. Je mehr du weißt, desto mehr glaubst du auch daran, ein Wissender zu sein.

Der Wunsch, alles wissen zu wollen, führt zu nichts, man verpasst damit das Wesentliche. Es geht darum, sich selbst zu erkennen. Wer sein eigenes Wesen versteht, der hat alles erkannt: Denn du bist am Ganzen beteiligt, dein Wesen gehört zum Ganzen. Du bist genau wie ein Tropfen Wasser.

Wenn du den Wassertropfen ganz und gar kennst, hast du alle Ozeane erkannt – in einem einzigen Wassertropfen ist das Wesen des Ozeans zugegen.

Ein Mensch, der nur auf Wissen bedacht ist, vergisst sich selbst und sammelt lediglich Informationsmaterial. Er mag am Ende viel wissen und doch unwissend bleiben. Unwissenheit ist nicht der Gegensatz von Wissen und Wissen ist nicht der Gegensatz von Unwissenheit. Was aber ist dann der Gegensatz von Unwissenheit? Yoga zufolge ist dies Bewusstheit – nicht Wissen, sondern Sehen. Sich nicht auf das Äußere auszurichten, sondern sich ganz dem inneren Verstehen zu öffnen.

Wenn sich ein Kind im Mutterleib befindet, schläft es zutiefst. Die ersten Monate geschehen in einem traumlosen Schlaf – im Yoga *Sushupti* genannt. Dann, gegen Ende des sechsten oder siebten Monats, beginnt das Kind ein wenig zu träumen. Sein Schlaf wird gestört, er ist nicht mehr absolut. Etwas passiert da draußen – und der Schlaf des Kindes ist gestört. Schwingungen erreichen es und sein Tiefschlaf wird abgelenkt, es beginnt zu träumen. Die ersten Traumwellen steigen auf.

Traumloser Schlaf ist also der erste Zustand des Bewusstseins. Der zweite Zustand ist Schlaf und Traum. Im zweiten Zustand herrscht nach wie vor der Schlaf, aber es stellt sich eine neue Funktion ein: Die Fähigkeit zu träumen. Dann, wenn das Kind geboren ist, kommt eine dritte Fähigkeit hinzu – wir sprechen vom Wachzustand. Das ist zwar nicht der wirkliche Wachzustand, aber jetzt setzt eine neue Fähigkeit ein, die Fähigkeit des Denkens: Das Kind beginnt zu denken. Dieser dritte Zustand besteht aus Schlaf plus Träumen plus Denken, der Schlaf hat also nicht völlig aufgehört, er dauert fort. Du schläfst selbst in deinem Denken noch weiter. Dein Denken ist nichts als eine andere Art zu träumen; dein Schlaf wird dadurch nicht gestört.

Diese drei sind die gewöhnlichen Zustände des Bewusstseins. Selten nur kommt ein Mensch über die dritte Stufe – das Denken, hinaus. Aber genau darum geht es im Yoga: Zu einem Zustand reiner Bewusstheit zu gelangen, der so rein wie der erste Zustand ist. Der erste Zustand besteht aus reinem Schlaf und der letzte Zustand besteht aus reiner Bewusstheit. Sobald deine Bewusstheit so rein wie dein Tiefschlaf ist, bist du ein Buddha geworden, bist du angekommen, bist du nach Hause gekommen.

Patanjali sagt: *Samadhi*, der höchste Zustand von Bewusstheit, ist wie der Schlaf; ruhig und still, so schweigend und ungestört, so rund und so selig – mit dem einen Unterschied, er ist reines Wachsein. Normalerweise bleiben wir auf der dritten Stufe des Bewusstseins stehen. Tief drinnen geht der Schlaf weiter. Darüber kommt die Schicht des Träumens, dann die Schicht des Denkens – aber der Schlaf geht weiter. Das alles lässt sich beobachten, das ist keine Theorie. Du kannst nachvollziehen, dass es tatsächlich so ist.

Jedes Mal, wenn du die Augen schließt, wirst du als erstes Gedanken sehen, eine Schicht des Denkens, die dich ganz einhüllt; unruhige Gedanken – der eine kommt, der andere geht, eine ganze Menge, ein endloser Straßenverkehr. Halte ein paar Sekunden still und plötzlich siehst du, dass das Träumen begonnen hat. Du stellst dir vor, Gold auf der Straße, eine wunderschöne Frau oder einen wunderbaren Mann gefunden zu haben und schon geht das Projizieren los. Wenn du lange genug so geträumt hast, ist es irgendwann soweit, dass du einschläfst.

Vom Denken zum Träumen zum Schlafen und wieder zurück aus dem Schlafen zum Träumen und Denken: So wiederholt sich dein Leben.

Was Bewusstheit bedeutet, davon hast du noch keine Ahnung. Nur das Zeugesein wird laut Patanjali deine Unwissenheit auflösen – nicht Wissen, sondern Bewusstheit. Wir aber sammeln Wissen, und täuschen uns selbst und andere damit.

Da Ursache und Wirkung miteinander verbunden sind,
Verschwinden die Wirkungen nur zusammen mit den
Ursachen.

Du bist gierig, aber das ist eine Wirkung. Du fühlst Wut; auch das ist eine Wirkung. Lege die Ursache frei. Bekämpfe nicht mehr die Auswirkungen, denn das führt zu nichts. Du kannst deine Gier bekämpfen, aber sie wird von einer anderen Seite zurückkommen. Du kannst deine Wut bekämpfen; dann wird sie unterdrückt und explodiert woanders. Wirkungen können nicht entkräftet werden, indem man sie bekämpft. Darum ist Yoga kein Moralsystem, sondern ein System des Bewusst-Werdens.

Die wirkliche Ursache muss ans Licht kommen. Du bist gierig und versuchst nicht-gierig zu sein, aber was passiert? Du verwandelst deine Gier in eine Gier nach Nicht-Gier um. Du steckst voller Angst. Wie kannst du die Angst loswerden? Man kann dir noch mehr Angst einjagen, man kann dir wegen deiner Angst so viel Angst machen, dass du anfängst, sie zu unterdrücken. Aber das wird dich nicht angstfrei machen. Eine neue Angst kommt auf: Deine Angst vor der Angst. Du bist wütend. Du kannst ganz schnell wütend werden und nur sehr schwer dem Impuls widerstehen. Warum wirst du wütend? Immer dann, wenn dein Ego verletzt ist, wirst du wütend. Nun kann man dir beibringen, dass jemand, der sich beherrscht, in der Gesellschaft respektiert wird. Jemand, der seine Wut zu kontrollieren vermag, der wird als moralische Größe geachtet. Auf diese Weise wird sein Ego unterstützt: Diszipliniere und kontrolliere dich und lass dich nicht so schnell hinreißen! Das zerstört nicht dein Ego, sondern stärkt es. Die Krankheit mag sich in der Form ändern, wird aber Krankheit bleiben. Verstehe: Yoga ist kein Moralsystem, er kümmert sich nicht um die Wirkungen.

Die Leute belehren einander ständig, ohne die eigentliche Ursache zu erkennen. Solange man die eigentliche Ursache vermeidet, verändert sich nichts wirklich – vielleicht wird hier und da etwas umgemodelt und aufpoliert – die Persönlichkeit bleibt die gleiche.

Wenn du wütend wirst, sei bewusst. Plötzlich wirst du sehen, dass du die Wahl hast, entweder wütend oder bewusst zu sein. Beides zusammen geht nicht. Wenn du dich sexuell fühlst, sei bewusst. Plötzlich wirst du sehen, dass du entweder bewusst oder sexuell sein kannst; beides zusammen geht nicht. Das wird dir helfen, den springenden Punkt zu sehen: Die verändernde Kraft ist Bewusstheit und nicht Kontrolle.

Wenn du mehr und mehr bewusst wirst, geht deine Energie in eine völlig andere Richtung. Die gleiche Energie, die in die Wut, in die Gier und in die Sexualität floss, ist jetzt frei und beginnt sich in dir wie eine Lichtsäule aufzubauen. Und diese Bewusstheit ist der höchste Zustand menschlicher Evolution.

Ein Mensch wird zum Gott, wenn er bewusst ist. Bevor du nicht dahin gelangst, hast du umsonst gelebt. Wer zu meditieren beginnt, kommt aus der Bewusstlosigkeit vieler Leben. Du kannst es einfach nicht fassen: Wie habe ich bisher gelebt! – es ist ein Albtraum – voller Leid und Elend. Das ist der Grund, warum die Leute gar nicht erst versuchen, bewusst zu sein: Schon beim ersten Schimmer von Bewusstheit würde ihr ganzes Leben zusammenbrechen – und es war ja so bedeutsam und wichtig! Ihr ganzes bisheriges Leben würde in seiner Belanglosigkeit durchschaut werden.

Deine Angst vor dem Bewusst-Werden ist die Angst, dass sich dein ganzes Leben letztlich als schal entpuppen könnte. Du brauchst bloß ein wenig über das nachzudenken, was du bisher gemacht hast: Ein paar Wünschen nachrennen, Dinge wiederholen, die dir niemals auch nur einen einzigen Funken Seligkeit schenken und dich immer nur enttäuschen. Trotzdem machst du weiter damit, als wärest du hypnotisiert. Und genau das sagt Yoga: Dass wir uns in einer tiefen Hypnose befinden. Nicht ein anderer hat uns hypnotisiert; wir werden von unserem eigenen Denken hypnotisiert. Wir leben in einer Hypnose.

Du kannst deshalb nicht bewusst werden, weil du so viel in deine Torheit, in deine Unwissenheit, in deine Unbewusstheit investiert hast. In diesen Schlaf, in dieses Dahindämmern hast du dein Leben investiert, mit tausend Dingen. Jetzt kommt der erste Strahl der Bewusstheit und gibt dir plötzlich das Gefühl, dass dein ganzes Leben umsonst war.

Aber es fehlt dir immer noch der Mut. Das ist der Grund, warum du weiter an den Symptomen herumbastelst, von da droht dir ja keine Gefahr. Du gehst niemals bis zur Wurzel. Du weißt genau, wo du suchen müsstest, aber du bist immer noch voller Angst. Also suchst du woanders, nur um beschäftigt zu bleiben. Mal suchst du im Geld, mal in der Macht, mal im Ruhm, in diesem und in jenem, nur nie in deinem eigenen Inneren.

Du hast Angst; so als ob du, wenn du in deinem Inneren suchen und nichts finden würdest, tot umfallen müsstest. Aber noch ist jeder, der da gesucht hat, fündig geworden. Es gibt keine einzige Ausnahme, dass jemand, der nach innen gegangen wäre, den Schatz nicht gefunden hätte. Dies ist eine universale Tatsache: So ist es ohne jede Ausnahme immer gewesen. Wann immer jemand, gleich in welchem Land, in welchem Jahrhundert, ob Frau oder Mann, in sich selber gesucht hat, ist er auf den Schatz gestoßen. Aber man muss nachschauen. Und das erfordert großen Mut. Du hast dir eine Welt außerhalb deiner selbst eingerichtet: Deine Liebe, deine Macht, dein Geld, dein Ruhm, dein Name – alles liegt außerhalb deiner selbst. Wer nach innen gehen will, der muss all diese Dinge hinter sich lassen, der wird seine Augen schließen müssen; aber man klammert bis zum bitteren Ende.

Nur im Zustand des Zeugeseins kann Unwissenheit überwunden werden. Bewusstwerdung ist mit Unwissenheit unvereinbar; Wissen hingegen schließt Unwissenheit nicht aus. Werde also nicht zu einem Papagei und verlass dich nicht auf das Auswendiglernen. Stopf dir den Kopf nicht voll – versuch zu sehen! Befähige dich mehr und mehr, alles so zu sehen, wie es ist.

Die *Veden*, die Upanishaden, der Koran und die Bibel können nicht viel helfen. Du magst zwar ein großartiger

Gelehrter werden, aber tief drinnen bleibst du ein Narr. Wenn Unwissenheit mit Wissen verziert wird, dann klammert man sich daran, man möchte sie nicht zerstören. Tatsächlich ist es so, dass das Ego sich glücklich damit fühlt.

Du wirst wählen müssen. Wenn du dich für das Ego entscheidest, wirst du unwissend bleiben. Wenn du dich für Bewusstheit entscheidest, werden dir die Fallen bewusst, die dir vom Ego gestellt werden.

Meditation ist die Übung, das bisschen Bewusstsein, das du hast, zu bündeln, es zu kristallisieren und alles in deinen Kräften Stehende zu tun, damit es immer mehr zunimmt und deine Unbewusstheit immer mehr abnimmt. Nach und nach steigt dein Bewusstsein höher und höher, es ist immer weniger verträumt, es kommen dir immer weniger Gedanken und es tauchen immer mehr Phasen des Schweigens auf. Durch diese Phasen werden sich Fenster zum Göttlichen auftun. Eines Tages, wenn du sagen kannst: „Ich kann für einige Minuten lang existieren, ohne dass mich ein Gedanke oder ein Traum ablenkt", wirst du zum ersten Male wirklich wissen. Die Reise ist vollendet: Vom tiefen Schlaf bist du zu tiefer Bewusstheit gelangt. Wenn tiefer Schlaf und tiefe Bewusstheit sich treffen, schließt sich der Kreis.

Das ist es, was *Samadhi* ist. Patanjali nennt es *Kaivalya* -- reines Bewusstsein, Alleinsein – so rein, so allein, dass nichts anderes existiert. Nur in einem solchem Alleinsein wird man selig, nur so erfährt man, was Wahrheit ist. Wahrheit ist dein Wesen. Es ist da, aber du schläfst. Wach auf!

18. Kapitel

Beende die Suche

Patanjali behält die gesamte Komplexität des menschlichen Wesens im Auge; das gilt es zu verstehen. Nie zuvor und nie danach ist ein so umfassendes System entwickelt worden. Der Mensch ist kein einfaches Wesen. Ein Fels ist einfach, weil der Fels nur eine Schicht hat, die Schicht des Körpers – das, was Patanjali *Annamaya Kosha* nennt, die grobstofflichste Schicht.

Untersucht man den Felsen, wird man nur Gesteinsschichten finden und sonst nichts. Untersucht man dagegen einen Baum, dann findet man noch etwas anderes, etwas über den grobstofflichen Körper hinaus. Dem Baum ist etwas Feinstoffliches passiert; er ist nicht so tot wie Gestein, er ist lebendiger: Ein feinstofflicher Körper ist ins Leben gerufen worden. Wenn ihr einen Baum wie einen Felsen behandelt, misshandelt ihr ihn. Dann überseht ihr die feinstoffliche Evolution, die sich zwischen dem Felsen und dem Baum abgespielt hat. Der Baum ist hoch entwickelt. Er ist komplexer. Und erforscht danach ein Tier – es ist noch komplexer: Eine weitere feinstoffliche Schicht ist hinzugekommen.

Der Mensch hat fünf Körper, fünf Energieschichten; wenn wir also den Menschen und seinen Geist wirklich verstehen wollen, müssen wir sehr geduldig und umsichtig vorgehen. Wenn du auch nur einen Schritt auslässt, wirst du nicht zum innersten Kern deines Wesens vordringen können. Die Wissenschaft vom Menschen gibt es noch nicht wirklich. Patanjalis Yoga kommt einer solchen Wissenschaft mit seinen fünf Körpern am nächsten. Du bestehst nicht nur aus einem Körper, du hast fünf Energiekörper und erst im Innersten ist dein Sein. Die traditionelle Allopathie beruft sich nur auf den physischen, den grobstofflichen Körper. Sie ist die gröbste Form von Medizin und entsprechend ist auch ihre wissenschaftliche Ausrichtung – das naturwissenschaftliche Instrumentarium vermag nur grobstoffliche Dinge zu erfassen.

Die Akupunktur, die chinesische Medizin, geht tiefer. Sie arbeitet am Vitalkörper, am *Pranamaya Kosha.* Wenn etwas mit dem physischen Körper nicht stimmt, setzt sie beim Vitalkörper an. Sie arbeitet an der Bioenergie: Indem sie dort für Gleichgewicht sorgt, beginnt der grobstoffliche Körper wieder gut zu funktionieren. Die Allopathie arbeitet von unten nach oben, während die Akupunktur von oben nach unten arbeitet: So ist es einfacher, weil der Vitalkörper etwas feiner als der physische Körper ist. Wenn der Vitalkörper in Ordnung gebracht wird, wirkt sich dies unmittelbar auf den physischen Körper aus, der Bauplan sitzt im Vitalkörper. Der physische Körper ist nur die Manifestation des vitalen Körpers.

Die Homöopathie geht noch etwas tiefer. Sie arbeitet auf der Ebene des *Manomaya Kosha,* des mentalen Körpers. Hahnemann, der Begründer der Homöopathie, machte eine große Entdeckung. Er nannte seine Methode der homöopathischen Arzneimittelherstellung Potenzierung: Nach und nach wird die Medizin so fein, dass man sich einfach nicht mehr vorstellen kann, wie sie noch wirken soll. Sie hat sich praktisch aufgelöst, dringt aber gerade so bis in den tiefsten Kern des *Manomaya Kosha* vor, sie wirkt auf den mentalen Körper. Das geht tiefer als die Akupunktur. Das ist fast so, als operiere man auf der atomaren oder gar subatomaren Ebene. Da wird dein Körper überhaupt nicht mehr berührt, nicht einmal dein Vitalkörper; die potenzierte Medizin ist so fein und so gering, dass ihr nichts mehr den Weg versperren kann. Sie schlüpft förmlich in den *Manomaya Kosha* und tut von da aus ihre Wirkung.

Dann Ayurveda, die indische Medizin: Sie ist eine Synthese von diesen dreien. Sie ist von allen medizinischen Wissenschaften die umfassendste.

Die Hypnotherapie geht noch tiefer. Sie berührt den *Vigyanamaya Kosha*, den vierten Körper, den Körper des Bewusstseins. Sie benutzt keinerlei Arznei. Sie benutzt überhaupt nichts. Sie arbeitet lediglich mit Suggestionen, mehr nicht. Sie gibt dem Mind eine Suggestion – sie wirkt durch die Kraft des Denkens, nicht durch die Kraft der Materie.

Die Homöopathie nutzt noch die Kraft der Materie, in höchst verfeinerter Dosis. Die Hypnotherapie kommt vollends ohne Materie aus. Sie macht einen Sprung zum Bewusstseins-Körper, *Vigyanamaya Kosha.* Dein Bewusstsein braucht bloß eine bestimmte Vorstellung zu akzeptieren und sie beginnt zu wirken.

Hypnotherapie hat eine große Zukunft. Sie wird die Medizin der Zukunft sein. Wenn dein Geist durch eine Veränderung deiner Vorstellungswelt geheilt werden kann und über deinen Geist dann dein Vitalkörper und über deinen Vitalkörper dann dein grobstofflicher Körper, wozu dann noch Gifte einsetzen, wozu dann noch medizinisch handgreiflich werden? Warum ihn dann nicht mit Vorstellungskraft behandeln?

Und es gibt noch einen fünften Körper – *Anandamaya Kosha*, den Körper der Seligkeit. Die Hypnotherapie erreicht den vierten, Meditation den fünften Körper. Schon das Wort Meditation ist wunderschön, denn es entstammt derselben Wurzel wie Medizin. Der gemeinsame Wortstamm bedeutet: Das-was-heilt. Das, was heil und gesund macht, ist Medizin; auf der tiefsten Ebene ist es Meditation.

Meditation gibt dir nicht einmal Suggestionen. Suggestionen kommen von außen, ein anderer muss dir etwas suggerieren, da gibt es noch die Abhängigkeit von jemand anderem. Suggestionen können dich nicht vollkommen bewusst werden lassen, weil es nicht ohne den anderen geht – dieser liegt wie ein Schatten auf deinem Wesen.

Meditation lässt dich vollkommen bewusst werden, ohne jeden Schatten – absolutes Licht ohne alles Dunkel. So gesehen ist selbst eine Suggestion noch grobstofflich. Jemand suggeriert dir etwas – mit anderen Worten, es kommt jemand von außen und letztendlich ist alles, was von außen kommt, materiell.

Nicht nur Stoff, sondern alles, was überhaupt von außen kommt, ist materiell. Selbst ein Gedanke ist eine feinstoffliche Form von Materie. So bleibt selbst Hypnotherapie noch der Materie verhaftet.

Meditation lässt alle Stützen, alle Krücken fallen. Darum ist es genau besehen das Schwierigste von allem, Meditation wirklich zu verstehen. Nichts ist übrig geblieben – nur noch das reine Verstehen, das Zeugesein.

Darauf bezieht sich nun das folgende Sutra:

*Wegen der Beständigkeit von Purusha,
des reinen Bewusstseins,
sind die Erscheinungsformen des Geistes seinem Meister
stets bekannt.*

Zweierlei spielt sich in dir ab. Einerseits ein Hurrikan von Gedanken, Gefühlen und Wünschen; ein Wirbelwind, der sich um dich dreht, ständig in Veränderung, ständig in Bewegung: Eben hast du so gedacht, einen Moment später denkst du ganz anders. Noch vor ein paar Minuten warst du wütend und jetzt lachst du schon wieder. Eben noch warst du froh und vergnügt und jetzt bist du äußerst traurig, ständig auf und ab, Verwandlungen, Veränderungen – aber da ist noch etwas Tieferes in dir, etwas Unveränderliches und Zeitloses, etwas, das dem ganzen Spiel zuschaut – dieser Zeuge ist „der Meister", unberührt und unbeeinflusst.

Fang bei der sinnlichen Wahrnehmung an: Du siehst einen Baum. Du siehst den Baum, ohne dir bewusst zu sein, dass du ihn siehst – so bist du kein „Zeuge". Siehst du jedoch den Baum und siehst du gleichzeitig auch, dass du siehst, bist du der Zeuge. Dein Bewusstsein wird zu einem Pfeil mit zwei Spitzen: Die eine auf den Baum gerichtet, die zweite auf dein Bewusstsein. Es ist schwierig; denn sobald du dir deiner selbst bewusst wirst, vergisst du den Baum und sobald du dir des Baumes bewusst wirst, vergisst du dich selbst. Aber mit der Zeit lernt man es, das Gleichgewicht zu finden, so wie man Seiltanzen lernen kann. Anfangs ist es schwer und gefährlich, aber nach und nach erlernt man die Balance. Versuche es immer wieder. Wo immer du eine Gelegenheit findest, das Zeugesein zu üben, lass sie dir nicht entgehen.

Es gibt nichts Wertvolleres als das Zeugesein. Was immer du gerade tust: Du gehst spazieren, du isst oder nimmst ein Bad, werde zum Zeugen! Lass dich von der Dusche berieseln – innerlich bleibst du hellwach und schaust zu, was geschieht: Das prickelnde Wasser am ganzen Körper, eine gewisse Stille umfängt dich, ein gewisses Wohlgefühl steigt in dir auf … du bist im Zeugesein. Du magst dich froh oder vergnügt fühlen, sei Zeuge! Beobachte einfach: Ich bin froh und vergnügt … ich bin traurig … ich hab Hunger … beobachte weiter. Nach und nach wirst du sehen, dass dein Vergnügtsein, deine Traurigkeit, von dir getrennt sind. Alles, was du als Zeuge wahrnimmst, ist von dir getrennt.

Diese Methode nennt Yoga *Viveka* – Unterscheidung. Alles, was von dir getrennt ist kannst du als Zeuge wahrnehmen und alles, was du als Zeuge wahrnehmen kannst, ist von dir getrennt. Du kannst nicht Zeuge des Zeugen sein – das bedeutet „Meister". Du kannst nicht über den Meister hinausgehen, du bist der Meister, du bist das Innerste der Existenz.

Der Geist erleuchtet sich nicht selbst,
denn er selbst kann gesehen werden.

Dein Geist selber kann gesehen werden. Er kann zum Objekt werden, er kann beobachtet werden, also ist er nicht der Zeuge. Normalerweise halten wir unseren Geist für denjenigen, der die Blume sieht. Nein, wir können über den Geist hinaus gehen und wir können ihn sehen, geradeso, wie er die Blume sieht. Je tiefer man geht, desto mehr wird sich zeigen, dass der Beobachter selbst das Beobachtete wird. Genau dies wird Krishnamurti nicht müde, ständig zu wiederholen: „Der Beobachter ist das Beobachtete, der Wahrnehmende ist das Wahrgenommene."

Zuerst siehst du die Bäume und die Rose und die Sterne und glaubst, dein Geist sei dabei der Beobachtende. Schließe die Augen. Achte auf die Eindrücke, welche die Bäume, die Rosen und die Sterne in deinem Geist hinterlassen. Wer ist jetzt der Wahrnehmende? Der Wahrnehmende ist etwas tiefer gegangen. Der Geist selber ist zum Gegenstand geworden.

Die fünf *Koshas*, die fünf Körper sind fünf Ebenen, auf denen der Wahrnehmende jeweils wieder zum Wahrgenommenen wird. Wenn du vom *Annamaya Kosha,* dem Nahrungs-Körper zum Vitalkörper – *Pranamaya Kosha* – weitergehst, kannst du augenblicklich sehen, wie dein grobstofflicher Körper, von der Warte des Vitalkörpers aus gesehen, zum Objekt wird: Er ist außerhalb des Vitalkörpers. Und wenn du dann vom Vitalkörper weiter zum *Manomaya Kosha*, zum Mentalkörper gehst, wiederholt sich dasselbe. Jetzt ist sogar dein Vitalkörper außerhalb von dir und dann auf dieselbe Art und Weise immer weiter. Es geht bis zum letztmöglichen Punkt, wo nur noch der Zeuge selbst übrig bleibt. Dann siehst du dich nicht als jemanden, der selig ist, sondern du siehst dich als den Zeugen von Seligkeit.

Der letzte Körper ist der Seligkeitskörper. Sich von ihm zu unterscheiden ist das Allerschwierigste, denn er kommt dem Meister sehr nahe. Er umgibt ihn fast wie dessen eigene Atmosphäre. Aber selbst diese gilt es noch als Körper zu sehen. Selbst auf dieser letzten Stufe, auf der du so voller Seligkeit bist, ist noch eine letzte Unterscheidung vorzunehmen, um zu verstehen, dass auch Seligkeit von dir getrennt ist. Dann geschieht Befreiung – *Kaivalya* …

Du bleibst allein zurück, als Zeuge, alles andere ist zum Objekt geworden: Dein Körper, deine Energie, dein Geist. Selbst die Seligkeit, die Ekstase, ja selbst die Meditation ist nicht mehr da. Wenn die Meditation vollendet ist, ist sie keine Meditation mehr. Wenn der Meditierende tatsächlich beim Ziel angelangt ist, meditiert er nicht mehr. Er kann es nicht mehr, es wäre wieder ein Tun wie Gehen, Essen ... er hat jetzt Abstand zu allem.

Das ist der Unterschied zwischen *Dhyana* und *Samadhi*. Meditation gehört zum fünften Körper, zum Seligkeitskörper. Sie ist immer noch eine Therapie, eine Arznei. Auf dieser Stufe bist du immer noch ein wenig krank – krank deshalb, weil du dich mit etwas identifiziert hast, das du nicht bist. Alle Krankheit ist Identifikation; vollkommene Gesundheit beruht auf Nicht-Identifikation. *Samadhi* ist, wenn man selbst das Meditieren hinter sich gelassen hat.

Die Einsicht in die eigene Natur durch Selbsterkenntnis geschieht,
wenn das Bewusstsein jene Form annimmt,
in der es nicht mehr von Ort zu Ort weiterwandert.

Yoga sagt, dass der Zeuge ein sich selbst erleuchtendes Phänomen ist. Es ist genau wie mit einem Licht. Du hast in deinem Zimmer eine kleine Kerze – die Kerze erhellt das Zimmer, die Möbel, die Wände, das Bild an der Wand. Wer erhellt die Kerze? Du brauchst keine andere Kerze, um diese Kerze zu finden; die Kerze erleuchtet sich selbst. Sie bringt andere Dinge ins Licht und erleuchtet gleichzeitig sich selbst. *Svabuddhi samvedanam* – das innerste Bewusstsein leuchtet aus sich selbst.

Der Zeuge registriert alles, was um ihn herum und in seinen fünf Energieschichten geschieht und ist sich selbst Licht. Das erweist sich als vollkommen logisch. Irgendwo müssen wir auf den untersten Grund stoßen. Andernfalls würden wir gehen und gehen – dies würde nicht helfen, das Problem bliebe erhalten.

Wenn dein inneres Bewusstsein den Augenblick der Bewegungslosigkeit erreicht hat, wenn es zutiefst zentriert und angekommen ist, wenn es nicht mehr schwankt, wenn es eine beständige Flamme der Wachheit geworden ist, dann leuchtet es aus sich selbst.

Ist der Geist vom Erkennenden und vom Erkannten gefärbt, so ist er alles-begreifend.

Dein Geist befindet sich genau zwischen dir und der Wirklichkeit, er ist die Brücke zwischen dir und der Wirklichkeit, zwischen dem Zeugen und dem Bezeugten. Wenn der Geist gleichermaßen von den Dingen wie vom Zeugen gefärbt ist, wird er alles-begreifend, er wird zu einem großartigen Instrument der Erkenntnis. Aber dazu ist zweierlei nötig: Zum einen muss er von den Dingen, die er sieht gefärbt und zum andern muss er vom Zeugen gefärbt sein. Der Zeuge muss seine Energie in den Geist gießen, nur dann kann der Geist die Dinge erkennen.

Stellt euch z. B. einen Wissenschaftler bei der Arbeit vor. Er hat den Leichnam eines Menschen seziert und durchsucht ihn peinlich genau, so genau, wie wissenschaftliche Instrumente es nur gestatten. Er sucht nach der Seele, aber er kann keine Seele entdecken – nur Stoff, nichts als Stoff. Was er höchstens finden kann, gehört entweder zur Welt der Physik oder zur Welt der Chemie, aber nichts gehört zur Welt des Bewusstseins. Und er kommt aus dem Labor und er sagt: „Es gibt kein Bewusstsein."

Eines hat er dabei vergessen. Wer hat den Leichnam untersucht? Der Wissenschaftler beobachtet den Gegenstand und vergisst dabei vollkommen sich selbst. Der Wissenschaftler will in der Außenwelt Bewusstsein nachweisen und vergisst dabei ganz, dass derjenige, der das versucht, das Bewusstsein ist: Der Suchende ist das Gesuchte. Er hat sich zu sehr auf das Objekt verlegt und darüber das Subjekt vergessen.

Die Wissenschaft verliert sich im Objekt.

Yoga dagegen sagt: „Es ist nicht nötig, einseitig zu werden. Erinnere dich daran, dass die Wirklichkeit da ist und erinnere dich gleichzeitig daran, dass du da bist." Lass deine Erkenntnis ganz und total sein, Objekt und Subjekt zugleich. Ist dein Geist von deiner Bewusstheit, von deinem Zeugesein erfüllt und ebenso von der objektiven Welt, dann geschieht Begreifen.

Ein religiös eingestellter Mensch – nennen wir ihn einen Introvertierten – kennt nach und nach nur noch seine Subjektwelt und beginnt, die objektive Wirklichkeit eine Illusion zu nennen, gemacht aus dem selben Stoff wie Träume – *Maya*. Ein Naturwissenschaftler, der zu sehr auf Objekte fokussiert ist, beginnt an die objektive Wirklichkeit zu glauben und sagt, dass es nur Materie gibt. Bewusstsein sei reine Dichtung, das schöne Gerede von Träumern, romantisch, aber nicht real. Der Wissenschaftler nennt das Bewusstsein eine Illusion, der Introvertierte bezeichnet die objektive Wirklichkeit als Illusion.

Yoga ist die höchste Wissenschaft. Patanjali sagt: „Beides

ist real“. Die Wirklichkeit hat zwei Seiten: Die Außen- und die Innenseite. Wie könnte es ohne eine Außenseite eine Innenseite geben? Kann man sich vorstellen, dass es nur die Innenseite gibt und dass die Außenseite Einbildung ist? Wenn die Außenseite illusorisch ist, wird damit automatisch auch die Innenseite illusorisch. Wenn das Innere deines Hauses real, sein Äußeres aber irreal ist, wo zieht man den Trennstrich?

Wo hört die Realität auf und wo fängt die Illusion an? Und wie kann eine illusorische Außenseite eine reale Innenseite haben? Ein unwirklicher Körper hat zwangsläufig einen unwirklichen Geist, ein unwirklicher Geist zwangsläufig ein unwirkliches Bewusstsein. Ein wirkliches Bewusstsein braucht einen wirklichen Geist, ein wirklicher Geist einen wirklichen Körper und ein wirklicher Körper eine wirkliche Welt.

Yoga leugnet nichts. Yoga ist absolut pragmatisch, empirisch. Er ist wissenschaftlicher als die Naturwissenschaft und religiöser als die Religionen – weil er die umfassende Synthese von Innen und Außen ist.

Obwohl durchsetzt von zahllosen Wünschen,
dient der Geist einem anderen – dem Purusha,
weil er in Gemeinsamkeit mit ihm wirkt.

Solange dein Geist mit deinem innersten Bewusstsein, dem Meister, kooperiert, bist du gesund und heil. Wenn dein Geist sich verirrt, sich gegen den Meister richtet, bist du ungesund und krank. Wenn der Diener dem Meister wie ein Schatten folgt, ist alles gut. Wenn der Meister „geh nach links“ sagt, der Diener aber nach rechts geht, dann stimmt etwas nicht. Wenn du etwas tun willst, Körper und Geist es aber verweigern oder etwas anderes tun, was du gar nicht tun willst, dann kommt es zu einer großen Verwirrung. Aber so ist bei den meisten Menschen.

Yoga hat folgende Vision: Dein Geist orientiert sich an seinem Meister, deinem innersten Bewusstsein. Dein Körper richtet sich nach deinem Geist. Jetzt wirst du die Welt um dich herum so einrichten, dass alles miteinander kooperiert. Wenn alles miteinander kooperiert – das jeweils Untere mit dem jeweils Höheren und das Höhere mit dem Höchsten und das Höchste mit dem absolut Allerhöchsten – dann waltet Harmonie in deinem Leben. Dann bist du ein Yogi.

So bist du eins geworden – aber nicht in dem Sinne, dass nur noch eines existiert, sondern eins geworden im Sinne von Einklang. Du bist eins geworden im Sinne eines Orchesters: Viele Instrumente, aber nur eine Musik; viele Körper – tausenderlei Dinge, Wünsche, Ziele, Stimmungen, Aufs und Abs, Niederlagen und Erfolge, eine große Vielfalt –, aber alles in Einklang, in Harmonie. Du bist zu einem Orchester geworden. Alles kooperiert mit allem anderen und alles kooperiert letztendlich mit dem innersten Zentrum des Seins.

Patanjali sagt: „Akzeptiert alles, nutzt es, geht kreativ damit um; lehnt nichts ab." Bejahung, nicht Ablehnung ist sein Weg. Aus diesem Grunde hat Patanjali so sehr am Körper gearbeitet, an der Erforschung der richtigen Nahrung, an den *Asanas* und am *Pranayama*. Das alles sind Bemühungen um Harmonie: Richtige Nahrung für den Körper, richtige Körperhaltung, rhythmisches Atmen für den Vitalkörper.

Es soll mehr *Prana*, mehr Vitalkraft aufgenommen werden; es sollen Wege gefunden werden, mit deren Hilfe statt eines ständigen Energieverlustes die Energie zum Überfließen gebracht werden kann. Und dann seine Arbeit am Geist mit Hilfe des *Pratyahara*. Der Geist ist eine Brücke: Über diese Brücke kannst du nach Außen gehen und über diese Brücke kannst du auch nach Innen gehen. Wer nur nach Außen geht, lässt sich von Dingen und Wünschen bestimmen.

Wer nach Innen geht, lässt sich von Wunschlosigkeit, Bewusstheit und Zeugesein leiten. Aber es ist ein und dieselbe Brücke. Man muss sie nutzen, darf sie nicht wegwerfen und zerstören. Sie darf schon deshalb nicht zerstört werden, weil du genau über diese Brücke in die Welt gekommen bist und über sie auch wieder in dein inneres Wesen zurückkehren musst, wieder und immer wieder.

Patanjali greift alle Möglichkeiten auf. Sein Yoga ist nicht von Angst, sondern von Einsicht bestimmt. Er möchte, dass du ein ausgewogenes Leben führst, ein Leben voller Gleichgewicht – genau in der Mitte, weder auf das Essen versessen noch fanatisch dagegen, weder auf Frauen oder Männer versessen noch fanatisch dagegen – einfach ausgewogen und ruhig.

Dank der Beständigkeit des Purusha, des reinen Bewusstseins, sind dem Meister die Formen des Geistes stets bekannt.

Es gilt den Meister zu finden. Er verbirgt sich in dir, du musst ihn ausfindig machen. Was immer du bist – er ist vorhanden. Was immer du tust – er ist es, der es tut. Was immer du siehst – er ist es, der es sieht. Ja selbst, was immer du begehrst, er begehrt es. Schicht auf Schicht musst du dich schälen, wie eine Zwiebel. Aber schäle dich nicht voller Ärger, sondern liebevoll. Schäle dich feinfühlig und vorsichtig, denn der, den du da schälst, ist Gott. Schäle dich voller Hingabe. Tu dir kein Leid an. Sobald du am Leiden Genuss findest und zum Masochisten wirst, wirst du dich damit selber zerstören. Man muss es sehr, sehr feinfühlig, vorsichtig und kreativ angehen: Du bewegst dich auf geheiligtem Boden.

Vergiss das nicht, damit du keiner Neurose verfällst. Bleibe ausgewogen und gelassen, wähle einfach den Mittelweg und du wirst dich niemals verirren, du wirst nie das Gleichgewicht verlieren, nie einseitig werden. Yoga ist Ausgewogenheit, er ist der Weg zur letztmöglichen Einheit, zur letztmöglichen Harmonie von allem, was ist.

Buddha hat diese höchste Bewusstseins-Stufe *Anatta* genannt – Nichtselbst, Nichtsein. Das ist sehr schwer nachzuvollziehen. Buddha sagt: „Der letzte Wunsch, der fallen muss, ist der Wunsch zu sein." Wünsche gibt es wie Sand am Meer. Die ganze Welt ist nichts als ein Wunsch nach Dingen, aber der grundlegende Wunsch ist das Begehren zu sein, weiterzumachen, fortzudauern, dazubleiben. Der Tod ist die Urangst; das letzte Begehren, das sich auflösen muss, ist der Wunsch zu sein.

Wenn dein Bewusstsein vollkommen geworden ist, wenn *Viveka* – die Unterscheidung erreicht ist, wenn du zum Zeugen geworden bist, wenn du nur noch Zeuge von allem bist, was geschieht – außerhalb von dir und in dir –, wenn du kein Macher mehr bist, ist einfach nur Sehen da.

Draußen zwitschern die Vögel: du beobachtest; in dir kreist dein Blut: du beobachtest; in dir ziehen Gedanken:

du beobachtest ... ohne dich je zu identifizieren. Weder sagst du dir: „Ich bin der Körper“ noch sagst du dir: „Ich bin der Geist“. Du sagst nichts. Du beobachtest einfach, ohne dich mit irgendetwas zu identifizieren. Du bleibst reines Subjekt; du hast nur eines im Sinn: dass du der Beobachter bist, der Zeuge. Wenn dieses Zeugesein vorherrscht, dann verschwindet der Wunsch zu sein.

Sobald der Wunsch zu sein aufhört, gibt es für dich den Tod nicht mehr. Solange du fortdauern willst, solange wird der Tod Wirklichkeit sein. Es gibt ihn, weil du dich gegen das Ganze sträubst. In dem Augenblick, in dem du bereit bist, zu sterben, ist der Tod bedeutungslos, es gibt ihn plötzlich gar nicht mehr. Wie kannst du noch sterben, wenn du bereit bist zu sterben? Die Bereitschaft zu sterben, zu vergehen, überwindet die Wirklichkeit des Todes.

Jene, die unbedingt sein wollen, werden zerstört. Nicht etwa, dass dich jemand zerstört; dein bloßer Wille zu sein ist zerstörerisch; denn mit dem Gedanken „Ich will fortdauern!“, lehnst du dich gegen das Ganze auf. Das ist, als lehnte die Welle sich gegen das Meer auf. Das bloße Bemühen erzeugt nur Kummer und Unglück und der Augenblick ist nicht fern, da die Welle verschwinden wird. Nun aber wird es, weil die Welle gegen das Meer gekämpft hat, wie ein Tod aussehen.

Wäre die Welle bereit gewesen und wäre die Welle sich bewusst gewesen: „Ich bin doch selber Teil des Meeres, wozu also fortdauern? Ich bin seit jeher gewesen und ich werde immer sein, denn das Meer ist seit jeher da und wird immer da sein. Ich mag vielleicht nicht mehr als Welle da sein, Welle ist nur meine augenblickliche Form. Die Form wird sich auflösen, aber nicht mein Inhalt. Ich werde vielleicht nicht mehr wie diese Welle existieren; ich werde vielleicht als eine andere Welle existieren, oder vielleicht als gar keine Welle mehr. Ich werde vielleicht zur untersten Tiefe des Meeres werden, wo sich keine Wellen erheben …" Deine innerste Wirklichkeit wird bleiben, weil das Ganze dich durchdrungen hat. Du bist nichts als das Ganze, ein Ausdruck des Ganzen.

Sobald man diesen Unterschied erkannt hat,
hört der Wunsch, im Atma, im Selbst zu wohnen, auf.

Befreiung heißt Befreiung von dir selbst. Siehst du den Unterschied? Die Befreiung gilt nicht dir. Nicht etwa, dass dann ein befreites Du existierte. Befreit löst du dich selbst auf. Buddha sagt: „Nur Knechtschaft existiert." Lass mich versuchen, es dir zu erklären.

Ist dir jemals Gesundheit begegnet? Du bist gesund, aber kannst du sagen, was Gesundheit ist? Nur Krankheit existiert. Gesundheit ist nicht-existenziell; man kann nicht den Finger drauf legen. Wenn man Kopfschmerzen hat, weiß man, dass sie da sind. Aber hast du jemals die Abwesenheit von Kopfschmerzen erfahren? Im Grunde verschwindet ohne Kopfschmerzen der Kopf selber – er ist nicht länger zu spüren. Wenn man seinen Kopf ständig spürt, zeigt das, dass eine gewisse Verspannung, ein gewisser Stress, eine Belastung in ihm vorhanden sein muss. Wenn dein ganzer Körper gesund ist, verschwindet der Körper.

Man vergisst, dass der Körper da ist. Im Zen, wenn die Meditierenden Jahrelang sitzen – einfach stillsitzen –, kommt der Augenblick, in dem sie vergessen, dass sie überhaupt noch einen Körper haben. Das ist ihr erstes *Satori.*

Nicht, dass der Körper nicht mehr da wäre; der Körper ist sehr wohl da, aber ohne jede Verspannung – wie soll man ihn also spüren können? Wenn ich etwas sage, kannst du mich hören. Aber wenn ich still bin, wie kannst du mich hören? Dann herrscht Stille – sie hat dir vieles mitzuteilen – aber Stille ist nicht zu hören. Wenn du sagst: „Ja, ich kann die Stille hören!", dann hörst du irgendein Geräusch. Vielleicht ist es das Geräusch der dunklen Nacht, aber immerhin ein Geräusch. Wenn es absolut still ist, wirst du nichts hören können. Wenn dein Körper vollkommen gesund ist, fühlst du ihn nicht. Wenn sich im Körper eine Verspannung bemerkbar macht, irgendein Unwohlsein, eine Krankheit, dann wirst du aufmerksam. Wenn alles in Harmonie ist und kein Schmerz und kein Elend da ist, bist du plötzlich leer. Ein Nichts umfängt dich.

Kaivalya ist die höchstmögliche Gesundheit, vollendete Ganzheit, alle Wunden sind heil. Wie kann man da noch existieren, wenn alle Wunden heil sind? Das was ihr Selbst nennt, besteht lediglich aus angehäuften Verspannungen, aus allen möglichen Formen von Krankheiten und Leiden: Unerfüllte Wünsche, frustrierte Hoffnungen, Erwartungen und Träume. Anders gesagt: Im Augenblick der Harmonie vergisst du einfach, dass du bist. Später magst du dich daran erinnern, wie schön, wie fantastisch es war, wie außergewöhnlich. Aber in solchen wahren, außergewöhnlichen Augenblicken bist du außer dir, einfach nicht da. Da hat dich Etwas, das größer, das tiefer ist als du überwältigt und du bist verschwunden. In Momenten tiefer Liebe lösen sich die Liebenden auf. In Momenten tiefer Stille lösen sich Meditierende auf. In tiefen Momenten des Singens, Tanzens und Feierns, verschwinden die Feiernden.

Hier ist die Rede vom letzten Fest, vom ultimativen, höchsten Gipfel überhaupt – *Kaivalya.* Das Selbst ist nichts als die geläutertste Form des Ego. Es ist der letzte Rest von Belastung, Stress, Anspannung: Du bist noch nicht vollends offen; etwas ist noch verschlossen. Wenn du restlos offen bist, nur noch ein Wächter auf dem Berge, ein Zeuge, dann löst sich sogar der Wunsch weiterzuleben auf.

Mit der Auflösung dieses Wunsches, tritt etwas absolut Neues ins Leben: Ein neues Gesetz tritt in Kraft: Das Gesetz der Gnade. Das Gesetz der Schwerkraft kennst du, das Gesetz der Gnade, der Befreiung, das kennst du noch nicht. Nach dem Gesetz der Schwerkraft fällt alles nach unten. Das Gesetz der Gnade ermöglicht es dir, nach oben zu fallen.

Wenn du dich an deinen Körper und an deinen Geist klammerst, wirst du nicht nach oben fallen. Solange du dich an die Vorstellung eines Selbst klammerst, unterliegst du der Schwerkraft – der Geist untersteht genauso wie der Körper der Schwerkraft. Der Geist ist subtiler Körper und der Körper ist grobstofflicher Geist. Beide stehen unter dem Gesetz der Schwerkraft.

Du stehst zwar nicht unter dem Gesetz der Schwerkraft, klammerst dich aber an etwas, das unter dem Gesetz der Schwerkraft steht. Das ist, als wolltest du, beladen mit einem dicken Stein, in einem Fluss schwimmen: Der Stein wird dich nach unten ziehen und wird dir nicht zu schwimmen gestatten. Wenn du den Stein loslässt, wirst du schwimmen können.

In dir treffen sich Schwerkraft und Gnade. Du hast etwas Irdisches und etwas Himmlisches in dir. Du bist der Horizont, wo sich Himmel und Erde begegnen. Wenn du dich zu sehr an die Erde klammerst, dann wirst du völlig vergessen, dass du dem Himmel, dem unendlichen Raum, dem Jenseits angehörst. Wenn du dich nicht mehr an deinen irdischen Anteil bindest, steigst du mit einem Mal in die Höhe.

Dann neigt sich der Geist der Unterscheidungskraft zu
und ist auf Befreiung ausgerichtet.

Eine neue Kraft tritt in Funktion. Befreiung ist nichts anderes, als dass die Kraft der Gnade zu wirken beginnt. Du kannst dich nicht befreien, du kannst nur die Hindernisse ausräumen; Befreiung geschieht. Langsam steigst du nach oben. Deine Lebensenergie beginnt in die Höhe zu steigen – man kann es nicht glauben, wenn es passiert, denn das ist gegen alle Gesetze, die du bisher kennen gelernt hast. Es ist Levitation, nicht Gravitation. Etwas in dir beginnt einfach aufzusteigen, durch nichts gehemmt. Nichts versperrt ihm den Weg. Ein wenig Entspannung, ein wenig Loslassen genügt ... als erster Schritt ... und schon vermag dein Bewusstsein spontan und immer klarer zu unterscheiden, es wird bewusster, mehr und mehr.

Du hast das Wort, den Ausdruck „*vicious circle*“ – Teufelskreis gehört. Lass uns einen weiteren Ausdruck kreieren: „*virtuous circle*“– Tugendkreis. Im Teufelskreis führt das eine Schlimme zum nächsten. Jede Wut bestärkt deine Gewohnheit von Wütendwerden und wird noch mehr Wut wecken und die noch größere Wut stärkt deine Gewohnheit noch mehr und so weiter und so fort. Du bewegst dich in einem Teufelskreis, der immer stärker und stärker und stärker wird.

Versuchen wir es jetzt mit dem neuen Ausdruck: Tugendkreis. Wenn du bewusst wirst – Patanjali nennt es *Viveka*, Unterscheidung – entsteht *Vairagya*: Unterscheidung führt zu Loslassen. Wenn du bewusst wirst, erkennst du plötzlich, dass du nicht mehr der Körper bist. Nicht, dass du ihn verneinst, nein: Im bloßen Akt der Bewusstwerdung löst sich die Identifikation mit dem Körper auf. Wenn du bewusst wirst, siehst du, dass du nicht diese Gedanken bist. In der bloßen Bewusstwerdung löst sich die Identifikation mit diesen Gedanken auf. Du hast begonnen, sie fallenzulassen.

Du schenkst ihnen nicht länger Energie, du kooperierst nicht mehr mit ihnen. Deine Kooperation hat aufgehört und ohne deine Energie können sie nicht leben. Sie leben von deiner Energie, sie saugen dich aus. Sie selbst haben keine eigene Energie. Jeder Gedanke zehrt an deiner Energie. Und solange du willens bist, ihm deine Energie zu schenken, nistet er sich ein ... und dann bekommt er Kinder und seine Freunde kommen und seine Verwandten und so geht es weiter. Wenn du nur ein bisschen bewusst bist, führt *Viveka* zu *Vairagya*, führt Bewusstmachung zum Loslassen. Dieses Loslassen befähigt dich zu noch mehr Bewusstheit. Und mehr Bewusstheit führt zu mehr *Vairagya*, zu mehr Loslassen. Das ist es, was ich *„virtuous circle"* – Tugendkreis nenne: Eine Tugend führt zur nächsten und jede Tugend bildet wieder den Boden für noch mehr Tugenden.

Dies führt nach Patanjali zum höchsten Augenblick; er nennt ihn *Dharma Megha Samadhi* und beschreibt ihn so: Dann regnet die Wolke der Tugend auf dich herab. Dieser Tugendkreis – wo *Viveka* zu *Vairagya* führt, *Vairagya* zu noch mehr *Viveka* und dies wiederum noch mehr *Vairagya* ermöglicht – erreicht seinen letzten Höhepunkt, wenn dich die Wolke der Tugend überschüttet: *Dharma Megha Samadhi.*

In den Unterbrechungen der Unterscheidung treten kraft früherer Eindrücke andere Pratyayas – Konzepte hervor.

Trotzdem kommt es zu Unterbrechungen. Lass den Kopf nicht hängen. Selbst wenn du schon sehr bewusst geworden bist und du in unverhofften Momenten die nach oben ziehende Kraft der Gnade spürst und so manches Mal schon im Fluss bist und dich so wunderschön leicht fühlst, ohne jede Anstrengung, mühelos, alles geht glatt, tauchen trotzdem Unterbrechungen auf: Plötzlich siehst du dich wieder am Ufer stehen – einfach wegen alter Gewohnheiten.

Ganze Leben lang hast du schließlich am Ufer zugebracht. Aufgrund deiner alten Gewohnheit wird dich die Vergangenheit immer wieder einholen. Lass dich dadurch nicht entmutigen. Sobald du erkennst, dass du wieder am Ufer stehst, wirf dich wieder in die Strömung. Sei nicht traurig; wenn du traurig wirst, landest du wieder in einem Teufelskreis. Viele Male bist du ganz dicht dran und viele Male verlierst du die Spur. Mach dir daraus keinen Kummer. Setze wieder deine Bewusstheit ein. Das wird dir viele Male passieren; es ist nur natürlich. Millionen von Leben haben wir in Unbewusstheit gelebt – da ist es nur natürlich, dass die alte Gewohnheit nicht so schnell aufgibt.

Viele Male wirst du zurückgezerrt werden, wieder und wieder und wieder. Es ist schwer, aber nicht aussichtslos; gib dich nicht der Verzweiflung hin und verliere nicht den Mut. Mache dir keine Gedanken um das, was passiert ist; sobald du dich erinnerst, setze erneut deine Bewusstheit ein, das ist alles. Wenn deine Bewusstheit wieder und wieder und wieder in Kraft tritt, prägt sich deinem Inneren etwas Neues ein, die Wirkung einer neuen Kraft. Eines Tages wird dir dies so geläufig wie andere Gewohnheiten.

Wenn du von allen Wünschen frei bist, kommt der Moment, in dem du nicht einmal den Wunsch nach *Moksha* verspürst. Du bist – kein Wunsch ist mehr da – es ist der Zustand der Wunschlosigkeit.

Aus diesem Zustand geschieht *Moksha. Moksha* kann man sich nicht wünschen, seinem ganzen Wesen nach nicht, weil es nur in Wunschlosigkeit geschieht. Befreiung kann nicht gewünscht werden. Sie kann kein Beweggrund sein, weil sie nur dann eintritt, wenn sich alle Beweggründe aufgelöst haben.

Nur wer einen ununterbrochenen Zustand von
Wunschlosigkeit aufrecht erhält,
selbst angesichts der herrlichsten Erleuchtungszustände,
und wer die höchste Art von Unterscheidungskraft
auszuüben vermag, gelangt in den Zustand, gekannt als:
„Die Wolke, aus der Tugend regnet".

Dharma Megha Samadhi: Dies Wort gilt es zu verstehen. So viele Kommentare auch über Patanjali geschrieben wurden, alle scheinen sie hierbei den springenden Punkt zu übersehen. *Dharma Megha Samadhi* bedeutet: „Es kommt der Augenblick, da jeglicher Wunsch verschwindet." Wenn sogar der Wunsch nach dem Selbst verstummt ist, wenn du den Tod nicht mehr fürchtest, regnet Tugend auf dich herab – so als sammelte sich eine Wolke um deinen Kopf und du wirst herrlich von Tugend überschüttet: Eine Segnung, ein einziger Segen …

Aber warum spricht Patanjali von einer Wolke?

Weil selbst dies noch nicht das Letzte ist. Es ist immer noch eine Wolke. Vorher waren deine Augen voller Übel, jetzt sind deine Augen voller Tugend, aber trotzdem bist du immer noch blind. Vorher fiel nichts wie Elend über dich, nun aber hast du den Himmel betreten und alles ist makellos schön, da gibt es nichts, was man beklagen könnte … Aber dennoch, es ist eine Wolke – vielleicht eine weiße Wolke, keine schwarze, aber immer noch eine Wolke – sie ist noch nicht das Höchste.

Darum spricht Patanjali von einer Wolke. Sie ist das letzte Hindernis: Natürlich ist sie sehr schön, denn sie besteht aus reinster Tugend, so wie ein goldener, von Diamanten übersäter Schmuck. Das ist kein gewöhnlicher Schmuck – wer möchte ihn schon loslassen?! Wer hätte etwas dagegen, von einem so gewaltigen Glück, einem nicht enden wollenden Glück überschüttet zu werden? Wer bliebe nicht gerne für immer und ewig in dieser Ekstase? Aber auch dies ist eine Wolke – weiß zwar und herrlich, aber der wirkliche Himmel liegt noch dahinter.

Es besteht die Möglichkeit, selbst von diesem erhabenen Punkt aus noch zurückzufallen. Wenn du dein Herz zu sehr an den *Dharma Megha Samadhi* verlierst, wenn du dich zu sehr daran bindest, es zu sehr zu genießen beginnst und du nicht unterscheidest: Auch dies bin ich nicht, dann besteht noch die Möglichkeit, dass du zurückfallen wirst. Patanjali sagt: „Bleib wach!“ Deswegen nennt er es eine „Wolke“! Sie kann dich blenden, du kannst dich in ihr verlieren.

Wenn es dir gelingt, diese Wolke hinter dir zu lassen – *Tatah-klesa-Karma-Nivrttih* – erfolgt Freiheit von Leiden und Karmas.

Nur wenn du über *Dharma Megha Samadhi* hinausgehen kannst, wenn du diesen himmlischen Zustand zu transzendieren vermagst, nur dann…

Dann erfolgt Freiheit von Leiden und Karmas.
Was der Geist zu erkennen vermag ist
im Vergleich zum grenzenlosen Wissen,
das bei der Erleuchtung einsetzt, sehr wenig.

Noch wenige Sutras zuvor hat Patanjali gesagt, der Geist sei grenzenlos wissensfähig, er könne endlos erkennen. Jetzt nennt er das, was durch den Geist zu erkennen sei, sehr wenig im Vergleich zur grenzenlosen Erkenntnis, die man bei der Erleuchtung erlangt.

Wenn du dich in deine Sinne verloren hast, funktioniert der Geist in einer verkümmerten Form. Wenn du deinen Sinnen und deinem Körper nicht mehr verhaftet bist, beginnt der Geist in seiner vollendeten Form zu funktionieren; es wird ihm eine grenzenlose Auffassungsgabe zuteil. Aber dies ist nichts im Vergleich zu dem Moment, da der Geist vollends in den Hintergrund tritt und du ohne ihn zu funktionieren beginnst.

Jetzt ist kein Medium mehr erforderlich, alle Vermittlungsinstanzen treten in den Hintergrund und du begegnest der Wirklichkeit unmittelbar. Jetzt ist nicht einmal der Geist mehr als Vermittler, als Zwischenträger da. Nichts ist mehr dazwischen.

Du und die Wirklichkeit, ihr beide seid eins.

Da sie ihre Aufgabe erfüllt haben, kommt
der Prozess der Veränderung in den drei Gunas zum
Abschluss.

Die Welt ist eine Situation; sie ist als Anreiz gedacht, dich auf den Weg zu bringen, um schließlich wieder nach Hause zu kommen. Die Welt ist da, damit du wachsen kannst, sie ist eine Schule. Wenn du deine Lektion gelernt hast, hat sie dir nichts mehr zu geben, du hast bestanden. Wenn dir die Erleuchtung geschieht, hast du die Welt bestanden. Jetzt hat die Schule keine Funktion mehr für dich. Jetzt kannst du die Schule vergessen. Du bist über sie hinaus, du bist ihr entwachsen. Der Anreiz ist nun nicht mehr nötig. Für den erleuchteten Menschen steht die ganze Welt still – das Letztmögliche ist erreicht.

Der ganze Prozess der drei *Gunas* – *Sattva, Rajas* und *Tamas* – kommt nun zum Ende. Für den erleuchteten Menschen ist die Welt abgeschlossen. Freilich, die anderen träumen weiter. Wenn zahllose Fische auf dem Strand zappeln, im heißen Sand, in der sengenden Hitze und ein einziger Fisch all seine Kräfte zusammenreißt und wieder ins Meer zurückhüpft – wieder nach Haus –, dann hat sich die heiße Sonne und der sengende Sand und all das Elend für ihn aufgelöst, ein Albtraum, er gehört der Vergangenheit an. Aber für die anderen bleibt er weiterhin Realität.

Wenn ein Fisch wie Buddha oder Patanjali ins Meer springt, dann ist für ihn die Welt verschwunden – er ist in den kühlen Mutterschoß des Meeres heimgekehrt. Er ist wieder daheim, verbunden und hat an das unendliche Leben Anschluss gefunden. Er ist von ihm nicht mehr getrennt, ihm nicht mehr entfremdet. Er ist bewusst geworden. Er ist mit einem neuen Verstehen zurückgekommen, wach, erleuchtet – aber für die anderen geht die Welt weiter.

Diese Sutras von Patanjali stellen nichts weiter dar als Botschaften eines Fisches, der heimgekehrt ist. Er möchte aus dem Wasser hochspringen, um all denen, die noch auf dem Strand liegen und leiden, etwas mitzuteilen. Vielleicht sind sie ganz dicht am Wasser, genau an der Grenze, aber sie wissen nicht, wie sie hineinspringen könnten. Sie bemühen sich nicht genug, oder bemühen sich in die falsche Richtung oder haben einfach – ganz im Elend verloren – akzeptiert, dass das Leben so ist, oder sie sind so frustriert und mutlos, dass sie überhaupt keine Anstrengung mehr machen.

Yoga ist die Kraft zu jener Wirklichkeit zurück zu gelangen, von der wir abgeschnitten sind. Wieder Anschluss zu finden, das bedeutet es, ein Yogi zu sein. Yoga heißt: Wiederanschluss, Wiedervereinigung, Wiederverschmelzen.

Kaivalya ist der Zustand der Erleuchtung,
der dem Hervortreten der Gunas folgt,
sobald diese nicht mehr Objekt des Purusha sind.
In diesem Zustand ist Purusha
unmittelbar in seinem wirklichen Wesen:
dem reinen Bewusstsein.
Ende.

Sobald der Prozess der Welt zum Stillstand gekommen ist, sobald du zwischen zwei Momenten Zeit und zwei Atomen Materie hindurch blicken kannst, sobald du dich frei im Raum bewegen und erkennen kannst, dass alles aus Raum entstanden ist und alles in Raum zurückkehrt, sobald du so bewusst geworden bist, dass plötzlich die illusorische Welt wie ein Traum verschwindet, geschieht *Kaivalya.*

Dann bleibst du als reines Bewusstsein zurück – ohne Identität, ohne Namen, ohne Form. Dann bist du das Reinste vom Reinen. Dann bist du das Fundamentalste, das Essenziellste, das Existenziellste, dann bist du unmittelbar diese Reinheit – Alleinsein. Nun bist du heimgekehrt. Die Reise ist lang gewesen, quälend, entbehrungsreich, aber du hast nach Hause zurückgefunden. Der Fisch ist ins Meer gesprungen – ins reine Bewusstsein. Patanjali sagt nichts weiter darüber, denn mehr lässt sich nicht sagen. Und wenn Patanjali „Ende" sagt, meint er das nicht nur so, dass die Yoga Sutras hier enden. Er sagt damit: „Alle Möglichkeiten, etwas darüber zu sagen, sind ausgeschöpft!"

Jede Möglichkeit etwas über die letztendliche Realität zu sagen, endet hier. Jenseits von hier gibt es nur noch die Möglichkeit zu sein. Das Kommunizierbare endet hier. Und niemand ist je in der Lage gewesen weiter zu gehen – kein Mensch. Da gibt es keine einzige Ausnahme in der Gesamtgeschichte menschlichen Bewusstseins.

Es gibt genug, die es versucht haben. Nur sehr wenige konnten soweit kommen, wie Patanjali, aber niemand hat es vermocht, über ihn hinauszugehen. Eben darum nenne ich ihn das Alpha und das Omega. Er fängt ganz am Anfang an; niemand hat je einen besseren Anfang finden können als er. Er beginnt am Anfang und er geht bis ans Ende.

Wer wirklich bis hierher mit ihm gegangen ist, für den gibt es ab hier nur noch die Möglichkeit zu sein. Jetzt beginnt das Existenzielle: Man kann es sein, aber man kann es nicht sagen. Man kann es leben, aber man kann es nicht definieren. Wörter helfen nicht weiter.

Alle Sprache ist über diesen Punkt hinaus machtlos. Mit diesen schlichten Worten – dass man zu seinem eigenen wahren Wesen findet – endet Patanjali.

Das ist das Ziel: Sein eigenes Wesen zu erkennen und in ihm zu leben. Solange wir nicht zu unserem eigenen Wesen finden, werden wir im Unglück leben. Jedes Unglück zeigt nur an, dass wir irgendwie unnatürlich leben. Alles Unglück ist nur ein Symptom dafür, dass unsere Natur nicht vollendet ist, dass wir irgendwie nicht im Einklang mit unserer Wirklichkeit sind. Das Unglück ist nicht dein Feind, sondern nur ein Symptom. Es zeigt etwas an. Es ist wie ein Thermometer, es zeigt nur, dass du irgendwie auf dem Holzweg bist. Bring es in Ordnung, bring dich selbst in Ordnung, in Harmonie, komm zurück. Wenn alles Unglück verschwunden ist, ist man im Einklang mit seiner Natur.

Diese Natur nennt Laotse *Tao*, nennt Patanjali *Kaivalya*, nennt Mahavira *Moksha*, nennt Buddha *Nirvana*.

Ganz unabhängig davon, wie man es nennen möchte – es hat keinen Namen und keine Form – es ist in dir anwesend, jetzt in diesem Moment. Du hast das Meer verloren, weil du dich von dir selbst entfernt hast. Du bist weit in die äußere Welt hinaus gegangen. Geh nach innen, jetzt, lass dies deine Pilgerfahrt sein: Geh nach innen!

Die Frage lautet nicht: „Wo ist die Wahrheit zu finden?".
Die Frage lautet: „Wie hast du sie verloren?"
Frage dich nicht mehr, wohin du gehen sollst.
Du bist bereits da.
Beende die Suche!

Quellennachweis

Vorwort	The Great Challenge, Zen Manifesto, #7
Kap. 1	Yoga, The Alpha & Omega, Bd. 6, Kap. 3, 5
Kap. 2	Yoga, The Alpha & Omega, Bd. 6, Kap. 7
Kap. 3	Yoga, The Alpha & Omega, Bd. 6, Kap. 9, 10
Kap. 4	Yoga, The Alpha & Omega, Bd. 7, Kap. 1
Kap. 5	Yoga, The Alpha & Omega, Bd. 7, Kap. 3, 6
Kap. 6	Yoga, The Alpha & Omega, Bd. 7, Kap. 1
Kap. 7	Yoga, The Alpha & Omega, Bd. 8, Kap. 1
Kap. 8	Yoga, The Alpha & Omega, Bd. 8, Kap. 3, 4
Kap. 9	Yoga, The Alpha & Omega, Bd. 8, Kap. 5
Kap. 10	Yoga, The Alpha & Omega, Bd. 8, Kap. 7
Kap. 11	Yoga, The Alpha & Omega, Bd. 9, Kap. 1, 2
Kap. 12	Yoga, The Alpha & Omega, Bd. 9, Kap. 3, 4
Kap. 13	Yoga, The Alpha & Omega, Bd. 9, Kap. 5, 6
Kap. 14	Yoga, The Alpha & Omega, Bd. 9, Kap. 7, 9
Kap. 15	Yoga, The Alpha & Omega, Bd. 10, Kap. 1, 2
Kap. 16	Yoga, The Alpha & Omega, Bd. 10, Kap. 3
Kap. 17	Yoga, The Alpha & Omega, Bd. 10, Kap. 5, 6, 10
Kap. 18	Yoga, The Alpha & Omega, Bd. 10, Kap. 7, 9

Dies ist die überarbeitete Neuauflage des 2. Bandes,
eine Auswahl aus den letzten 5 Bänden
der insgesamt 10-bändigen englischen Original-Ausgabe.

Im Band I ist die Auswahl aus den Bänden 1-5 zugänglich:
Das Yoga Buch – Die Geburt des Individuums
ISBN 3-936360-55-4.

Über Osho

Oshos Lehren widerstehen jeglicher Kategorisierung, sie reichen von der persönlichen Sinnsuche bis hin zu den dringendsten sozialen und politischen Fragen, mit denen die Welt heute konfrontiert ist. Seine Bücher wurden aus zahllosen Tonband- und Videoaufnahmen transkribiert. Er hat über einen Zeitraum von 35 Jahren vor einer internationalen Zuhörerschaft stets aus dem Stegreif gesprochen. Er sagte: „Denkt daran, was immer ich sage, ist nicht nur für euch ... ich spreche auch für die kommenden Generationen."

Der Londoner Sunday Times zufolge zählt Osho zu den „1000 Machern des 20. Jahrhunderts"; der amerikanische Romanautor Tom Robbins hat ihn einmal „den gefährlichsten Mann seit Jesus Christus" genannt. Sunday Mid-Day (Indien) hat Osho als einen der zehn Menschen bestimmt, die das Schicksal Indiens verändert haben – wie Gandhi, Nehru und Buddha.

Osho selbst beschreibt sein Werk als „Beitrag, die Voraussetzungen für die Entstehung einer neuen menschlichen Lebensweise zu schaffen". Diesen neuen Menschentypus hat er immer wieder als „Sorbas der Buddha" umschrieben – also einen Menschen, der nicht nur wie Sorbas der Grieche die irdischen Freuden zu schätzen weiß, sondern ebenso sehr die stille Heiterkeit eines Gautam Buddha.

Wie ein roter Faden zieht sich durch alle Aspekte von Oshos Arbeit die Vision einer Verschmelzung der zeitlosen Weisheit des Ostens mit den höchsten Potenzialen westlicher Wissenschaft und Technik. Vor allem seine revolutionären Ansätze zur Wissenschaft der inneren Transformation haben Osho berühmt gemacht. Seine innovativen „aktiven Meditationen“ basieren auf dem Gedanken, dass erst der in Körper und Geist angesammelte Stress abgebaut werden muss, um, frei von Gedanken und entspannt, einen meditativen Zustand zu erfahren.

www.osho.com

Das Osho International Meditation Resort

LAGE: Etwa 120 Kilometer südöstlich von Mumbai, in der prosperierenden Stadt Pune gelegen, ist das Osho International Meditation Resort ein Urlaubsort der besonderen Art. Das Meditationsgelände erstreckt sich über ca. 15 Hektar inmitten eines von alten Baumalleen gesäumten Villenviertels.

BESONDERHEIT: Jedes Jahr empfängt das Ressort Tausende Menschen aus über 100 Ländern. Auf dem Campus gibt es die Möglichkeit, direkt Erfahrungen mit einem anderen Lebensstil zu machen – durch mehr Bewusstheit, Entspannung, Festivitäten und Kreativität. Es gibt eine Vielzahl an Programmen die rund um die Uhr und über das ganze Jahr hin angeboten werden. Nichts zu tun und zu entspannen, ist eine davon. Alle Programme gründen auf Oshos Vision von „Sorbas, dem Buddha" – einer qualitativ neuen Art von Mensch, der nicht nur sein Alltagsleben schöpferisch zu gestalten vermag, sondern auch Zugang zu entspannter Stille und Meditation findet.

MEDITATIONEN: Es werden täglich und regelmäßig Meditationen unterschiedlichster Art angeboten – aktive und passive Methoden, traditionelle und revolutionäre, und ganz besonders natürlich, die von Osho entwickelten Aktiven Oho Meditationen. Sie alle finden in der wahrscheinlich weltgrößten Meditationshalle, dem Osho Auditorium, statt.

MULTIVERSITY: Hier kann man Einzelsitzungen, Kurse und Trainings zu unterschiedlichen Themen buchen – von den bildenden Künsten bis hin zu ganzheitlichen Heilmethoden, von persönlicher Transformation bis hin zu Therapie, esoterischer Wissenschaft, Sport- und Fitnessprogrammen mit Zen-Akzent. Das Geheimnis des Erfolgs der Multiversity, liegt darin, dass alle Programme immer mit Meditation verknüpft sind, um das Verständnis zu fördern, dass wir menschlichen Wesen mehr sind als die Summe aller Teile.

BASHO SPA: Das luxuriöse Spa hat einen großzügigen Pool unter freiem Himmel, der von Bäumen und tropischem Grün gesäumt ist. Das weitläufige Jacuzzi, Sauna, Gym, Tennisplatz … all diese Plätze liegen in einer ausgesprochen ästhetisch gestalteten Anlage.

KÜCHE: Es gibt stets eine Auswahl köstlicher vegetarischer Gerichte in westlicher, asiatischer und indischer Ausrichtung. Das Meiste davon wird für das Ressort organisch angebaut. Brot und Kuchen werden in der hauseigenen Bäckerei gebacken.

NACHTLEBEN: Die Nummer 1 der Abendveranstaltungen ist das Tanzen, neben Vollmond-Meditationen unterm Sternenhimmel, Varietétheater, Musikveranstaltungen und Meditationen. Man kann auch Leute am Plaza Café treffen oder einen Spaziergang durch die Gärten in dieser märchenhaften Umgebung machen.

INFRASTRUKTUR: Alle wesentlichen Dinge kann man in der Galeria einkaufen. In der Multimedia Gallery bekommt man alle Osho Media Produkte. Es gibt eine Bank, ein Reisebüro und ein Internetcafé auf dem Campus. Für alle die gerne auf Shoppingtour gehen: Man findet in der Stadt sowohl gute traditionelle Produkte, wie auch weltbekannte Markenläden.

UNTERBRINGUNG: Man kann sich im eleganten Osho Guesthouse einmieten oder sich für längere Aufenthalte zum Living-In Programm anmelden. Zusätzlich gibt es noch zahlreiche Hotels und Appartements in der direkten Umgebung.

www.osho.com/resort

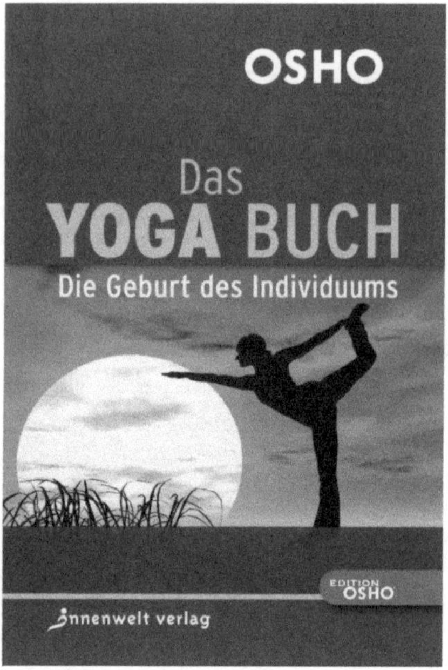

OSHO
DAS YOGA BUCH I
Die Geburt des Individuums
320 S., Broschur
ISBN 978-3-936360-55-4

„Yoga sagt: Erfahre! So wie die Wissenschaft das Experiment fordert, fordert Yoga die Erfahrung. Nur die Richtung ist eine andere: Experiment bedeutet, dass du etwas im Außen, und Erfahrung bedeutet, dass du etwas im Inneren tust." *Osho*

www.innenwelt-verlag.de

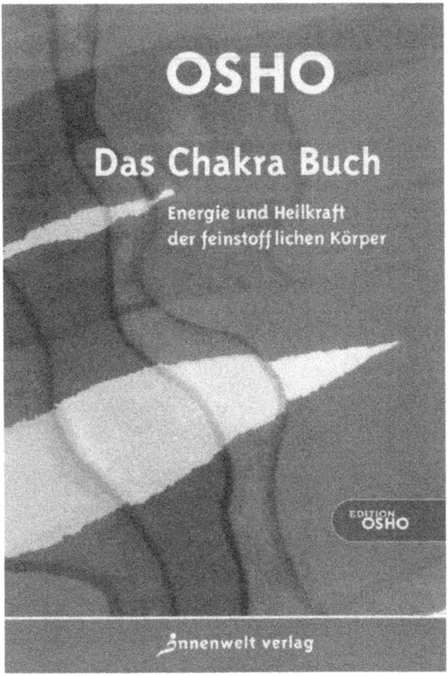

OSHO
DAS CHAKRA BUCH
Energie und Heilkraft der feinstofflichen Körper
384 S., Broschur
ISBN 978-3-936360-67-7

Jedes Kapitel schafft einen anderen Zugang zu einer großartigen Welt, die unsere eigentliche Essenz ist: Energie und Licht.

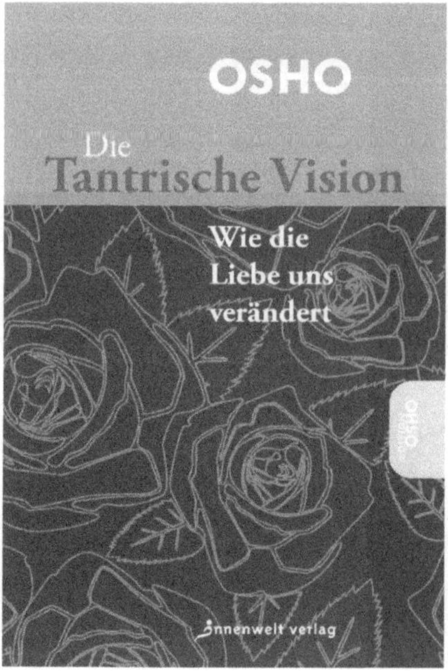

OSHO
DIE TANTRISCHE VISION
Wie die Liebe uns verändert
360 S., Broschur
ISBN 978-3-936360-97-4

Der Begründer des buddhistischen Tantra, Saraha, der vor über 2000 Jahren in Indien lebte und von dessen „Lied an den König" dieser Text handelt, trifft eine Pfeilmacherin, die ihn die Kunst der Verschmelzung lehrt.

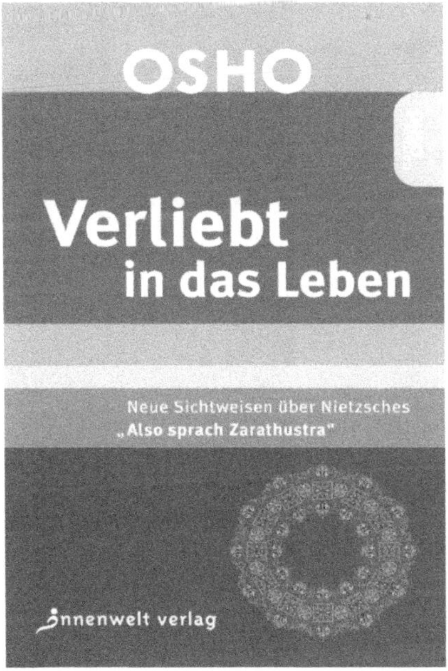
OSHO
Verliebt
in das Leben
Neue Sichtweisen über Nietzsches
„Also sprach Zarathustra"
innenwelt verlag

www.innenwelt-verlag.de